普通高等教育"十三五"规划教材
全国高等医药院校规划教材

护理管理学

（第2版）

主编　顾　炜

清華大學出版社
北　京

内 容 简 介

本教材以管理学的五大职能为主线进行编写。首先对管理、管理学和护理管理、护理管理学进行了概括性阐述,探讨了管理理论在护理管理工作中的应用;接下来结合护理专业对计划、组织、人力资源管理、领导、控制五大管理职能进行详述;最后介绍了护理管理实践中的护理质量管理和与护理管理相关的法律、法规。教材在强调系统性和完整性的同时,也重视实用性和基础性,注重解决护理管理中的实际问题。

本教材理论联系实际,论述简明扼要,学术性、系统性、实用性强,既可作为护理学专业学生的教科书,也可作为临床护理管理人员的参考书。

图书在版编目(CIP)数据

护理管理学/顾炜主编. —2版. —北京:清华大学出版社,2016
(普通高等教育"十三五"规划教材. 全国高等医药院校规划教材)
ISBN 978-7-302-45886-9

Ⅰ. ①护… Ⅱ. ①顾… Ⅲ. ①护理学—管理学—高等学校—教材 Ⅳ. ①R47

中国版本图书馆 CIP 数据核字(2016)第 294610 号

责任编辑:罗 健
封面设计:戴国印
责任校对:刘玉霞
责任印制:沈 露

出版发行:清华大学出版社
   网 址:http://www.tup.com.cn,http://www.wqbook.com
   地 址:北京清华大学学研大厦 A 座   邮 编:100084
   社 总 机:010-62770175   邮 购:010-62786544
   投稿与读者服务:010-62776969,c-service@tup.tsinghua.edu.cn
   质量反馈:010-62772015,zhiliang@tup.tsinghua.edu.cn
印 装 者:北京国马印刷厂
经 销:全国新华书店
开 本:185mm×260mm 印 张:17   字 数:409 千字
版 次:2006 年 7 月第 1 版 2016 年 12 月第 2 版 印 次:2016 年 12 月第 1 次印刷
印 数:1~2500
定 价:39.80 元

产品编号:064870-01

《护理管理学》(第2版)编委会

主　编　顾　炜

副主编　曹宝花　马秀梅

编　委　（按姓氏笔画排序）

马秀梅　（齐齐哈尔医学院附属第二医院）

卢丹丹　（陕西中医药大学护理学院）

李惠敏　（延安大学附属医院）

杨　丽　（西安医学院护理学院）

顾　炜　（西安交通大学医学部护理学系）

徐中芹　（南京中医药大学附属医院）

曹宝花　（第四军医大学护理学院）

《护理管理学》第 1 版自 2006 年出版以来得到了广大读者的喜爱和肯定,至今已有十年时间。随着教学改革的不断深入和现代护理管理理论的不断发展,为了使护理专业学生和护理管理人员能够更加全面地了解护理管理的相关理论,接触和应用最新的护理管理方法,在广泛征求相关人员意见的基础上,我们自 2015 年 8 月开始进行《护理管理学》第 2 版教材的编写和修订工作。

本版教材具有以下特点:①在编写结构上,注重知识的系统性和逻辑性:本版教材以管理的五大职能为主线展开,全书内容共分九章,包括管理学和护理管理学介绍,管理理论和原理,计划,组织,人力资源管理,领导,控制,护理质量管理,与护理管理相关的医疗卫生法律、法规。从内容上对教材结构进行了整合,进一步完善了理论知识的系统性和逻辑性,使各章节的篇幅和知识结构更加合理。附录和参考文献可供读者进一步学习时参考。②对教材内容进行了更新,更注重实用性:本次修订保留了第 1 版教材的经典内容,但对相关的理论知识进行了更为详细的介绍和补充,结合我国护理管理的现状,介绍近年来护理管理的研究进展、护理管理实践的改革变化和发展趋势,以及相关法律、法规的完善情况。如补充了管理五大职能中的控制职能及其在护理管理中的应用,以及与护理管理相关的法律、法规,更新了护理管理实践中的纲领性文件,如 2016 年国家卫生和计划生育委员会发布的《全国护理事业发展规划(2016—2020 年)》、中国医院协会发布的《患者安全目标(2017 版)》等内容,以体现护理管理学发展的前瞻性和护理管理的实用性。对计划、组织、人力资源管理、领导和护理质量管理章节内容也进行了更新和调整,同时增加了文字和示意图,深入浅出地介绍了相关知识,使读者更容易理解和应用护理管理知识。

本教材既可作为护理学专业学生的教科书,也可作为临床护理管理人员的参考用书。

参加本教材编写的编者均为在教学和临床一线工作的护理管理专业人员,编委们在编写过程中付出了辛勤劳动,全体编委所在单位给予了大力支持,在此表示衷心的感谢!同时,本教材编写者参考和引用了国内外有关教材、论著和文献中的理论、观点和方法,在此谨向有关作者致以诚挚的谢意！我们尤其要感谢本教材的责任编辑罗健先生，为本教材的语言文字表达的严谨、内容的丰富完善和质量的提升花费了大量的宝贵时间和精力，给我们编写组提出了很多、很好的建议和意见。

　　虽然我们在编写过程中投入了极大的热情和精力，尽最大努力进行编写并反复进行了修改，但由于编者水平所限，编写时间较短，书中难免存在不妥之处，恳请广大读者谅解和指正，以便再版时修订，使本教材日臻完善。

顾　炜

2016 年 11 月

目录

CONTENTS

第一章

绪　论

　　管理活动伴随着整个人类的生存和发展过程,管理作为人类实践中重要的活动,一直受到人们的关注和重视。随着管理活动的逐步加深,人们产生了越来越丰富的管理思想,当管理思想丰富和发展到一定程度,人们就开始对这些思想进行系统分析和理性思考,于是便产生了管理学科。护理管理是将管理的科学理论和方法在护理管理实践中应用的过程。在护理实践中,护理人员需要运用科学管理的方法,组织、执行护理工作并履行护理职责,完成护理任务,护理管理是护理工作中重要的基本内容。通过研究护理管理的特点,寻找其规律,优化护理系统运转,提高护理工作效率。

第一节　管理与管理学

一、基本概念

(一)管理

　　管理活动历史悠久,中外管理学家对管理给出了不同的定义,这是因为其所处历史时期、文化传统等社会环境不同,以及视角、出发点不同。单纯从汉语字面上看,"管理"一词可以简单地解释为"管辖"和"处理"。

1. 中国的管理概念

　　(1)中国传统管理:强调要"认识根本",管理要以人为本,人的开发是管理的核心问题,管理的基点是"明德",即发扬清明的德性(人格)、挖掘人性的潜能、完善人性的道德、实现人的全面发展。

（2）孔子对管理的解释：孔子认为人之所以为人，在于能尽性，能弘道，能教化。尽性即尽自己全部之生存本能(性)，行人类共生、共存、共进化之道。人要走好人生之路需要被引导、教育和感化，所以管理的要义就是引导、教育、感化。

上述观点对管理的解释包含两个方面的内容：一是管事；二是管人。因此，本教材将管理定义为：管理者为实现组织目标，对组织内部资源(包括人力、财力、物力、时间、信息及技术资源)进行计划、组织、人力资源管理、领导、控制，促进资源协调配合，提高组织效率的动态过程。

2. 西方的管理概念

（1）科学管理的定义："科学管理之父"、美国管理学家费雷德里克·泰勒(Frederick W. Taylor)在他的代表作《科学管理原理》中阐述了管理理论，他认为管理就是"你确切地知道你希望工人干些什么，然后设法使他们用最好、最节约的方法完成任务"。泰勒认为科学管理的根本目的是追求最高劳动生产率，高工作效率是雇主和雇员共同富裕的基础，泰勒的管理定义强调人的要素，指挥别人用最好的方式干事情就是管理。

（2）一般管理理论的定义："管理过程之父"、法国实业家亨利·法约尔(Henri Fayol)认为"管理是所有人类组织(不论是家庭、企业还是政府)都有的一种活动"，提出"管理是由计划、组织、协调及控制等要素组成的活动过程"。法约尔的管理定义强调管理是一个过程。

（3）决策理论的定义：美国管理学家赫伯特·西蒙(Herbert A. Simon)认为"管理就是决策"，管理过程是由一系列管理决策以及围绕决策所开展的活动组成的。

（4）现代管理理论的定义：美国管理学家彼得·德鲁克(Peter F. Drucker)认为管理是为组织指明方向，提供领导作用，并且决定如何使用组织的资源来实现目标。管理是专业性工作，与其他技术性工作一样有专有的技能、方法、工具和技术。相应地，管理人员属于一个专业的管理阶层，管理的本质和基础是执行任务的责任。德鲁克的管理定义强调专业的技能和方法，管理是以完成组织绩效为基础的专业职能。

（二）管理学

管理学形成于20世纪初，泰勒于1911年出版了《科学管理原理》一书，这标志着管理科学的诞生。20世纪30年代以后，管理学逐渐完善，近几十年进入了快速发展期，管理学是适应社会化大生产的需要，伴随着管理思想的丰富和发展而发展的。

1. 广义的定义 指人类所有集体化、社会化行为中积累起来的一般性的人文社会科学知识。自从有了人的社会生活，就出现了管理实践，也就逐渐产生了管理思想和学说。

2. 狭义的定义 指近一个世纪以来，特别是近代工业革命以来，主要通过自然科学分析方法调查、实验、研究、提炼、归纳形成的理论知识体系。

本教材所指的管理学是狭义的管理学，管理学是系统研究管理活动普遍规律、基本原理和一般方法的科学，是自然科学和社会科学相互交叉而产生的边缘性、综合性学科。管理学研究的目的是在现有条件下通过更为合理地组织和配置人、财、物等所能利用的资源，以提高劳动效率和生产力水平。

管理学具有综合性和实践性两个特点。综合性是指管理学综合运用了哲学、社会学、心理学、经济学、数学、运筹学、系统论、控制论、统计学、计算机科学与技术等多学科的研究成果和方法，以多个领域的管理实践为基础，因而具有综合性的特点。实践性是指管理学理论来源于对多个领域无数管理实践的总结,并在应用于管理实践的过程中不断检验、丰富和发展,从而进一步指导管理实践,所以管理学具有典型的实践性特点。

（三）管理者

1. 管理者的定义　任何组织内的工作都可以分成管理工作和具体操作两类。管理者是拥有组织的权力,制定相关制度,并以权力为基础指挥他人完成具体任务的人。操作者是直接从事某项工作或任务,不具有监督他人工作职责的组织成员。

2. 管理者的分类　组织规模的大小、工作的复杂性以及管理者能力的高低决定了组织内要进行分工,从而产生了各种层次、权限和责任的管理者。

（1）按照管理层次划分:按照管理者在组织中所处的位置即管理层次划分,管理者可以分为高层管理者、中层管理者和基层管理者(图 1-1)。

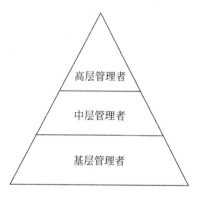

图 1-1　组织成员的层次

1）高层管理者:对组织负全责,主要侧重于沟通组织与外部的联系,负责制定组织的现行政策,并确定未来的发展方向。高层管理者负责决定组织的方针政策,主要把精力放在组织全局性或战略性问题的考虑上,负责制定组织的发展战略和行动计划,并有权分配组织所拥有的一切资源。例如,企业中的首席执行官、首席运营官、首席财务官,医院管理系统中的院长。

2）中层管理者:中层管理者承上启下,执行组织政策,指挥一线管理人员工作,他们的主要职责是贯彻高层管理者所制定的方针、政策,指挥基层管理者的活动。例如医院人力资源部负责人、医务部负责人、护理部负责人都属于中层管理者。

3）基层管理者:基层管理者一般只限于督导操作人员的工作,不指挥其他管理人员,是组织中最下层的管理者,他们直接指挥和监督现场作业人员,主要负责具体任务的完成。例如工厂的班组长、医院的病区护士长。

（2）按照管理范围与职责领域划分:管理者可分为综合管理者和职能管理者。

1）综合管理者:指负责整个组织或部门全部管理工作的管理人员。他们是一个组织或部门的主管,对整个组织或该部门目标实现负有全部的责任,往往也拥有组织或部门所必需的权力,有权指挥和支配该组织或该部门的全部资源与职能活动,而不是只对单一资源或职能负责。综合管理者大多是组织中的高层和中层管理者,例如医院的院长、护理部主任。

2）职能管理者:指负责组织某一专门管理职能的管理人员。比如在医院管理体系中,根据职能管理的内容不同，可以将职能管理者分为党群部门、行政部门、后勤部门等各部门的管理者，他们分别对医院的党群建设、行政管理、后勤服务等工作内容负责。这类管理者只对组织中某一职能或专业领域的工作目标负责，只在本职能或专业领域内行使职权、指导工作。职能管理者大多是具有某种专业或技术专长的组织中层和基层管理者，例如财务管理、人事管理、安全保卫管理等。

（3）按照职权关系的性质划分：管理者可以分为直线管理人员和参谋管理人员。

1）直线管理者：指有权对下级进行直接指挥的管理者。他们与下级之间存在着领导隶属关系，他们的关系是一种命令与服从的职权关系。直线管理人员的主要职能是决策和指挥。直线管理人员主要指组织等级链中的各级主管，即综合管理者。例如护理副院长、护理部主任、科护士长等都是直线管理者。

2）参谋管理者：指为各级决策指挥人员提供决策建议的智囊人员，通常也被称为管理人员。参谋人员通常是各级职能管理者，其职责是收集、整理、提供与决策相关的各种信息，为决策者提供合理的建议方案。他们与上级的关系与参谋、顾问和主管领导的关系类似，与下级是一种非领导隶属的专业指导关系，其主要职能是咨询、建议和指导。

直线人员和参谋人员只是依照职权关系进行的大致区分，在实际管理中两者经常转化，有时难以严格划分。

二、管理对象

管理对象是管理者为实现管理目标，通过管理行为作用于其上的客体。管理对象包括各类社会组织及其构成要素与职能活动，资源或要素是构成组织的细胞，其动态组合与运行构成了职能活动，资源与活动又构成了完整的组织及其行为。资源、活动、组织是管理对象的不同形态，它们都受管理行为的作用，共同影响着管理的成效和组织目标的实现。

（一）组织形态

社会组织是为了达到特定目的、完成特定任务而结合在一起的群体，一般指具有法人资格的群体。

（二）资源要素

任何组织若要维持自己的生存发展，首先要拥有一定的资源，其次是将有限的资源合理配置以达到最佳的使用效果，支持组织目标的实现。在一个组织中，资源是组织为了维护其持续发展而必须拥有的一些生产要素，主要包括人员、资金、物资设备、信息、技术及时间等资源，其中最重要的资源是人力资源。

1. 人员　人是管理对象中的核心要素，包括组织中的生产人员、技术人员和下属管理人员。对人的管理主要涉及人员招聘、任用、培养教育、人力开发和工作评价。人力资源管理强调以人为本，重视对人的心理、行为的有效管理，做到事得其人、人尽其才，通过有效的人力资源开发和管理达到提高组织人力资本价值的目的。

2. 资金　是一个组织在一定时期内所掌握和支配的货币数量和物质资料。管理资金的目的是通过对组织财力资源的科学管理，做到财尽其力，提高社会效益和经济效益。对资金筹措、资金运用、经济分析、经济核算等过程加强管理，以降低成本，提高效益，是管理者主要的管理职能。

3. 物资设备　包括组织所掌握和支配的设备、仪器、材料、能源、产品及各类物资设备，物资设备是社会组织开展职能活动，实现目标的物质条件和保证。通过对物力资源的管理，使各种物力资源获得最优配置和最佳组合使用，做到物尽其用，并降低物资损耗。

4. 时间　时间具有单向性、不可储存的特点，所以时间的管理和有效利用是管理的重要内容。有效的时间管理要求管理者要善于管理和利用时间，在尽可能短的时间内完成最多的事情，做出更有价值的业绩。

5. 信息管理　包括诸如文字、数据、资料等新知识、新消息、新内容、新资源的有效获取、分配和使用管理。在知识信息时代，管理者要保持对信息的敏感性，具有对信息及时做出反应的能力，这样才能使效益最大化。

6. 技术管理　包括组织中新知识、新方法的研发、引进、保管和使用，以及各种技术标准、使用方法的制定和执行。

（三）职能活动

管理是使组织实现目标的过程效率化、效益化的行为，管理使组织的各种职能活动更有秩序、更有效率、更有效益。管理者正是在对各种活动进行筹划、组织、协调和控制的过程中发挥管理的功能。

三、管理的职能

管理职能指管理所发挥的基本效能，是管理过程实施内容的概括，也是管理者或管理人员所应发挥的作用或承担的任务，即管理者有效管理必须具备的功能，或者说管理者在执行其职务时应该做的工作内容，它表示管理者对管理对象影响的能力和程度。

（一）管理的基本职能

管理的基本职能是指实施管理的功能或程序，可以概括为计划、组织、人力资源管理、领导、控制5个方面。

1. 计划　是管理最基本的职能，与其他职能有着密切的联系。计划职能包括选定组织目标和实现组织目标的途径。管理者定义组织目标，根据组织目标，制定战略，从事组织工作、领导以及协调和控制活动等过程，以达到预定目标。

组织中的计划是多层次的。组织的高层管理者制定组织总体的发展目标和战略，中间层管理者将总体战略细化为战术计划，基层管理者进一步将战术计划具体细化为操作层面的工作实施计划。在此过程中，中间层管理者要协调上下层的计划，有效落实高层的总体发展计划，同时帮助基层人员顺利地开展工作。

此外，计划的制订必须考虑外部环境的机会和挑战、内部环境的资源和能力、组织的社会责任及利益相关者的期望等要素。

2. 组织　指完成计划所需的组织结构、规章制度和人、财、物的配备等。组织有两个基本要求：一是按照目标要求设置机构、明确岗位、配备人员、规定权限、赋予职责，并建立一个统一的组织系统；二是按照实现目标的计划和进程，合理地组织人力、物力和财力，并保证它们在数量和质量上相互匹配，以取得最佳的经济和社会效益。

组织工作的具体程序和内容包括组织设计、人员配置和组织变革三个部分。其中组织设计是为实现计划目标，对各种业务活动进行组合分类，设置相应的岗位和职务，并按照一定标准组合这些岗位和职务，形成不同的工作部门。人员配置是根据各个岗位活动的要求以及组织成员的素质和技能特点，对组织结构所规定的不同岗位所需人员进行恰当有效的选择、考评、培养和使用，把适当的人员安排在相关的岗位上。组织变革是根据组织活动及其环境的变化，对组织结构做必要的调整。

3. 人力资源管理 指管理者根据组织管理内部人力资源供需状况所进行的人员选择、培训、使用和评价的活动过程，目的是保障组织任务顺利和高效的完成。人力资源管理作为一项独立的管理职能，已逐渐发展成为一个独立的管理学科分支。

4. 领导 组织是由人组成的，组织目标是靠组织团队实现的，领导职能是指管理者利用组织赋予的权力和自身的影响力，通过沟通、激励等多种方式促使被管理者更好地开展工作，指挥、指导、协调下属及相关人员为实现组织目标而进行的管理活动。

5. 控制 该职能的核心是保证组织目标的实现。在设定了目标、制订出计划、确定了组织结构和人员配备、进行了人员培训和采取了激励措施之后，管理者必须监控、评估工作绩效，比较实际绩效和组织目标，如果发现实际绩效和组织目标有偏差，要采取纠正措施，以实现组织目标。所以控制工作包括监控、评估、比较、纠正的过程。

一般而言，管理的五大职能按照计划、组织、人力资源管理、领导和控制的顺序开展工作，它们之间相互联系、相互影响形成了一个有机的整体，是一个动态的循环过程（图1-2）。但在实际的管理过程中，五大职能可能打乱顺序穿插在管理活动中。如在领导、控制阶段中发现原定计划与组织实践和环境变化极不匹配，就需要对组织发展目标进行修订调整，重新制订战略计划。

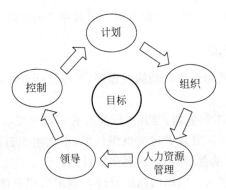

图 1-2 管理的基本职能之间的相互关系

（二）管理职能的发展

随着管理理论的深化和客观环境对管理工作的影响，人们对管理职能有了进一步的认识。通过强调管理的基本职能的某些方面，从中分离出新的职能，得到大家认可的是决策、创新和协调3个职能。

1. 决策 决策理论学派的代表人物——西蒙提出了决策职能的概念，将决策职能从计划职能中分离出来。他认为决策贯穿于管理过程中，管理的核心是决策。无论是计划、组织、人力资源管理、领导还是控制,其过程都是由决策的制定和决策的执行两大部分活动组成的。决策渗透到管理的所有职能中,在某种程度上,管理者也被称为决策者。

2. 创新 创新是指适应组织内外环境条件的变化,打破系统的原有平衡,创造系统新的目标、结构和功能状态,以实现新的系统平衡的活动。创新可以使组织的管理工作不断革新和变化,所以不少管理学者认为应该把创新作为管理的一项新的职能。

3. 协调 协调指组织的一切要素、工作或活动都要和谐地配合,以便组织的整体目标得到顺利实现。管理者的任务,归根到底就是要协调组织的各个部分及其与环境的关系,以便更好地实现组织目标。协调包括组织内部各个方面的协调、组织与外部环境的协调以及组织的现实需要与未来需要之间的协调。

第二节 护理管理与护理管理学

一、相关概念

1. 护理管理 世界卫生组织护理专家委员会认为,护理管理是通过发挥护士的潜在能力和有关人员的作用,并通过设备、环境、社会活动,保证和提高护理质量的过程。所以,护理管理是以提高护理质量和工作效率为主要目的的管理活动。在护理实践中,护理管理者通过采取科学的管理方法,正确、高效地组织护士履行护理职责,完成各项护理任务。

2. 护理管理者 是从事护理管理活动的人或人群的总称,是为实现组织目标而负责对护理资源进行计划、组织、领导和控制的护理人员。

3. 护理管理学 护理管理学是研究护理管理活动中的普遍规律、基本原理、方法和技术的一门综合性交叉学科,是管理学理论的普遍性与护理学科特殊性相结合的产物。其任务是研究护理工作的特点,找出其规律性,对护理工作的诸因素进行科学的管理,以提高护理工作的质量和效果,为社会提供优质的护理服务。

二、护理管理学的研究内容

通过护理管理的定义可以看出其研究内容包括护理领域的各个范畴,研究护理管理的目的是通过寻找护理管理活动的基本规律和一般方法,提高护理管理水平,提高护理工作效率和质量,进而推动护理学科的发展。

1. 护理管理模式的研究 传统的护理管理属于行政事务管理,注重对事情的控制。现代护理管理强调以人为中心,注重人、事、职能效益最大化。护理管理者依据规章制度规范护士工作行为标准,通过激励调动护理人员的积极性,提高护士的职业精神。以人为本的管理模式是现代护理管理科学发展的必然趋势。

2. 护理质量管理的研究 护理质量是护理管理的核心,是衡量医院护理服务水平的重要指标。我国医院普遍实行质量分级负责制,通过自我控制、同级控制、逐级控制、前瞻性和回顾性控制等方法,研究各种护理质量管理方法、护理质量持续改进方法和护理质量管理效果评价方法,以保证优质高效的护理服务。

3. 护理人力资源管理的研究 护理人力资源的合理配置与优化是护理管理的研究内

容之一。护理人力资源管理要从建立规范入手，逐步实现从以行业规范管理为主到依法管理的转变，建立适合护理人力资源管理及其考核的指标体系，包括对医院和科室护士费用进行科学合理的测算，制定各级护士的聘任标准和岗位职责，研究探讨各级护士继续教育培训体系，建立符合护理职业生涯发展规律的人力资源管理长效机制等。

4. 护理经济管理的研究　护理经济管理研究是护理管理领域的一个新的研究方向，它包括护理成本、市场需求以及和护理相关经济政策方面的研究。随着社会经济的发展，护理管理者要有成本管理的意识，对成本进行评估与控制，重视成本效益，通过成本核算合理使用护理资源，解决护理资源浪费和不足的问题，以满足护理科学现代化的需求。

5. 护理文化建设的研究　医院护理文化内涵包括了人文科学、思想意识、沟通技巧、行为规范等内容，体现了医院护理的文化内涵、护理特色和服务意识。护理管理者根据护理专业实践特点和护理发展形势的变化，确立、传承并不断优化护理文化，把护理文化建设管理作为组织目标之一。

6. 护理管理环境的研究　护理管理者要关注国内外护理管理的信息和发展动态，吸取国内外先进的管理理念和方法，主动适应医院内外环境的变化，勇于实践创新，推进我国护理管理向思想现代化、组织高效化、人员专业化、方法科学化、技术电子化的方向快速发展。

三、护理管理学的研究方法

护理管理学研究主要采用管理学常用的基本研究方法，并根据护理管理的特点，借助流行病学研究方法，运用卫生统计学及有关社会科学理论对护理管理学进行研究（图 1-3）。

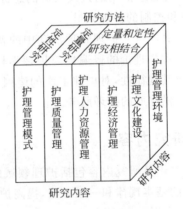

图 1-3　护理管理学的研究内容与方法

1. 定量研究　又称为量化研究，是通过数据来研究现象间的因果关系，主要包括观察性研究、实验性研究和理论性研究三种类型。其中观察性研究包括描述性研究和分析性研究。实验性研究是指研究者采用随机分组、设立对照组和控制干预因素的研究方法研究事物。理论性研究指采用某种数学模型描述事物特征和规律，模型往往在一定的前提条件下才成立。例如，研究护士组织公平感现状与情绪耗竭和心理健康的关系。

2. 定性研究　又称为质性研究，研究者以研究者本人为研究工具，在自然情境下采用一定的搜集资料的方法，对某种现象进行观察、记录、分析和解释，收集资料多采用访谈和观察法。定性研究方法主要包括现象学研究法、扎根理论法、人种学研究、历史研究法和行动研究法等,研究的目的是为了探索事物的实质和意义。例如,探索护士夜班护理工作体验的现象学研究。质性研究方法对事物或现象进行整体的、深入的、层层相扣的研究,它通过解释事物内涵认识事物,这一过程可以帮助护理管理者了解事物本质,有助于构建护理管理知识体系和发展护理管理理论。

3. 定量研究和定性研究相结合 在护理管理研究领域,许多护理管理现象和行为都需要采用定量和定性研究相结合的方法来研究。例如调查等级医院护理人员心理咨询需求状况及其相关因素的研究,首先采用定量研究方法,之后采用定性研究方法。定量研究可验证定性研究的结果,而定性研究的结果有助于解释定量研究的结果。在护理管理某一个方向的研究中,结合两种研究方法,有助于研究者从不同角度来分析探讨问题,使研究结论更全面、更精确。

上述 3 种方法是护理管理学研究的基本方法,除此以外,还有一些其他方法,如系统分析法、归纳法、演绎法、比较研究法、数学分析方法、要素分析法、决策分析法等。

(顾　炜)

第二章

管理理论和原理

在世界文明发展的历史长河中，管理活动与人类社会几乎同时出现，自从有了人类社会，社会生活中就存在管理，管理是人类社会存在的一种方式。人类在管理实践中萌发了管理的思想，管理思想是对管理经验的概括和总结。但形成一套比较完整的理论，则经历了漫长的发展过程。管理理论是对管理实践中积累起来的经验进行提炼、总结，逐步形成的对管理活动的系统化认识，它的形成受管理活动所处的历史环境和阶段影响。管理实践活动—管理思想—管理理论的发展过程使管理逐渐成为一门具有科学方法论的学科。

第一节　中国传统管理思想

一、儒家管理思想

（一）内容

儒家思想是由孔子开创并建立其主体思想架构，再由孟子和荀子进一步发展和完善而形成的哲学思想。由于他们生活的时代不同，虽然其管理思想核心价值观一致，但其管理思想的目标略有不同。

1. 孔子的管理思想

（1）以"仁"为核心，以"礼"为准则，以"和"为目标："仁"是孔子思想的核心内容。"仁"是指人与人之间的一种亲善关系。"礼"主要是指一种社会规范，其主要以尊卑贵贱为依据来划分社会秩序。孔子希望在全社会推行这种行为规范，最终达到一种"仁"和"和"的理想境界。

（2）重义轻利的管理原则：子曰"君子喻于义，小人喻于利"。管理者要以身作则，以义制欲；君子理政要眼光远大，依次而进；对老百姓要加强思想上的说教。

（3）以人为本的民本管理思想：儒家认为，社会混乱无序的根源在于人与人之间的对立和冲突，管理者应致力于建设和谐的人际关系，善于采用物质满足和人格尊重的方法进行管理，同时强调对被管理者的道德教育。一切管理活动都是围绕着"治人"而展开的，举用贤才是人事管理的主要内容。

（4）教育是首要的管理手段："学而优则仕，仕而优则学"，教育手段的运用，不单适用于被管理者，同时也适用于管理者。实施孔子管理思想的核心手段就是道德教化。

（5）对组织的独到见解：中国人在几千年之前就明白整体大于部分之和，人和动物的根本区别是人具有群、分、义的特点，群是建立组织结构，分是实行分工，而人之所以能建立组织结构和实行分工合作的根本原因是人与人之间存在着"义"。

（6）在管理上偏重于"礼"和"义"：认为"礼"和"义"是达到管理目的的重要手段。"礼"是一种管理规则，当群体建立起来后，先用"礼"来规范，再用"义"来协调，使组织高效运行。

2. 孟子的管理思想　孟子把孔子的"仁"发展为"仁政"，提出"民贵君轻"的思想。

（1）以"仁政"为目标的治国思想：仁政管理的基础是人性善，中心是民为贵，原则是得民心。

（2）以"富民"为中心的经济管理思想：这是实现"仁政"的基础。

（3）重视人才的选拔和任用：对贤人一是要"养"，给其提供优厚的生活待遇；二是"举"，即加以重用，使"贤者在位，能者在职"。

3. 荀子的管理思想

（1）目标是富国富民：富国必须以富民为基础，主张在国民财富总量增长的基础上使国库的收入和百姓的财富同步增长。这种管理思想将法家的"富国之学"和儒家的"富民之学"统一协调起来。

（2）核心是"明分使群"：荀子认为，人为万物之灵，原因在于人能"群"，即人与人之间相互联系和相互依赖，而人之所以能"群"，在于"分"。"分"指建立社会等级，社会产生分工。荀子认为人类社会离不开分工，他希望人们能够明确自己的分工，并建立人与人之间的合作关系。

（二）核心

1. 儒家管理思想的实质是社会伦理学　社会伦理学是社会管理与政治的理论基础。从伦理到实践，一方面通过教育，另一方面通过体制化模式来实现，因而在历史不同时期，儒家管理思想有其特有的形态，以法治、法制或者以人治、政策的方式来实现社会管理。

2. 重视人的因素　世界上的各种管理学说无不强调以人为本，而人本思想是孔子最先提出来的。孔子以及儒家的管理思想把人的因素放在第一位，认为搞好管理最重要的是充分发挥人的作用，其主要思想包括"民为贵"的人本论思想、"举贤才"的人才管理思想等，即管理工作要得到管理对象的支持，管理工作要依靠人才才能做好。儒家思想的这一特点一直影响着中国传统的管理思想，此后历代贤能的君主都注重任用贤才来管理国家，而中国古代的科举制也是基于这个思想的指导才逐步发展和完善起来的。这种不论出身贫寒富贵，只看重个人才能的选拔制度是中国管理思想的一个重要组成部分，不但影响了中国，也影响了世界上很多国家。

3. 重视管理中领导的作用　这种思想主要表现在以下三个方面：①领导者要在被领导者面前起表率作用。不论是国君还是庶民都要从自我"修身"做起，因为领导者"其身正，不令而行；其身不正，虽令而不从。"②领导者要宽以待人，取信于民。孔子强调领导者要"宽以得众"，要"赦小过"，他认为以宽容态度对待被领导者，容易得到他们的拥护。孟子则提出了"民为贵，社稷次之，君为轻"的观点，他以"民为贵"作为其仁政管理思想的核心，以"得民心"作为其仁政管理思想的原则，他认为只有得到了民心，才能真正得到天下，得到人民的拥护，才能更好地维持其正常的管理工作。③领导者主要应该做好领导工作，不要包揽非领导工作。

4. 着眼于长期的战略目标　所谓"无欲速，无见小利，欲速则不达，见小利则大事不成"，这里"大事"指长期的战略目标，实现长期的战略目标是一项巨大的工程，需要付出艰巨的努力，还要具备各方面的主客观条件，不能在很短的时间内一蹴而就。如果不着眼于长期的战略目标而一味地只重视眼前的一些小利，缺乏耐心和毅力，急于求成，不但会达不到预定的长期战略目标，而且还会招致重大的挫折，遭受不必要的损失。

5. 重视人际关系的和谐　孔子的"礼之用，和为贵"，孟子的"天时不如地利，地利不如人和"以及荀子的"上不失天时，下不失地利，中得人和，则百事不废"说明管理者和被管理者之间，管理者之间，被管理者之间的人际关系和谐，在整个管理过程中十分重要。人际关系和谐，促进各项工作顺利开展；反之，则不仅无法取得有效的效果，无法促成管理目标的实现，甚至连正常的管理工作都无法完成。

传统的儒家管理思想是我国传统管理思想的渊源之一，以人为本，重视人才，重视领导表率作用，对今天的现代管理仍有重大的影响，其着眼于长远的战略目标以及重视人际关系和谐的管理思想在今天仍然散发出璀璨的光芒。

二、道家管理思想

（一）内容

道家的代表人物有老子、庄子等，道家哲学的最高范畴是"道"，管理哲学的最高原则是"无为"，它是在遵循自然原则的前提下，有所作为与无所作为的总和。

1. 无为而治是其管理思想原则　老子所谓"无为"，是指顺其自然，依据事物自身的必然规律运行和发展。老子的"无为"是作为一个政治管理原则提出的，他认为"法令滋彰，盗贼多有"，因此国家要少颁布法令规章，他强调"政简刑轻"，反对以繁复苛重的政治、法律手段治理国家。

2. 要求领导者要居上谦下　要求领导者应当时刻处下，事事居后，不要让自己高高在上，应该永远谦恭、温和。"知人者智"，熟悉、了解下属的领导称得上"智者"。不求全责备，"常善救人"。领导者应努力做到人尽其才，使下属的聪明才智得以发挥，"故无弃人"。

（二）核心

道家管理思想的最高境界是"无为而治"。这里的"治"是目的，是对社会组织有条不紊的成功管理，"无为"是手段和途径，即要通过"无为"的途径去达到"治"的目的。老子"无为"

的真正含义是不做违反自然规律的事,即不要违反事物的自然本性。管理者所做的一切都要顺乎自然,顺乎规律,被管理者在其中各得其所,努力尽各人的本分。老子把管理者大致可分为四等:"太上,不知有之;其次,亲之誉之;其次,畏之;其次,侮之。"这是说,最好的管理者,被管理者根本没有感觉到他的存在;次一等的,被管理者亲近他,赞美他;再次一等的,被管理者畏惧他;最糟糕的,被管理者轻侮他,瞧不起他。道家所推崇的正是那种既能使天下大治,又能使老百姓感觉不到其存在的管理者,也就是那些能"无为而治"的管理者。

第二节　西方古典管理理论

一、泰勒的科学管理理论

(一)泰勒生平简介

美国古典管理学家费雷德里克·泰勒是科学管理理论的创始人。他出生于美国费城一个富有的律师家庭,中学毕业后考上哈佛大学法律系,但不幸因眼疾而被迫辍学。而后,他进入一家小机械厂当学徒工,1878 年转入费城米德维尔钢铁厂,先后当过工人、技工、工长、车间主任、总机械师、总工程师。1891 年之后,泰勒主要从事咨询、写作和演讲工作,宣传他的"泰勒制科学管理理论",使其理论被越来越多的人所理解。1906 年,他担任应用机械工程师协会主席,并获宾夕法尼亚大学和霍巴特学院的荣誉博士学位。泰勒的主要著作有《计件工资制》和《车间管理》与《科学管理原理》。《科学管理原理》一书奠定了科学管理的理论基础,泰勒被誉为"科学管理之父"。

(二)泰勒的管理实践

泰勒的管理实践,始于米德维尔钢铁厂的工长职务。从 1881 年开始,他着手进行了一系列著名的科学试验,内容包括:

1. 金属切削试验　1881 年,他在米德维尔公司进行金属切削试验,研究每个金属切削工人每天的最佳工作量,试验非常困难和复杂,原定需 6 个月的研究实际用了 26 年,耗费了 80 多万吨钢材,耗资约 15 万美金,试验发现了各种机床最佳的运转速度、进刀量以及切削用量标准等。

2. 搬运生铁块试验　1898 年,泰勒在伯利恒钢铁公司工作期间,进行了著名的搬运生铁块试验。试验是在生产生铁的高炉搬运组中进行的,共有 75 名工人参加了试验,工人搬运的每块生铁约重 41.7 千克(92 磅)。每名工人平均每天搬运 12.7 吨(12.5 英吨)。泰勒对搬运过程进行了观察研究,改进了搬运方法,重新训练工人,经过改进后,一名工人每天可搬运 48.3 吨(47.5 英吨)。新的方法使工人每日生铁块的搬运量提高了 3 倍,而且工人每日的工资由 1.215 美元增加到 1.85 美元。

3. 铁锹试验　在试验公司的堆料场,泰勒进行了铁锹试验,搬运矿砂和煤屑的工人有 400～600 人,泰勒发现工人们劳动效率很低,而少数劳动效率高的工人大多使用的是自己的铁锹。用公司的铁锹装卸矿砂时，每铁锹重达 17.24 千克(38 磅)，而装煤屑时只有 1.59 千克(3.5 磅)。为了了解铁锹对工作产生的影响，泰勒开始了系统的试验：首先，他研究了铁锹的最佳负荷量；其次，他研究了不同材料达到最佳负荷时铁锹相应的形状和规格；他还研究了工人使用铁锹的最佳动作要领；此外，他还对每一套动作细节、时间进行了研究，最终得出了一个"一流工人"每天应该完成的工作量。研究发现，不管装卸物是铁矿还是煤屑，每铁锹装 9.75 千克(21.5 磅)，可以使工人一天的装卸量达到最高。因此他设计了两种不同大小的铁锹，装卸铁矿砂时用小铁锹，装煤屑时使用大铁锹，使工人每铁锹的负荷都是 9.75 千克(21.5 磅)。这一研究结果使堆料场的劳动力从 400～600 人减少为 140 人，平均每名工人每天的操作量由 16 吨提高到 59 吨，工人的日工资从 1.15 美元提高到1.88 美元。

以上这些试验集中于动作、工时、工具、材料和工作环境等标准化的研究，并根据这些成果制定了每日比较科学的工作定额，以及完成这些定额的标准化工具，泰勒在调查研究和科学分析的基础上，制定了各项标准，代替了经验的方法，从而大大提高了工作效率，他的研究成为践行科学管理理论和方法的良好开端。

（三）泰勒科学管理理论的主要观点

1. 效率至上　管理的中心问题是效率，科学管理的目的就是要提高效率。科学管理理论基本的出发点是通过对工作方法的研究来提高生产效率，其主要的手段是以科学、标准化的管理方法替代经验管理。通过科学实验确定工时定额和其他劳动定额标准，开展工时、动作研究，建立各种明确的规定、条例、标准并使一切操作科学化和制度化。

2. 挑选第一流工人　细致地挑选工人，对他们进行专门的培训，使用标准化的操作方法和工具，合理搭配劳动和休息时间，消除各种不合理的因素，将各种最好的因素结合起来，从而提高生产效率。

3. 劳资双方共同协作　管理部门要真诚地与工人们合作，确保劳资双方均能从生产效率提高中得到好处，共同为提高效率而努力。

4. 实行"差别计件制"　工资报酬按照工作完成定额的程度进行浮动，例如，工人如果只完成定额的 80%，就按 80% 工资付报酬，如果完成了定额的 120%，则按 120% 工资作为报酬。计件制的工资支付制度是一种具有刺激作用的报酬制度，可以激励工人努力工作，提高生产效率。

5. 计划职能与执行职能分开　明确管理者和工人各自的工作和责任，有专门的计划部门来从事调查研究，为定额和操作方法提供科学依据；现场的工人，则从事执行的职能，按照计划部门制定的操作方法和指示，使用规定的标准工具，从事实际的操作且不得自行改变。

6. 实行"职能工长制"　将管理工作细分，所有的管理者均有相应的管理职能。他设计了 8 个职能工长职位，每人负责某一方面的工作，在其职能范围内，可以直接向工人发出指令，职能工长在车间现场对工人进行指导、监督，使非熟练技术的工人也可以从事较复杂的工作，从而降低整个企业的生产成本并提高效率。这种制度减少了管理者的培训时间，使管理者的职责更明确，工作效率得到提高。

7. 在组织机构的管理控制上实行例外原则　在较大规模企业组织和管理中，高级管理人员可以把例行的一般日常事务授权给下级管理人员去处理，自己只保留对例外事项的决定权和监督权。

（四）泰勒科学管理理论的主要贡献

1. 最早采用实验方法研究管理问题　在传统工作方式中,生产更多的是依赖工人长期积累的经验,但在科学管理中,用实验对工作进行分析并使之标准化,然后找出科学的工作方法,这使得管理成为一门严谨的科学。

2. 首次对工作流程进行分析　泰勒选取现场作业的局部流程进行研究,将完整工序拆解,分成一个个小的单元,试验人员借助秒表测试工人完成每一个单元所需时间,并详细记录和研究所有与工作有关以及能影响结果的因素。这种方法成为研究和改进管理工作的主要方法。

3. 最先提出用科学管理代替经验管理的观点　在泰勒之前,基本上没有一个客观的标准和方法来确定某项工作的完成时间、改进方法等,大多只是以过去的经验作为标准。泰勒以标准化思想进行管理,对任务进行拆分,对技术最好的工人进行观察,找出完成每个基本动作最快最好(最省力,最省时)的方法,加以标准化,并在今后的工作中不断加以完善和改进。

4. 首次单独列出"职能工长"的管理者角色　泰勒将管理与被管理工作进行分离。在任务管理中设计了专门的计划部门,不仅由班组长、工长来决定工作的流程和各级工人、机器应承担的精确工作任务,而且还首次提出了"职能工长"这一职务名称,职能工长是履行监督执行任务的管理者。把管理从生产中分离出来,这是管理专业化、职业化的重要标志,管理从此被认为是一门独立的科学。

（五）科学管理理论在护理管理中的应用

1. 提高护理工作效率　制订具体详细的护理工作计划,实行工作定额制,科学地测算每种护理等级病人所需要的护理工作内容和工作量,以此确定护理人员"合理的工作强度及日工作量",即实行工作定额制度。护理工作内容具体细致而又纷繁复杂,但其技术要求、工作原则是万变不离其宗的,因此,如果制订了具体详细的护理工作计划和实施方案,了解并确定每个护士每天"合理的日工作量",会大大提高护理管理的工作效率。

2. 培养一流护理人员　引进高学历、高层次和高素质的护理人员,并对现有的护理人员加强业务培训,强化在职培训,对各层次的护理人员进行理论、技术、工作态度、责任心和职业道德等方面的培训,并加强对专科护士的培训,使护理人员能够以高质量工作状态完成其工作内容。积极提拔临床经验丰富、知识结构多元、工作能力强的护理骨干,提高其管理能力与协调能力,为管理人员的后备人选做好充分的准备工作,并在工作中发挥其引导作用。

3. 制定科学的工作方法　对影响护理工作的各项因素进行研究分析,科学合理地对工作和休息的时间、医疗设备以及后勤保障等进行安排,排除各种不合理的因素,把最好的因素结合起来,最大限度地提高护理人员工作积极性和医疗设备的使用效率,并不断改善工作环境,从而取得最大的工作效率。

4. 建立奖励性报酬制度　根据护理人员工作态度、任务完成情况实行激励性的薪酬和奖罚制度,即对工作表现好的护士,除了提高奖金系数等物质奖励外,增加精神奖励、外出培训学习等方面机会；而对工作表现不好的护理人员则要进行相应的处罚。

二、法约尔的管理过程理论

（一）法约尔生平简介

法国人亨利·法约尔是现代管理理论的创始人，与泰勒是同时期的人，他以管理过程和管理组织为研究重点，从更广泛的角度研究可普遍适用于较高层次管理工作的原则，被称为"行政管理之父"。他出生在法国的一个中产家庭，1860年毕业于圣艾蒂安国立矿业学院，同年作为采矿工程师进入福尔尚布德矿冶公司，在担任工程师期间，他的管理才能很快显露出来，被提拔为矿长、煤矿总经理。从47岁到77岁这30年间，他一直担任公司总经理，并创立了管理研究中心，还担任过商校校长、教授等职位。他所在的公司，在他就任时濒临破产，当他退职时，公司经济实力强，拥有闻名全法国的行政和技术管理的领导团队。

（二）法约尔的管理实践

泰勒着重研究分析个别工人及其工作动作细节，而法约尔着重研究分析高层次管理问题，他认为他管理上的成功不是由于他个人的领导能力，而是应用一般行政管理原则的结果。

他的贡献主要是概括出了一般管理的理论、要素、原则，在学术上把管理提到了一个新的高度，从而使这些理论在全世界产生了巨大的影响力，被管理界誉为"欧洲管理运动贡献最突出的人"。法约尔的著述很多，1916年出版的《工业管理和一般管理》是其最主要的代表作，标志着一般管理理论的形成。

（三）法约尔管理过程理论的主要观点

1. 区别管理和经营 将经营过程中的管理活动单独列出，管理是一种普遍的单独活动，它具备独立的知识体系，由不同职能构成，管理者通过实施各项职能来实现组织目标。

2. 管理具备五大职能 法约尔将管理活动分为以下5个职能：①计划职能：主要指目标和经营规划的制定；②组织职能：是对已确定目标实现所需的各项资源进行有效整合；③指挥职能：有效的领导行为和艺术；④协调职能：工作的和谐配合；⑤控制职能：监督、防范员工工作中的缺点、错误的行为，以便纠正员工错误和避免员工再犯类似错误，保证目标的实现。

3. 提倡管理教育 法约尔认为，每个管理者所拥有的管理能力都可以通过管理教育获得并提高。

4. 管理过程理论的14条原则

（1）管理分工：劳动分工的目的是实现劳动专业化，可提高下属的工作效率，增加工作产出，效果更好。

（2）权力和责任的统一：有3点含义，①凡行使权力的地方就有责任；②敢于承担责任；③要有高尚的道德，严于律己，防止滥用职权。

（3）严明的纪律：管理者和其下属人员要清楚组织规则，由有效的领导者制定良好的规则，下属必须尊重和遵守管理规则。管理行之有效的3条保证：品质优良的领导；公开且公平的协定；合理的惩罚。

（4）统一指挥：一个下属只应接受一个上级的指令，如果这条准则不能保证，就会出现多头指挥的现象，那么权力将会受到损害，秩序受到扰乱，稳定将受到威胁，必然会出现管理冲突。

（5）统一领导：在具有相同目标的组织活动中，一个下属只在一个上级的指令下工作，这是统一行动、协调力量和一致努力的必要条件。统一指挥必须先服从统一领导。

（6）个人利益服从集体利益：任何组织内，集体利益应高于某个人或某些人的利益，组织内任何个人或群体的利益不应置于组织的整体利益之上。

（7）个人报酬公平合理：对下属的劳动付出必须给予合理的报酬，报酬是个人劳动服务所得，应当公平合理。适当的奖励有利于激发员工的工作热情。

（8）集权与分权相结合：集权是各组织部门运转的保障，将权力集中于领导部门，由领导部门统一发出指令。分权可以调动下属的参与积极性，增加下属参与的机会，既分担了任务，又提高了管理效率。集权和分权都有利于组织目标的实现，管理者的任务是找到每种情况下最合适的集权和分权程度。

（9）明确的等级制度：从最高权力机构到最低层管理人员的领导系列是一个等级链，信息应当按等级链依次传递。这可保证信息传达的通畅以及指挥的统一，但是信息传递链路线过长，也会降低效率，所以，为了保证行动迅速，允许横向交流，即采用"跳板原则"的方法。"跳板原则"，是指在需要的时候，既向自己的上级汇报，同时又横向通报有关的部门，这样不仅提高了效率，也保证了对等级层次的尊重。

（10）良好的工作秩序：无论是物品还是人员，都要各有其位，各得其所。必须使职位适合员工的才能水平，使每个职工处于能做出最好贡献的职位上。这是人事管理和物资管理的基本原理。

（11）公平公正的领导方法：公平是由善意与公道产生的，要在组织内树立公平和公正，这样才能鼓励下属全心全意和无限忠诚地履行其职责。

（12）人员任用稳定：员工的高流动率会降低组织效率，每个员工适应新职位，熟悉并完成他的工作是需要时间的。管理者应当进行人事规划，避免因不必要的人员流动而导致损失。

（13）鼓励员工的工作主动性和创造性：员工投身工作的积极性和执行任务的自觉性，对企业来说都是一股强大的力量，管理者要激发和支持下属的首创精神，激发组织内每一个成员的工作热情，充分发挥其主动性。

（14）增强团队合作和协作精神：增强协作及维护人与人之间和谐团结的关系。任何分裂对组织都是有一定损害的，鼓励团队精神将会有助于在组织中建立和谐和团结的同事关系。

（四）法约尔管理过程理论的主要贡献

1. 独立的行政管理　把行政管理（高层次管理）从管理功能中分离出来，并对此进行了深刻分析。

2. 管理的普遍性　把管理活动从经营中分离出来，并作为独立职能，它适用于任何组织和机构。

3. 管理过程学派的理论基础　法约尔的管理过程理论关于管理组织和职责划分的思想，对现代管理理论影响深远。该理论最先归纳了管理的五大职能，为管理学提供了科学的理论框架,成为管理过程学派的基础理论。法约尔被后人称为"管理过程之父"。

（五）管理过程理论在护理管理中的应用

1. 建立正式的护理管理组织 主管护理工作的院长、护理部主任、科护士长、病房护士长、护士及护理员,每一层次的职位均应具备相应的责任和权利,每一层次的员工均有一个直接主管,每一层次人员的权利和责任对等,员工工作有明确的分工。

2. 强调护理管理者必须履行各种职能 每个层次的护理管理者均要担负起本部门内各项工作的规划、组织、领导、协调与控制的职责,各部门应制定各级护理职位的职责、操作规程、奖罚等各项规章制度。

3. 建立公平、公开的奖罚制度 护理部及各科室应建立相应的奖惩制度,强调奖罚分明,在奖励和惩罚面前人人平等,公开透明。制定留任措施以减少护理人员的流动,从而保证护理队伍的稳定。

4. 保证酬劳的公平合理 建立固定的护士工资发放制度,使护士的劳动付出和薪酬相适应,从而使护士得到应有的工资福利待遇。

5. 适当地进行分权管理 护理管理者在相对集权的基础上,适当地进行分权管理,提高护士的工作归属感,增强主人翁精神。这样可以激发护士工作的积极性和创造性,从而使广大护士爱岗敬业,发挥出更大的工作潜能。

6. 大力弘扬护理团队精神 护理工作是通过团队协作完成的,所以强调团队的和谐和通力合作有利于小组成员的协作及满意度的提高,从而提高护理工作质量。

三、韦伯的行政组织理论

（一）马克斯·韦伯简介

马克斯·韦伯(Max Weber),德国人,在社会学、宗教学、经济学与政治学等方面均有相当造诣。他最大的贡献是在《社会和经济组织的理论》一书中提出了理想的行政组织体系理论。对后来的管理学发展产生了深远的影响,他也因此被称为"行政组织理论之父"。他的理论核心是组织活动要通过职务或职位,而不是通过个人或世袭地位来实施管理。同时他也认识到个人魅力对领导作用的重要性。韦伯的行为组织理论从行政管理的角度出发,对管理组织结构进行了深入研究,解决了管理组织结构优化等问题,创立了全新的组织理论。

（二）韦伯的组织管理理论的主要观点

1. 权力与权威是组织形式的基础 任何组织都必须以权力为基础,权力包括传统权力、超凡权力和法定权利。其中,传统权力由传统惯例得来,领导者占据传统所赋予的权力地位,同时也受其制约,领导者的作用主要是维护传统,但会降低工作效率,不适合作为行政组织体系的基础。超凡权力来源于别人的崇拜与追随,带有强烈的感情色彩,非理性特点突出,不依据规章制度,也不宜作为行政体系的基础。法定权力是以对法律确立的职位、地位、权力的服从为基础,只有法定权力才能作为行政组织体系的基础。

2. 理想行政组织体系的特点

(1) 分工明确:组织中的人员应有固定和正式的职责,依法行使职位权力。组织根据合法程序,制定明确的目标,依靠完整的法规、制度规范成员行为,实现组织的目标。

(2)自上而下的等级系统:按照等级原则对组织内的各个职位进行法定安排,形成自上而下的等级系统。

(3)人员的任用:要完全根据职务的具体要求,通过正式的考试和教育培训来任用员工。

(4)职业管理人员:管理人员有固定的薪金和明文规定的升迁制度,要严格遵守组织中规定的规则和纪律。

(5)成员的工资及升迁:按职位支付报酬,并建立奖罚与升迁制度,使成员安心工作,培养其事业心。

(6)组织中人与人之间的关系:组织中人员之间的关系完全以理性准则为指导,成员之间只有对事的关系而无对人的关系。这种公正的态度,不仅适用于组织内部,而且适用于组织与外界的关系。

(三)韦伯的组织管理理论的主要贡献

1. 合法权力是有效维系组织和确保目标实现的基础　行政组织管理理论在管理思想上最大的贡献是指明了制度化的组织准则,该理论以科学、确定、法定的制度规范作为组织协作行为的基本约束机制,依靠外在合理、合法的理性权威实施管理。

2. 表明了行政组织的基本特征　行政组织理论的创新之处在于表明了行政组织连续性、验证性、纪律性和可靠性的特征。

3. 为社会发展提出了高效而理性的管理体制　改变了之前组织管理仅凭借个人力量协调控制的状况,在行政组织管理的分权体系下,个人能够借助组织管理取得最大绩效。行政管理理论经过实践的验证已经成为现代管理体制的基础,也奠定了其在古典组织理论中不可动摇的地位。

(四)组织管理理论在护理管理中的应用

1. 建立护理管理组织结构　医院根据其规模大小要建立不同层次的护理管理的组织结构,三级医院多采用护理部主任、科护士长、护士长的三级管理层次。二级医院多采用总护士长、护士长的二级管理层次。每一层次分工明确,职责与权力相对应,形成自上而下的护理管理的等级系统。

2. 制定并严格执行各项人事制度　在护理管理的等级系统中,涉及人员任用、晋升、薪酬和培训等方面的管理时,要根据制定的明文规定,严格执行,做到公开透明,奖罚分明。

第三节　西方行为科学理论

一、梅奥的人际关系理论

(一)梅奥的生平简介

乔治·埃尔顿·梅奥(George Elton Myao)是原籍澳大利亚的美国科学家,1899年在澳大利亚阿德雷德大学获逻辑学和哲学硕士学位。曾经在澳大利亚昆士兰大学任教，后又在苏格兰学习医学，并成为精神病学副研究员。在洛克菲勒基金会的资助下，他移居美国，后在美国哈佛大学任教。

（二）管理实践

1924—1932 年，美国国家研究委员会和西方电气公司合作，由梅奥负责进行了著名的霍桑实验，即在西方电气公司所属的霍桑工厂，为测定各种有关因素对生产效率的影响程度而进行的一系列实验，并由此提出了人际关系学说，即早期行为科学理论。霍桑实验总共进行了 8 年，共分为以下 4 个阶段。

1. 照明试验（1924—1927 年）　该试验研究照明条件的变化对生产效率的影响。在试验开始时，研究小组设想：增加照明会提高产量，但试验结果表明，两个组的产量几乎等量上升，看不出增加照明对生产产量的影响。后来他们又采取相反的措施，逐渐降低试验组的照明强度。按研究小组设想：试验组的产量必然会下降。可是事实上，尽管照明度一再下降，甚至降到相当于月光的程度，产量并没有显著下降。因此，尽管这一试验进行了两年半的时间，却得不出相应的假设结论。生产条件的改变并没有按人们预期的那样导致生产效率的相应改变。相反，与平常情况相比较，在整个试验过程中，不论任何情况下，生产效率均有大幅度上升。这个结果使研究小组感到茫然，以致使这项试验难以继续进行。就在这时，梅奥等哈佛大学的心理研究人员来到了霍桑工厂，重新组成了新的试验研究小组，继续进行研究工作，经过对前阶段试验的认真分析并进一步进行深入试验，终于了解了整个试验过程中两组产量都有提高的原因：让工人们在特定条件下进行试验，参加人员认为这是管理当局对他们的格外重视；同时由于在实验中管理人员与工人之间，以及工人与工人之间有融洽的关系，因而促使了试验中两组产量的提高。这充分表明良好的心理状态与人群关系比照明条件更重要，更有利于提高工效。

2. 福利试验（1927—1928 年）　该试验确定了改善福利条件与工作时间等其他条件对生产的影响。梅奥选出了 6 名女工在单独的房间里从事装配继电器的工作。在试验过程中逐步增加一些福利措施，如缩短工作日、延长休息时间、提供免费茶点等。试验研究者原来设想，这些福利措施会刺激人们的生产积极性，一旦取消这些福利措施，生产一定会下降。于是在试验进行两个月后取消了各种福利措施，而试验的结果仍与学者们的设想相反，产量不仅没有下降，而是继续上升。经过深入了解、分析发现，这依然是融洽的人群关系在起作用。这个试验表明，人群关系在调动积极性、提高产量方面，是比福利措施更重要的一个因素。

3. 访谈试验（1928—1931 年）　梅奥等人在霍桑工厂进行了大规模的态度调查，用了两年多的时间，找个别工人谈话两万余次，规定在谈话过程中，调查人员要耐心倾听工人对工厂的各种意见和不满，并做详细记录。对工人的不满不准反驳和训斥，这项谈话试验收到了意想不到的效果，霍桑工厂的产量大幅度提高。这是由于工人长期以来对工厂各项管理制度和方法有许多不满，无处发泄。调查者使他们的不满都发泄出来，因而使人感到心情舒畅，从而导致产量大幅度提高。

4. 群体试验（1931—1932 年）　梅奥等人在这个试验中选择 14 名男工人在单独的房间从事绕线、焊接和检验工作。对这个班组进行特殊的计件工资制度。试验者原来设想，实行这套奖励办法会使工人更加努力工作,以便得到更多报酬。但观察结果发现,产量只保持在中等水平上,每个工人的日产量基本接近,而且因他们小群体的利益自发形成了一些规范。他们规定,谁也不能干得太多,突出自己;谁也不能干得太少,影响全组产量,并且约法三章,不能向管理当局告密,如有人违反这些规定,轻则遭到挖苦谩骂,重则遭到拳打脚踢。进一步调查发现,工人们之所以维持中等水平的产量,是担心产量提高,管理当局会改变现行奖励制度,或裁减人员,使部分工人失业,或者使干得慢的伙伴受到惩罚。这一试验表明,工人为了维护班组内部团结,可以放弃物质利益的引诱。梅奥由此提出"非正式群体"的概念,认为在正式的组织中存在着自发形成的非正式群体,这种群体有自己的特殊规范,对人们的行为起着调节和控制作用。同时,加强了内部协作关系。

(三)主要观点

1. 工人是社会人 在既往管理理论中把人看作是"经济人",认为金钱刺激是调动人工作积极性的唯一动力。霍桑实验证明人是"社会人",受社会和心理因素影响,梅奥认为,人们的行为并不单只有追求金钱的动机,还有社会、心理方面的需要,而后者更为重要。

2. 生产效率的提高主要取决于工人的积极性 过去的管理理论认为,生产效率主要受工作方法和工作环境条件的影响,而霍桑实验证明了生产效率的提高主要取决于工人的积极性,取决于工人的社会生活以及组织中人与人的关系。

3. 组织中存在非正式组织 过去的管理理论只重视组织机构、职权划分、规章制度等正式组织的问题,霍桑实验发现,一切组织中都存在着正式和非正式组织两种类型。一种是正式组织,由权力、职位、责任以及相互关系和规章制度明确界定、相互衔接而构成的组织体系;还有一种是非正式组织,该组织有其特殊的感情和倾向,可左右成员的行为。两种类型的组织相互依存,因此,作为管理者必须重视非正式组织的重要性,并利用它来影响人们的工作态度,为正式组织的活动目标服务。

4. 领导重视可提高工人的满意度 以前的管理只强调管理的强制作用,而霍桑实验发现,新型管理者要满足工人的合理需要,善于倾听工人的意见,增加感情的沟通,改善人际关系,使正式组织的经济需要与非正式组织的社会需要取得平衡,才能提高工人士气,从而从根本上提高生产效率。

(四)主要贡献

1. 奠定了现代行为科学的基础 人际关系学说的发现弥补了古典管理理论的缺陷,开创了管理理论研究的新思路,为现代行为科学管理理论奠定了基础。

2. 发现了霍桑效应 霍桑效应是"受注意"引起的效应,因此管理者应该重视工人由于受到额外关注而努力工作的现象,作为管理者要善于夸奖和激励被管理者。

3. 有效沟通是管理的重要方法 在霍桑实验的访谈阶段,研究者与员工有效沟通,不仅有助于改善工作气氛,还可以提高工人的满意度,从而提高其工作积极性。

(五)在护理管理中的应用

1. 改善护理人员的待遇 对待护理人员,不能仅局限于工资、加班费等劳务报酬问题,更要关心护理人员的进修、学习以及个人发展规划等方面的问题,使护理人员能够感受到管理者的关心和重视。

2. 建立双向沟通的渠道 医院领导要努力改进沟通方式,采用与护士谈心,通过网络与一线护理人员交流,建立院长信箱、护理部主任信箱等多种方式进行双向沟通,保持沟通渠道通畅。

3. 重视护理组织中的非正式组织的存在意义 积极引导非正式组织,协调好护理组织内部各方面的利益和关系,使其成为完成护理工作的积极因素。护理管理者应该重视组织文化的建设,增强内部合作与协调,形成护理人员强大的凝聚力,确保组织目标高质量的完成。

二、麦格雷戈的人性管理理论

（一）道格拉斯·麦格雷戈简介

道格拉斯·麦格雷戈(Douglas M. McGregor),美国著名的行为管理学家,是人际关系学派最具影响力的管理学家之一。1957 年他出版了《企业的人性方面》(The human side of enterprise),提出了著名的"X-Y 理论",该理论侧重对个体行为的研究。

（二）主要观点

1. X 理论 麦格雷戈将传统管理理念总结为 X 理论。其内容主要包括:①人们天生不愿意工作,会尽可能地逃避工作;②人们天生不求上进,喜欢逃避责任,宁愿让他人来领导自己;③人们往往缺乏雄心和上进心;④人们都比较注重生理需要和安全需要的满足,竭力追求经济利益的最大化;⑤人们都不善于克制自己,遇到问题缺乏理性思考的能力,且容易受到他人影响。

在 X 理论指导下,管理工作的原则包括:①管理者应该制定严格的管理制度和法规,来保证组织目标的实现;②管理者应以利益为出发点,将金钱刺激作为激励的有效手段。

2. Y 理论 麦格雷戈对 X 理论进行了否定,并提出与之对立的 Y 理论。其内容包括:①人们并非天生好逸恶劳,厌恶工作并不是人的本性,劳动是生活中很自然的事情,劳动可能会给人们带来满足感,因而人们会自愿完成工作;②人在适当的鼓励下,不但能接受责任,而且愿意承担责任的后果,通过努力实现目标,以体现个人的价值;③人们大多具有分析问题、解决问题的意愿和能力,只是一般人的潜能还没有被充分调动和发挥出来;④个人目标和组织目标可以统一,人们有自我实现的需要,组织目标的实现也可以作为个人报酬的一部分;⑤控制和处罚不是人们达到组织目标的唯一手段,人们是愿意实行自我管理和自我控制来完成组织目标的。

在 Y 理论指导下,管理工作的原则包括:①管理者应该善于根据人们的能力来安排富有意义且具有吸引力的工作,并尽量将个人需要与组织目标实现统一起来;②鼓励人们参与个人目标和组织目标的制定,创造一种宽松的管理环境,充分发挥下属的主动性和参与意识。

（三）主要贡献

1. 阐明了与人性假设相关的管理理论的辩证关系 管理理论的构建是以人性假设为

基础的,管理者对下属人性的定义不同,在实践管理工作中,管理使用的观念、行为和方法就不同,因此有效的管理首先应该对人性进行正确的理解。

2. 人性假设理论是现代管理理论的基础　人性假设中 Y 理论的提出,倡导在管理实践活动中充分认识人所具有的积极性、主动性和创造性,为人们创造宽松的管理环境,让人们积极进行自我管理,尽量使个人目标与组织目标一体化,以此来激励人们的参与精神,创造更大的生产价值。此理论在管理风格、管理水平和管理状态等方面提供了指导,对现代管理理论的发展和管理水平的提高有重要意义。

(四)在护理管理中的应用

1. 发挥护士的主观能动性　护理管理者们在对护士的管理中,尽量通过激励护士个人目标、个人价值的实现来引导护士主动参与工作计划制订,采取适当的工作措施,完成工作目标,发挥护士的主观能动性。

2. 激励和惩罚护士的方法要适当　①Y 理论的提出让管理者看到人们具有完成目标、满足自我的需要,也具有认识问题、解决问题的能力,因此有利于了解护理组织中护士的各种行为,并及时予以激励。②护理工作繁杂且灵活,是无法全部用流程来安排的,护士的主动意识的发挥程度影响护理质量。③护理管理者在日常管理中对监督、惩罚的使用要适度,管理工作不应该过度依赖此类措施,这会影响护士们的工作积极性。④对管理活动中护士的观念和需要要进行深入细致的分析,尽量多采用激励的方法,这样会取得事半功倍的效果。

三、其他管理理论

(一)亚伯拉罕·马斯洛的基本需要层次理论

1. 主要内容　行为科学认为,人们的行为对提高劳动生产率具有决定性的意义,行为科学研究的核心是人的需要和动机。人的行为由动机而引发,而人的动机又是由人的需要所引起的。1943 年美国心理学家亚伯拉罕·马斯洛(Abraham H. Maslow)提出了需要层次理论,将人的基本需要分为以下 5 个层次:①生理需要:这是人类维持自身生存的最基本要求,包括衣、食、住、行与性以及其他方面的需要。这是推动人们行动的最强大的动力。②安全需要:这是人类维持自身安全、财产、就业、医疗等方面的安全需要。③爱与归属需要:在与人交往时对归属、友情、亲情、爱情等社会心理方面的需要,这种情感上的需要比生理上的需要更细致,它和一个人的生理特性、经历、教育和宗教信仰都有关系。④尊重需要:个人的品行、能力和成就得到他人和社会的承认,名誉、身份、地位受到别人的尊重、信赖和高度评价。⑤自我实现需要:这是最高层次的需要,它包括实现个人理想、抱负,最大限度地发挥个人的能力,充分体现自我价值的需要。

2. 主要观点　马斯洛认为前 3 种需要属于低层次的物质需要,后两种为高层次的精神需要。①生理需要是人的最基本需要,对人的激励作用较大,只有这些最基本的维持生存所必需的需要得到满足后,其他的需要才能成为新的激励因素;②尊重需要得到满足,能使人对自己充满信心,对社会满腔热情,体验到自己活着的意义和价值;③自我实现的需要是指个人努力挖掘自己的潜力,使自己越来越成为自己所期望的人物,个人自我实现需要所采取的方法因人而异,自我实现需要是无止境的也是最难满足的需要,对人的激励作用最大也最持久;④每一特定环境中的特定的人在一段时期内会同时存在多种需要,但必定存在一个主导需要,主导需要的满足对这一时期的人激励作用非常大。

3. 在护理管理中的应用

(1) 了解护士的需要:护士的需要具有复杂性和动态性特征。首先,护士由于文化背景、学历层次、年龄阶段、性格特征的不同,其需要有很大差异。其次,护士的行为动机在不同时间和不同情况下是不同的,护理领导者想最大限度地调动护士的工作积极性,就必须从深入了解护士的"需要"入手。一方面,领导者必须深入科室,和护士们多接触,多沟通,才能深入地了解护士的真实需要;另一方面,护理领导者还要有较高的了解情况的敏感度。

(2) 尽可能满足护士的需要:护士的需要可以分为合理需要和不合理需要,对于合理需要,护理领导者应该想方设法给予满足。比如临床护士均有继续教育与再学习的需要,因此护理领导者在排班、休假等时间的安排上应该给予一定的照顾。对于护士的不合理需要如不想上夜班,挑拣轻松岗位等,护理领导者应该加强思想教育工作,对护士要晓之以理,动之以情,通过耐心说服,积极引导,从而纠正护士在需求上产生的认知偏差。

(3) 把握护士的优势需要,工作要有针对性:在每个人的需要系统中,由于工作环境和生活条件不同,往往有一种需要占主导地位,最迫切要求满足的就是优势需要。比如,有的护士由于生活条件较差,占主导地位的需要则是希望领导能够在生活方面多给予关心和照顾;有些护士由于对成就需要特别强烈,领导要多为他们创造满足自我实现需要的机会。总之,护理管理者就应该根据护士不同的优势需要,依照其条件、状况,有针对性地给予满足,从而最大限度地调动每一位护士的工作积极性。

(4) 培养护士的较高层次需要:护理管理者应该遵循需要递进上升规律,培养护士较高层次的需要,尤其重视护士的精神需要,并创造条件促成其实现。比如,应该培养护士以追求荣誉感的满足,希望受到信任和尊重,渴望事业上的成就感和职务上的胜任感以及兴趣、爱好的满足等为主要价值取向的需要系统。

(二)弗雷德里克·赫兹伯格的双因素理论

1. 双因素理论的主要内容和观点　双因素理论又称激励因素-保健因素理论,是由美国心理学家弗雷德里克·赫兹伯格(Fredrick Herzberg)提出,他将影响人的工作动机的种种因素分为保健因素和激励因素两大类。

20世纪50年代,赫兹伯格在美国匹兹堡地区对200多名工程师、会计师进行了调查访问,他发现职工感到不满意的因素大多数与工作环境或工作关系有关。这些因素的改善可以预防或消除职工的不满,但不能直接起到激励的作用,故称为保健因素。与此相反,使职工感到满意的因素主要与工作内容或工作成果有关,这些因素的改善可以使职工获得满意感,产生强大而持久的激励作用,所以称为激励因素。赫兹伯格的双因素理论引导管理者将工作重点从"保健因素"转移到了"激励因素"。

双因素理论认为,引起员工满意的因素和不满意的因素是有本质差别的,其主要观点:①关于保健因素的认识:保健因素又称为维持因素,属于外在因素,保健因素的满足对员工产生的效果类似于卫生保健对身体健康所起的作用,虽不能直接提高健康水平,但有预防疾病的效果。它不是治疗性的,而是预防性的。属于保健因素的有组织的政策与管理、监督、工作条件、人际关系、薪金、地位、工作安定等。当这些因素恶化到人们不可接受,就会产生对工作的不满意。②关于激励因素的认识:激励因素属于内在因素,能激发人们的潜能,使人产生积极性。属于激励因素的有工作成就、赏识、提升、任务性质、个人发展的可能性等。这些因素能对人们产生更大的激励。③关于满意和不满意的关系:赫兹伯格认为传统观点把满意的对立面视为不满意,是不正确的。他认为:"满意"的对立面是"没有满意","不满意"的对立面是"没有不满意","没有不满意"并不代表"满意"。有了激励因素,员工"满意";没有就感到"不满意"。有了保健因素,只是"没有不满意";没有却会感到"不满意"。因此,只有靠激励因素,才能真正调动员工的工作积极性,才能提高领导的有效性。

2. 在护理管理的中的应用

(1)把保健因素和激励因素有机地结合起来:护理领导者要调动护士的工作积极性,首先要注意"保健因素"对护士情绪的影响,使护士不至于产生不满情绪,例如,建立和谐的上下级关系、公平的分配制度以及良好的工作环境等。但更重要的是利用"激励因素",激励护士的工作热情。例如,绩效奖金的分配应与护士的能级及贡献的大小挂钩,杜绝分配上的"平均主义"。若只注意"保健因素",护士只会消除不满意感,但是不能激励他们做出自己最大的努力。所以护理领导者应该把保健因素和激励因素有机地结合起来,这样才能发挥最佳的激励效果。

(2)注意保健因素和激励因素之间的相互转化关系:在现实生活中,保健因素与激励因素并没有绝对的界限。有些因素看来是保健因素,如果护理领导运用得好,也可起到一定的激励作用。反之,有些因素本来属于激励因素,运用不当也可能成了保健因素。例如奖金,本来属于激励因素,如果分配得不合理,采用平均主义,就会失去激励作用。又例如工资是保健因素,如果改为结构工资(基本工资、职务工资、工龄工资和奖励工资)后,又能发挥激励因素的作用,因为除了基本工资仍属保健因素外,其他3种工资成分体现了按劳分配的原则,变成了激励因素。

(三)库尔特·卢因的群体行为理论

德国心理学家库尔特·卢因(Kurt Lewin)在1933年提出了"群体动力学理论"。该理论认为群体不是简单的各个体的总和,因为各部分个体相互作用的结果可能大于或小于总和。人们组成的群体不是静止不变的,而是一直处于不断相互作用和相互适应的过程中。人群中一旦形成一定的群体风气,就会对群体行为产生巨大的影响,主要有以下4种作用:

1. 潜移默化作用 群体风气形成群体内部的心理现象,是构成组织心理环境的主要部分。在这种心理氛围之中生活的员工,耳濡目染,潜移默化,久而久之,便形成一致的态度、共同的行为方式和行为习惯。

2. 规范作用 作为一种非强制性的、无形的软规范,群体风气对群体行为有一定的制约作用。比如人的态度在群体中存在类化现象,包括思想、抱负、价值观念,还有治学态度,都将成为影响所有成员的巨大力量,甚至使态度不同的成员改变其初衷,从而使其与多数人越来越趋于一致,与周围的环境协调起来。

3. 筛选作用 群体风气以及在它影响下形成的集体心理定式,对于外来信息、社会影响有筛选作用。同样的社会思潮,例如拜金主义思潮,在群体风气较差的组织中,可以引发人心浮动、凝聚力下降的结果;而在群体风气浓厚的组织中,这种不良影响造成的冲击要小得多。

4. 凝聚作用 群体风气既然以心理氛围的形式出现,自然会影响组织成员的工作欲望以及组织的向心力和相互之间的吸引力。

卢因的群体行为理论认为群体成员如果能形成一种相互尊重、团结合作、情深意切的人际关系,这对工作业绩和心理健康都是十分有利的。在工作中,管理者要注重引导员工形成相互间良好的信息共享和沟通的习惯,客观地提供看法和建议,建立平等民主型的工作关系,进而产生更高的工作效率。在全体成员间的相互作用关系中,人际关系是工作关系的基础,良好的工作关系也会促进良好人际关系的形成。良好的人际关系也使得人与人之间的物质交流渠道通畅,人与人之间互通有无,互惠互利,能得到更多的物质享受的幸福。

第四节　现代管理理论

一、现代管理学派的主要代表

（一）管理过程学派

管理过程学派又称管理职能学派、经营管理学派,主要致力于研究和阐明"管理人员该做些什么和如何做好这些工作",侧重阐明管理工作实务。该学派由美国加利福尼亚大学教授哈罗德·孔茨(Harold Koontz)创立。这个学派在西方是继古典管理理论学派和行为科学学派之后影响力最大的一个学派,是现代管理理论中的一个主流学派。管理过程学派是以管理的职能及其发挥作用的过程为研究对象,认为管理就是通过别人或同别人一起完成工作的过程。该学派将管理职能分为计划、组织、人事、领导和控制,把协调作为管理的本质。管理过程学派,一般是首先将管理人员的工作划分为各种职能,然后对这些职能进行分析研究,并结合管理实践探索管理的基本规律和原则,管理过程学派认为,运用这种研究方法,可理论概括管理工作的一切方面,从而建立起可指导管理实践的管理理论。

（二）管理科学学派

管理科学学派又称数量学派或计量学派,也称数量管理科学学派,该学派将数学引入管理领域,运用科学的计量方法来研究和解决管理问题,使管理问题的研究由定性分析发展为定量分析。该学派正式成立于 1939 年,该理论是泰勒科学管理理论的继承和发展,其主要目标是探求最有效的工作方法和最优方案,以最短的时间、最少的支出取得最好的效果。

（三）社会系统学派

切斯特·巴纳德(Chester I. Barnard)是该学派的创始人,1938 年,他出版了《经理人的职能》一书,在这本著作中,巴纳德认为组织是一个复杂的社会系统,应从社会学的观点来分析和研究管理问题,如果将组织看作是一个复杂的社会系统,要使系统运转有效,则必然涉及组织中个人与组织间的协调问题,即系统之间的协调,它不仅包括各个子系统之间的协调,也包括各个子系统与大系统之间的协调,并将协调组织中个人与组织之间的关系作为其研究的主导方向。以巴纳德组织理论为代表的社会系统学派的观点奠定了现代组织理论的基础,对管理思想的发展特别是组织理论的发展产生了深远的影响。

(四) 系统理论学派

系统理论学派亦称系统学派,系统管理学派同社会系统学派既有着密切的联系,又有所不同。系统理论是将组织作为一个有机整体,把各项管理业务看成相互联系网络的一种管理理论。以美国管理学家、华盛顿大学教授弗里蒙特·卡斯特(Fremont E. Kast)为代表的系统管理学派侧重用系统论的观点考察组织结构和管理的基本职能,认为组织是由人建立起来的相互联系,共同运转的要素构成的系统,系统的运行效果是通过各要素相互作用的效果决定的,任何组织都是一个开放的系统,系统通过和周围环境的相互作用,并通过内部和外部信息的反馈,不断进行自我调整,以适应自身发展的需要。该学派重视对组织结构和模式的分析,建立起系统模型,应用系统理论的原理全面分析和研究组织的管理活动和管理过程。

(五) 经验主义学派

经验主义学派又称为经理主义学派,是研究实际管理工作者的管理经验与教训,强调用比较的方法来研究和概括管理经验的学派,其代表人物是美国著名管理学家彼得·德鲁克等人。其主要观点:①确定管理的性质和任务。他认为管理是研究人的管理技能的活动和知识的独立领域,管理的任务是促成组织形成一个统一体,既要考虑组织整体性,又要考虑所有的特殊问题。管理者在做出每项决策和采取每一个行动时,一定要把短期利益与长期利益相结合。②确定目标管理,这是德鲁克对现代管理理论的最大贡献。他把古典管理理论与行为科学理论相结合,为组织所有成员制定各自的目标,使员工同各自的成果、责任相联系,调动了员工工作的积极性,从而提高工作效率。

(六) 经理角色学派

经理角色学派代表人物是亨利·明茨伯格(Henry Mintzberg)。该学派对经理工作的特点、所担任的角色、工作目标及经理职务类型进行划分,对影响经理工作的因素以及提高经理工作效率等重点问题进行考察和研究。

(七) 权变理论学派

权变理论学派又被称为因地制宜理论或权变管理,是 20 世纪 60 年代末 70 年代初,在美国经验主义学派的基础上发展而成的管理学派,以弗雷德·卢桑斯(Fred Luthans)为代表的权变理论管理学派认为组织管理要根据组织所处的内、外条件随机应变,没有一成不变、普遍适用的最好的管理理论和方法,即管理的方式应随着情况的不同而改变。他们认为,过去的管理理论是由过程学说、计量学说、行为学说和系统学说 4 种学说所组成的,这些学说都没有把管理与环境有机联系起来。而权变理论强调随机应变、灵活运用各学派的理论,并发展、提高。

二、主要代表性管理理论

（一）组织变革理论

20 世纪 70 年代后，随着市场竞争的日益加剧以及外部环境的不断变化，任何组织想要继续保持或取得竞争优势，就必须不断地对组织进行改革和调整。组织变革是指运用行为科学和相关的管理方法，对组织的权力结构、组织规模、沟通渠道、角色设定、组织与其他组织之间的关系以及组织成员的观念、态度和行为以及成员之间的合作精神等进行有目的、系统的调整和更新，以适应组织所处的内、外环境以及技术特征和任务等方面的变化，提高组织效能。该理论涉及权变理论、组织再造理论和学习型组织理论。

1. 权变理论 权变理论是指 20 世纪 60 年代末 70 年代初，在经验主义学派基础上进一步发展起来的管理理论，是西方组织管理学中以具体情况及具体对策的应变思想为基础而形成的一种管理理论。20 世纪 70 年代的美国，社会经济与政治不平稳，石油危机对西方社会产生了深远影响，各组织所处的环境很不确定。但以往的管理理论，如科学管理理论、行为科学理论等，在解决组织面对瞬息万变的外部环境无法适应的问题时，无能为力。正是在这种情况下，人们不再相信管理只有一种最好的模式，管理必须随机应变、因地制宜地解决问题，于是形成一种管理取决于其所处环境状况的理论，即权变理论。

权变理论认为，每个组织的内在要素和外在环境条件都各不相同，因而在管理活动中不存在适用于任何情境的原则和方法，即在管理实践中要根据组织所处的环境和内部条件的发展变化，随机应变，没有一成不变的、普遍适用的管理方法。成功管理的关键在于对组织内外状况的充分了解的基础上采取有效的应变策略。权变理论的中心思想包括：

（1）任何组织都是社会大系统中的一个开放型的子系统，受环境的影响，因此，必须根据组织在社会大系统中的处境和作用，采取相应的组织管理措施，从而保持对环境的最佳适应；

（2）组织活动是在不断变动的条件下以反馈形式趋向组织目标的过程，因此，必须根据组织的近期、远期目标以及当时的条件，采取依势而行的管理方式；

（3）管理的功效体现在管理活动和组织的各要素相互作用的过程中，因此，必须根据组织各要素的关系类型以及各要素与管理活动之间相互作用时的一定函数关系来确定不同的管理方式。

2. 组织再造理论 组织再造理论认为结构臃肿庞大的组织，其内部结构繁杂、效率低下，不能为服务对象提供高效服务，更不能带来价值的提高。因此认为必须对这样的组织进行再造，改变其业务流程，更有效地满足其服务对象的需要。组织再造的核心是业务流程变革，也称业务流程再造，该理论主要包括两点：

（1）通过原有业务流程的重新塑造，主要进行资源结构和人力资源结构的双重调整，以保证能在盈利水平、生产效率、产品开发能力和速度以及顾客满意度等关键指标取得巨大的进步，最终提高组织整体竞争力。

（2）在对组织业务流程重塑的过程中，在保证组织获得经营业绩提高的同时，建立以流程为导向的组织，改革组织形态，最终实现管理方式的根本变革。

3. 学习型组织理论 学习型组织理论认为，一个组织的发展进步，需要通过培养整个组织的学习氛围,积极调动组织成员的评判性思维能力,从而在不断的竞争中持续地发展壮大组织。这种持续学习的能力为提高个人绩效和组织绩效提供了有力的保障。当今社会,所有组织都面临不断变化的外部环境带来的挑战,一成不变的组织必然被社会淘汰,组织应该力求精简、扁平化,并不断改造以维持其竞争力。因此在人力资源管理方面培训员工,培育、激励、启迪员工发挥内在潜能,更新知识,交流知识,提高员工的学习适应能力,将成为组织发展的首要任务。

(二)标杆管理理论

标杆管理又称基准管理,是由美国施乐公司 1979 年首先提出的,后经美国生产力与质量中心在其基础上进一步系统化和规范化形成的一种新的现代化管理方法,是西方发达国家企业不断改进和获得竞争优势的重要的管理方法之一。

标杆就是榜样,总结标杆企业在业务流程、制造流程、设备、产品和服务方面取得的成就,使其成为学习的榜样,降低其他组织走弯路的概率。标杆管理方法体现了现代企业追求竞争优势的本质特性,具有较好的实用性和广泛的适用性。标杆管理实施步骤如下:

(1)计划:建立项目小组,明确标杆管理流程;确定标杆项目以及标杆管理目标;选择标杆伙伴,设置调查问卷,安排参观访问;设计测评方案。

(2)内部数据收集与分析:收集分析内部公开发表的信息;筛选标杆管理合作伙伴;通过访谈收集内部资料,为进一步实施外部标杆管理提供参考。

(3)外部数据收集与分析:收集分析外部公开发表的信息;通过访谈收集外部资料,分析最佳时间数据,并与自身进行计量比较,撰写最终标杆管理报告。

(4)实施与调整:根据前几步的结果,确定纠正性行动方案,制订实施细节计划,在组织内部实践,并不断对实践结果进行评估分析,及时调整,以获得最优方法来实现增强组织竞争优势的目的。

(5)持续改进:标杆管理是持续的管理过程,非一次性行为,因此,组织应对标杆管理实践和结果不断评估、调整、总结,以达到不断提高的目的。

第五节 管 理 原 理

一、系统原理

(一)系统的概念

系统是指由若干相互联系、相互依赖、相互作用的要素按一定的结构方式组合而成,具有特定功能的统一体。如医院由党群组织系统、行政管理组织系统、临床业务组织系统、护理组织系统和医技组织系统组成,这些系统的有机组合,才能有效发挥医院的医疗、预防、教学和科研的功能。同时医院又是社会系统中的一个子系统。系统是普遍客观存在的,宇宙中的一切事物、现象和过程均可以自成系统,但又存在相互联系和影响,组合成更大的系统。正确理解系统的概念,必须认识到其具有以下 3 层含义。

（1）系统都是由多个要素组成的整体，否则不能成为系统。系统和要素的概念是相对的，一个系统只有相对于构成它的要素而言才被称为系统，与此同时其本身又会和其他事物构成更大一级系统，并以要素形式存在。

（2）系统中各要素按一定结构方式相互联系和相互影响。要素与要素之间、要素与整体之间以及整体与外环境之间都存在着相互联系。

（3）凡是系统都具有特定功能。系统具有不同于其组成要素的新功能，这种新功能是通过系统内部各要素有机联系和结合而实现的。

（二）系统的特性

任何管理对象都是一个特定的系统，管理系统中的每一个基本要素都存在相互联系并与其他系统发生联系。为了实现优化管理的目的，必须对管理进行充分的系统分析，这就是管理的系统原理，坚持系统原理就是按照管理系统的基本特性进行管理。管理系统的主要特性是整体性、目的性、层次性和环境适应性。

1. 整体性 整体大于部分之和，这是系统论的基本思想，是一切系统最本质的特征。任何一个管理系统都是由各要素组成的一个有机整体，整体与各组成部分之间相互依赖、相互影响、相互作用。整体是由各个部分组成的，没有部分就没有整体。同时，任何组成部分都不能离开整体独自发挥作用，组成部分间的联系和作用，必须从整体协调的角度去考虑。对管理系统进行控制，应该从系统整体出发，局部服从整体，最终才能实现整体功能超过各要素功能之和。

2. 目的性 管理的本质就是通过对人、财、物等要素进行有效控制以达到组织目的的一种社会实践活动。每个管理系统均存在明确的目标。不同的系统应该有不同的目标，系统的结构应该是为了实现系统的目标和功能而建立起来的，而系统下设置的子系统也应该具有其单独的目标，子系统目标的实现是系统目标实现的保障。

3. 层次性 层次性是系统的本质属性，每一个系统都有一定的层次结构，在其系统目标的指导下，分解为一系列的子系统。各子系统层次之间应该具备明确的结构和职责，防止任务不清，任务重复，管理混乱。在管理系统中，上一层次对下一层次负责，同时下一层次也只接受其直接上层的管理。如果在日常管理中，发生越级管理，责任制不清楚，就会出现目标不明确、任务混乱等现象。管理系统的层次性要求在建立系统结构时，必须设置合理的管理层次和幅度，处理好各层次之间的关系，使得各层次都是有序构成的，层次之间存在明确职责，各层次拥有相对独立的功能。破坏了层次的有序性，就会降低系统的效率。

4. 环境适应性 任何系统都存在于一定的环境中，要不断与环境进行一定的物质、能量和信息的交换。在面对外环境不断变化时，系统应该及时调整自身以适应外环境的变化，只有经常与外部环境保持最佳的适应状态，才能在不断变化的外环境中生存下去。

（三）相应原则

1. 整分合原则 高效率的管理必须在整体规划下明确分工，将总体任务分解并分配给相应的组织单位，明确分工，建立责任制，然后在分工的基础上进行有效的整合，这就是整分合原则。

2. 相对封闭原则 尽管各个系统都是不断地与外界环境进行交流（各个系统与其相关

关统有输入与输出的关系)的开放系统,但其系统内部管理的各个环节必须形成首尾相接、相互制约、相互促进的连续封闭的回路,保持相对的稳定性,只有这样才能有效地发挥管理中各个环节的职责和功能,从而形成有效可控的管理,这就是相对封闭原则。

(四)系统原理在护理管理中的应用

系统原理在护理管理中被广泛应用。如护理系统是由不同层次的护理部门分工合作而形成的。医院护理工作计划总目标确定后,会进行逐级分解,明确分配给各级护理组织,各级护理组织均围绕总目标,确定本组织的具体任务,再细化为组织内每个成员的具体目标,各护理人员以及各级护理部门必须分工协作,在明确的权力范围和责任制度的保障下,积极努力地实现组织目标。同时医院护理系统中的各层次,比如护理部主任、护理部副主任、科护士长、护士长、副护士长、护士,不同的职位有着不同的职责、权力和待遇,应该做到权责分明,分级管理,护理组织内部权责对应才能确保组织系统的高效运转。

二、人本原理

(一)主要内容

人本原理又称为能动性原理,人是管理活动的主体,人的积极性和创造性的充分发挥是实现现代化管理的重要保障,因此管理应以调动人的积极性,做好人的工作为根本。

从管理学的发展来看,泰勒的科学管理将人类的管理活动由过去的单凭个人经验、能力的管理发展为运用科学的管理模式和方法的管理,但这种管理模式仍然局限在以"经济人"为假设的基础上,用金钱诱惑作为完成管理任务的保障。梅奥等人的行为科学理论开始对人的心理和行为活动规律进行研究,为人本原理的运用打下了基础,使人们开始认识到人在管理和生产中的作用。

(二)相应原则

1. 能级原则 在现代管理中,机构和人的能量大小不同,按照能量的大小建立起来的秩序就是能级。能级原则强调,按一定标准、规范、秩序将管理中的组织和人进行分级管理。任何一级的管理组织都有自己的管理范围和影响力,从而形成了该组织的能级。现代管理就是根据不同的能力,建立层次分明的组织机构,配备与职位能级要求相适应的人员去担任管理工作,并给予不同的权利和保障,做到人尽其才,才尽其用。

2. 动力原则 正确运用动力使管理活动持续高效地进行下去,管理的动力可分为以下3种:

(1)物质动力:物质动力属于基本动力,主要是指对经济利益的追求。

(2)精神动力:管理活动是人的活动,人都有精神需求,因此在管理活动中还必须注重对员工精神动力的支持。精神动力包括信仰(理想、信念等)、精神鼓励(荣誉、先进称号等),还包括日常的思想工作等。

(3)信息动力:信息的传递和交流是推动事物发展的巨大动力,比如先进的思想和事迹,可以成为员工学习先进的巨大推动力。

正确运用动力提高管理效能必须注意以下3点:①在管理中需要综合协调运用以上3

种动力。在不同的情况下把握三种动力的合适的比例,协调三种动力,实现综合效果最大化。②要处理好集体动力和个体动力的关系,每个集体都是由个体组成的,而每个个体激励的动力存在差别。因此,在与集体动力的大方向一致的前提下,积极发挥个体动力的作用。③动力的刺激量要适当有度,刺激量的大小与个体完成相应任务能力相匹配,如果刺激过大或过小都会失去它的动力作用。

（三）人本原理在护理管理中的应用

1. 树立正确的管理思想 任何管理都是在一定思想指导下进行的。人本原理会引导护理管理者建立正确的管理观念,积极引导护士发挥工作的主观能动性。护士的主观能动性常常处于一种潜在状态,甚至常常被忽视。有统计数据显示:人们未被利用的潜能可能占人全部潜能的 80%～90%。因此在护理管理中,根据护士的主观能动性特点,以尊重、关心、信任为基础,尽可能地调动护士的主观能动性,获得医院及护士自身双重的发展。

2. 提高管理效率 护理管理者在护理工作中不断去观察了解护士的能力、特长及工作效果,根据工作岗位的要求选取合适的护士。做到工作能级与护士能级相适应。为每一位护士提供合适的平台去发挥自己的价值,从而确保管理工作在动态发展过程中真正实现合理、公平、高效的管理效果。

3. 实施各种激励方法 激励可以调动人的积极性,激活其内在动力。在护理管理的实践中,管理者们应以护士为中心,以关心和信任为前提,利用合理的物质与精神激励来引导护士发挥其主动性。在护理工作中,可以通过以下方式进行激励:①目标激励:宣传护理先进工作者的杰出事迹,树立榜样。激发护士的工作热情,使护士希望通过自己的努力取得相应成就。②强化激励:对护士日常工作中取得的成绩进行肯定和奖励,多使用肯定、表扬这些正强化措施,使其发扬光大。对日常表现消极、不负责任的护士进行否定和惩罚,使其改进。③支持激励:护理管理者应多支持下属,做护士的坚强后盾。④关怀激励:护理管理者日常多关心护士的生活和工作,让护士能够感受到被重视,与护士建立良好的人际关系还能使其产生工作归属感,护士会更愿意尽心尽力工作。⑤数据激励:护理管理者将护士日常所取得的贡献和成绩量化后列出数据并公开化,进行公平比较,让优秀护士对其自身的付出能体验到成就感,因数据最有可比性和说服力,因此也更能激励护士的进取心。

三、动态原理

（一）主要内容

世界上的所有事物都是处在不断发展、变化之中的,管理活动也是在不断变化的。动态原理要求每个管理者在管理活动中,注意把握管理对象运动、变化的情况,不断调整各个环节以实现整体目标。动态原理反映了管理活动过程存在的本质规律,管理活动在实现一定目标的过程中,对管理对象不断地实施计划、组织、协调和控制,直到目标实现。这个过程中的各个环节自始至终处于相互影响、相互作用、循环往复的变化、发展中,甚至每个环节内部也表现为一个动态的系统。同时管理对象中人、财、物、信息、时间、空间等要素以及管理系统所处的外部环境都是在不断变化的,这些必然又引起管理中各种目标、任务及方案的变化。

（二）相应原则

1. 反馈原则　反馈是指将系统的输出结果作为新的输入，对系统起到控制作用。反馈分为正反馈和负反馈。正反馈是系统的输入对输出的影响增大，导致系统原有的运动状态加强；负反馈是系统的输入对输出的影响减少，进行使系统原有的运动状态减弱甚至消失。反馈的本质就是根据过去的操作情况对未来行为的调整。它的主要作用是对执行决策后引起的客观变化做出及时有效的反应，进一步提出新的决策建议。任何一个系统，如果没有反馈，就会失去对系统控制的能力。在系统中，控制和反馈互为前提，相伴共存。反馈使系统能够根据实际结果与目标之间的差异进行控制调节，促使系统运行更接近目标。控制和反馈所起的作用与反作用是不断进行的循环过程。通过这种循环，不断协调发展，为一个系统向着某种目标有序前进提供了有力保障。

2. 弹性原则　管理的各种因素、环节、步骤存在密切联系并不断变化，因此，管理者不可能对未来发展中的每一个环节都能提前做出精确的预测，因此管理必须保持适当的弹性，以便及时适应客观事物可能出现的各种变化。弹性原则不是消极保守，不是简单地把计划定得宽松些，费用预算高些，人员设备配备多一些，而是要充分发挥下属的聪明才智，利用科学预测，提前准备多项可选方案，始终使管理过程具有可调节的弹性。这样的管理即使出现了某些差错，也能及时找出对策，应付自如。

（三）动态原理在护理管理中的应用

随着社会的发展和医疗环境的不断变化以及护理人员教育层次的提高，现代护理人员的思想观念、知识结构和行为方式都在不断改变。护理管理者必须把握上述变化，全面收集信息，对管理目标和管理方式进行调整。始终保持充分弹性，进行有效的动态管理，以适应内、外环境变化的要求。例如护理部及各科室护理管理者每年都会根据往年数据在年初制订详细的年度工作计划，对计划中的具体执行进行充分预测，制定预备方案，以应对可能的变化。同时护理管理者应该与护理人员保持有效沟通渠道，及时收集工作的反馈信息，对存在的问题进行查漏补缺，有针对性地提出整改措施，最终实现组织目标。

四、效益原理

（一）主要内容

效益原理就是在管理中讲求实际效益，即以最小的消耗为代价，获取最大的社会、经济效益。经济效益是人们在经济活动中所取得的收益性成果，是指一项活动获得的经济成果与劳动耗费之差；社会效益是指人们在社会实践活动中对社会发展起到的积极作用或产生的有益效果。在处理二者关系上，应尽可能地实现经济效益和社会效益的同步增长；当二者发生矛盾时，经济效益要服从社会效益。

（二）相应原则

效益原理的原则是价值原则。价值原则是指管理的各个环节、各项工作都必须坚持实现最大的社会效益和经济效益，不断地完善组织结构与目标，科学而有效地使用人力、财力、物力、信息和时间资源。

（三）效益原理在护理管理中的应用

（1）护理管理者在日常管理工作中，在追求护理服务经济利益的同时，更要注重提高其社会效益，以追求社会效益为最高目标。

（2）护理管理工作追求实效。在工作中，管理者要强化时间观念，提高单位时间的价值，这样才能在激烈的社会竞争中生存并发展。

（3）在护理管理中，教育护理管理人员注意节约管理资源，以最小的消耗取得最大的社会、经济效益。例如，安排护理岗位时，评估岗位工作内容，合理安排工作人数，避免人员过剩，尽量节省人力、物力和财力，以提高护理管理的效益。

以上各种管理原理，在实际工作的应用中，它们都不是孤立的，彼此间存在密切的联系。管理原则是从管理原理认识基础上引申出来的要求人们共同遵守的行动规范。研究管理学首先必须研究有关管理的基本原理和原则，将其作为管理活动的指南，结合实际活动，为组织发展创造出适合的高效管理方法。因此在护理管理工作中，要综合运用各种原理，提高管理的效能。影响护理管理实践的因素较多，且内、外环境不断变化，所以要根据管理的实际情况，灵活地运用各种管理原理，因地、因时制宜，避免生搬硬套。

（杨　丽）

第三章

计 划

计划职能是管理的首要职能,制订计划是管理过程的第一步,它对未来工作具有策划作用。计划职能几乎与所有管理活动均有关。计划为组织内各部门、各成员提供了一定时期内的组织目标及实现目标的方法和途径,在整个管理过程中,计划起着桥梁作用。计划不仅涉及需要解决的问题,同时涉及需要完成的新任务,计划具有革新和创造性。因此,从过程上说,计划是管理工作的起点,从功能上说,计划为整个管理工作提供了依据。

第一节 概 述

一、基本概念和意义

(一) 计划的基本概念

计划(plan)从汉语词性上讲,既具有名词词性,又具有动词词性。名词意义上的计划是指在工作或行动前预先拟定的具体内容和步骤;动词意义上的计划是指制订计划的过程。此外,计划也有广义和狭义之分,广义的计划是指一个工作过程,包括制订、落实和检查评价计划3个阶段。狭义的计划是指制订计划的活动。我们所讲的计划是指在开展工作或落实行动之前预先拟定的方案,包括工作的具体目标、内容、方法、步骤和时间进度等。例如,护理部主任制订的五年工作规划,护士长制订的科室年度工作计划,责任护士制订的针对某一类疾病病人护理的护理计划。

计划具有两大显著的特性:①计划是面向未来的,它不是总结过去,而是在预测未来各种形势变化的基础上对未来做出的规划;②计划是针对具体行动的,它不是抽象的理论体系或长篇大论，而是要对具体行动的目标、方法和途径做出明晰的思考。综上所述，计划是指行动前预先拟定的面向未来的指导具体行动的方案。

一份完整的计划应该兼顾一定时期内组织要达成的目标和实现这些目标的具体步骤及途径。为了保证计划的科学性和可行性，一个完整的计划应该涵盖"5W1H"，即 What——做什么，具体说明行动的目标和内容是什么；Why——为什么，解释为什么要做，并对拟采取的方法和步骤做出说明；When——何时，规定完成目标的时间，时间进度如何安排；Where——何地，介绍实施计划的场所和具体环境；Who——谁，安排好实施计划的人员；How——如何做，对实施计划的具体方法和步骤做出预想。"5W1H"是一种普遍认可、易于记忆和方便应用的检验计划的标准。

（二）计划的意义

1. 有利于组织目标的实现　护理管理工作错综复杂，计划在实现组织目标中具有重要的意义。原因在于，在计划、组织、领导和控制各项管理职能中，计划工作处于首位，只有计划制订完成后，管理者方能进行组织、领导和控制等一系列管理活动。计划为整个管理活动奠定了基础。例如护理部主任制订年度计划后，相关部门和科室才能根据计划进行人员安排、物资准备，并进行相应的领导和控制工作，保证了各项工作运转的井然有序，进而促进组织目标的实现。

2. 有利于资源的合理利用　计划的过程不仅仅是一份书面的材料，也是对组织内人、财、物、信息和时间的一种合理组织和分配的过程。科学合理的计划可以有效减少工作过程中的不协调，能够有效地避免或减少人力、财力、物资、信息以及时间的盲目浪费。这种减少不必要的劳动和多余支出的计划行为，无形中提高了组织活动的管理效益和经济效益。例如，病房物资的领取、消耗、维修等计划要尽量达到物尽其用的目标，减少不必要的物资损耗；护士长科学、合理、兼顾弹性的排班计划，不仅可以充分发挥各层级护士的专业理论、技术和沟通等方面优势，做到人力资源的合理分配，同时有效地保证了病人的护理服务质量。

3. 有利于突发事件的应对　计划具有预测作用，是对组织未来工作的规划。护理工作繁杂琐碎，难免出现一些突发事件，尽管计划不能完全预测到不确定事件或工作的变化，但是制订计划的过程可以有效减少工作中不确定性因素对组织的影响或破坏程度，有效规避风险，保证组织的稳定性和管理活动的可持续性。

4. 有利于明确组织具体工作　组织内需要制订各种计划，计划具有各种层次，组织内的高层管理者一般制订战略性计划或规划，而基层人员一般制订技术性的计划。例如护理部主任需要根据《中国护理事业发展纲要》并结合本院自身发展现状制订切实可行、行之有效的规划或年度计划；护士长则根据护理部的总体计划并结合科室的具体情况制订科室年度工作计划，而护士需经常制订病人的个体化护理计划。各层次的计划中都包含了本层次的组织目标和实现这些目标的具体方法、步骤和途径。由此可见，计划是最具有创造性的活动之一，有利于组织明确具体工作。

5. 有利于增强组织凝聚力、提高护理工作质量　组织管理者决策后拟定计划，计划明确了组织管理者对组织使命、目标的选择，计划为各部门、各级工作人员的工作提供了方向，有利于各部门人员把注意力集中于同一方向，向着组织目标前进，护理工作中的计划形式多样，不仅仅局限于年度计划的制订，其中，护理管理制度、护理教学管理制度、各科室常见疾病的护理常规、护理技术操作标准等的确定都是计划的表现形式。这些计划的制订保证了各项护理工作的标准性、合理性和可行性。制度的约束不仅可以促进护理人员行为的改进，有效规范职业行为，同时能够增强护士的责任心和慎独精神，有效地确保了护理安全和护理服务质量，为病人的安全提供强有力的保障。

6. 有利于控制工作 计划工作是其他管理活动的基础，作为管理职能中重要的两个环节，计划与控制密切联系。临床护理工作错综复杂，因此在计划落实中容易出现偏差，控制工作可以有效地识别这些工作偏差现象，通过反馈行为可以及时修订和完善计划。控制的前提是计划规定了各层级的组织目标，并以此为标准来检查工作，换言之，没有计划工作，控制工作很难实现。例如，检查护理业务查房或教学查房的运行情况，必须参照一定的标准，否则很难衡量实施的效果。

二、计划的种类和方式

（一）计划的种类

计划在管理活动中具有普遍性，计划存在于各种组织以及组织内的各级部门，由于计划的内容和性质等的不同，计划的普遍性也决定了计划类型的多样性。

1. 根据计划作用的时间分类 按照时间标准，计划可以划分为长期计划、中期计划和短期计划。长期、中期和短期只是一个相对的概念，不可能有一个统一的时间标准点，随组织工作内容、工作性质的不同而有很大的变化。一般而言，长期计划是指 5 年以上的计划，长期计划由高层管理者制订，多指重大的方针、策略，此类计划具有纲领性的指导意义。长期计划应该是在充分预测未来发展趋势的基础上制订的。例如，调整护理队伍学历结构的计划、建立老中青相结合的护理梯队的计划。中期计划是指 2～4 年的计划，中期计划一般是由中层管理者制订的战略性计划，中期计划介于长期计划与短期计划之间，发挥衔接的作用。例如，科室护士的在职培训计划、学历提升计划、科研计划等。短期计划，是指 1 年及 1 年以内的计划。短期计划是由基层管理者制订具有战术性特点的计划，制订短期内的工作安排。例如，病区护士长制订的年度工作计划、年度考核计划、年度培训计划等。

2. 根据计划的规模分类 按照计划的规模划分，计划可分为战略性计划和战术性计划。战略性计划是指针对整个组织发展目标及方向的纲领性的计划，它具有抽象性，长期计划一般属于战略性计划。战略性计划内容包括组织目标、实现目标的方法和途径、相应的资源保障等，此类计划具有不易更改的特性。例如，中国护理事业发展规划、医院五年发展规划等。战术性计划相对战略性计划更加具体，主要针对具体问题，特点是作用范围小、作用时间短。战术性计划是构成战略性计划的重要部分，也是重要保障，相对于战略性计划更加灵活机动。例如，护理部对护士的业务培训计划、护士长的排班计划。

3. 根据计划作用的范围分类 根据作用范围划分，计划可以分为全面性工作计划和专项性工作计划。全面性计划是指涉及整个组织一切工作的计划，这类计划往往是长期的、抽象的，而专项性计划往往只针对组织中某一时期的某一具体工作项目，它往往是具体的、中短期的，它指出了某一行动的具体方法和步骤。

4. 根据计划约束的程度分类 计划可分为指令性计划和指导性计划。指令性计划是指对实施者起命令作用的计划，由主管部门制订，以指令形式下达给落实单位，这类计划在具体实施中是不能随意更改的，往往规定有具体的目标、内容、步骤、进度等，实施单位应不折不扣地遵照执行，指令性计划对实施部门具有强制性的约束力。例如，国家的各项政策、法规。指导性计划是指由管理层下达给各落实单位的计划，是上级部门通过宣传教育、经济调节及法律制约等手段来引导部门的实施，而不是通过强制的手段来推行。指导性计划只指出行动的一般方针、基本原则，行动者可以根据当时的具体情况做具体的调整和协调，相对具有较大的自由度。例如，护理部要求各科室定期开展业务学习，科室则可以根据本科室的具体情况来制订业务学习计划，其中对学习的形式、时间及内容等没有严格的限定。

5. 根据计划的内容分类　按照计划的职能划分，计划可以分为业务计划、人事计划、财务计划等。任何组织都要从事一定的业务活动，业务计划是组织的主要计划，在护理活动中，针对病人护理制订的护理计划就是典型的业务计划。人事计划的内容涉及"人"，如护理人才引进计划、护理人员队伍结构调整计划、高年资护士的安排计划、护理专科人才培养计划等。财务计划的内容涉及"财"，如护理科研经费使用计划。

（二）计划的方式

美国著名的管理学家哈罗德·孔茨和海因·韦里克（Hein Weihrich）指出计划包含未来的行动路径，从内容到形式多种多样。由此他们把计划从抽象到具体分为宗旨、任务、目的、目标、策略、政策、程序、规则、规划和预算等形式。

1. 宗旨（philosophy）　是指系统或组织对价值观的陈述，尽管在管理中有关宗旨的陈述千差万别，但它会回答两个基本问题：组织是干什么的和按什么原则干的？例如医院的宗旨是"救死扶伤"；学校的宗旨是"教书育人"。

2. 任务或目的（mission or purpose）　是指一个组织系统的基本任务或社会职能。它决定了组织的性质。任何组织的存在，都有它的任务或目的，如世界卫生组织规定护理组织的任务是："促进健康，预防疾病，恢复健康，减轻痛苦"。

3. 目标（objective）　是指在任务或目的的指导下，组织活动所要达到的最终的可测量的成果。目标指明了前进的方向并给予了动力。目标必须具体到可测量的程度，同时兼具评价的特性。如本年度护理质量目标有：全院护士护理技术操作合格率达到95％以上，开展整体护理病房数大于80％，护理文件书写合格率达到95％。

4. 策略（strategy）　是指为实现目标而确定的整体的行动过程、工作部署及物资分配的总纲领。策略的重要意义在于明确组织工作的重点，并使各种资源（人、财、物等）合理分配以利于目标的顺利完成。例如，某医院为了在竞争中求得生存与发展的机会，采取发展自身特色并与国外合作的策略，在人、财、物配备上都以特色病区为重点，把整体素质较好的护士调配到特色病房，增加特色病房的医疗设备、选送特色病区护理人员到国外医院去进修等。

5. 政策（policy）　是指组织为达到目标而制订的规定某些活动原则和范围的计划。它具体地规定了组织成员行动的方向和界限，表明了哪些是应该做的，哪些是不允许做的。总体而言，政策具有两个基本作用：①指出行动的方向，保证组织成员的各项活动协调一致；②规定活动界限，树立和维护组织尊严。因此，相对于目标而言，政策更加具体，具有更强的操作性。例如，医院护理部协同人事部门制订的同工同酬政策。

6. 程序（procedure）　是指行动的具体方法和步骤，有严格的时间顺序性。工作的例行办法与步骤以及规定的实施方法更加具体,例如,护理程序、护理操作程序、病人入院处理程序等。

7. 规则(rule) 是指根据具体情况,对是否采取某个特定行为所做的规定。例如"病房内禁止大声喧哗","住院大楼禁止吸烟"等。规则与时间顺序无关。某种程度上规则对人的行为有较强的约束性,规则太多容易导致思维受限,因此在具体问题上宜适当减少规则的设置。

8. 规划(programmer) 是一个包括目标、策略、政策、规程及使用资源等要素的复合体,一个主要的规划可能会派生出多个辅助性的分支计划。例如,护理部制订的护士学历提升规划中,对不同第一学历、不同工作年限的护士制订不同的培训及培养计划。

9. 预算(budget) 指用数字表示预期结果,以报表形式呈现的数字化计划。它用数据形式表明一定期限内组织资源的进出情况,包括人力、物力和财力等的预算。预算与实际吻合的程度可说明预算的质量,高质量的预算与管理者对环境、业务的熟悉程度密切相关,即对环境、业务越熟悉,预算越精确。精确的预算有助于组织资源的合理利用,能提高经济效益和社会效益。例如,护理部制订的提升护士学历的经费预算。

三、计划的原则

计划工作是一项具有重要意义的工作,它必须在系统掌握科学知识的基础上,认真分析具体的环境条件与时局形势,遵循一定的科学原则,对组织活动做出科学的规划。

1. 系统性原则 计划工作是管理工作的第一步,计划应着眼于组织系统的整体,综合考虑系统中各部分的相互关系以及它们与环境的关系,进行统筹规划和安排。

2. 领先原则 计划工作要领先于其他管理工作,如组织、领导和控制工作等,这体现的就是计划的领先原则。计划的领先原则意味着管理者在开展管理工作时,首先要做的就是制订计划,如果管理者不预先制订计划或没有明确的计划,管理工作就会没有目标和标准,造成工作的不协调和不稳定状态,这样的管理工作不仅不能提高工作效率,而且还会阻碍生产力的发展,浪费人力、财力、物力。

3. 目标的可测量性和可考核性原则 目标是计划的重要内容,是行动的方向和终点,计划工作必须围绕目标进行,以目标为导向开展工作。因此,计划中的目标必须是具体的,在评价过程中可以依据一定的测量标准和方法进行测量和考核。

4. 先进性与可行性相结合的原则 面向未来是计划的重要特征之一,因此计划必须充分考虑将来实现的可能性和条件,这就要求制订者必须具有创造性的思维,尽可能提出新思路、新方法或新措施,而前提是管理者要对未来环境变化有较为准确的评估和预测。计划是面向未来的,但同时计划又是需要在组织中实施的,如果实施过程存在障碍,计划再先进也是徒劳,因此,计划必须考虑可行性,不能脱离组织的具体条件。计划的先进性与可行性相结合的原则要求制订计划者充分熟悉自身组织的情况,同时又具有精确的对未来环境变化的预测能力。

5. 弹性原则 计划是对未来的预先安排,因此,计划保持一定的弹性或者留有一定的余地是必要的。弹性原则可以预防和减少计划实施过程中不确定因素带来的冲击和影响。其中计划弹性大小的确定要视具体的计划而定,当确定性因素较多时,制订的计划弹性可少一些,非确定性因素较多时,计划的弹性要留得大一些。

6."三维思想结构"原则 计划的"三维思想结构"指一份完整的计划要兼顾知识维、逻辑维、时间维。知识维是指制订计划要依据一定的科学知识,以科学理论作为指导;逻辑维是指制订的计划在内容、方法、步骤和资源分配相互之间要有前后的连贯性和合理性;时间维是指计划应合理预测完成阶段目标的时间以及完成总目标的时间。

四、计划的步骤

计划是管理活动最基本的一项职能,是一种连续不断的过程,通过计划的制订可以预测组织发展方向。制订计划要遵循一定的步骤,一般包括分析形势、确立目标、评估资源、设立备选方案(≥2 种)、比较各种方案、选定最佳方案、制订辅助计划和编制预算 8 个步骤(图 3-1)。

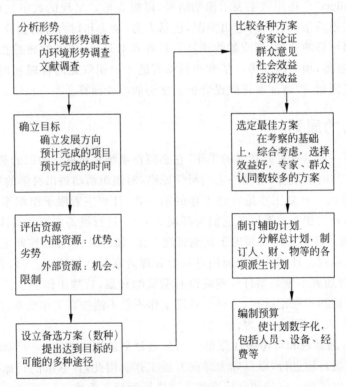

图 3-1 制订计划的基本步骤

（一）分析形势

分析形势是计划工作的第一步,主要指收集组织内、外环境的各种资料,分析与本组织目的相关的各种信息,管理者应充分分析自身的优势与不足并预测外环境中的不确定因素。例如,医院护理管理组织要分析的信息包括医院背景与组织文化、医院护理工作的评价标准、服务对象需求、管理体制与管理人员状况、护理人员状况、护理科研及护理教育情况、物资设备供应情况等。

分析形势可采用实地调查法、文献查询法和 SWOT 分析等方法,其中,SWOT 分析法是指用来确定组织自身的竞争优势、竞争劣势、机会和威胁,从而可行将组织的战略与组织内部资源、外部环境有机地结合起来的一种科学的分析方法。SWOT 分析法中 S （strength）是指组织现有的优势，W（weakness）是指组织存在的不足，O（opportunity）是指组织外环境可能提供的机会或机遇，T（threat）是指源于组织外环境的可能的威胁或不利因素。

（二）确立目标

在分析形势的基础上确立组织目标是计划工作的第二步。组织总体目标确定后，各部门按照总体目标要求拟定各部门的分目标。组织属于一个系统，组织内部相互联系，通过逐层控制各分目标，有利于把握组织内成员共同的前进方向，实现总目标。在制订目标的过程中，应注意使目标的难度适合本组织的实际情况，要避免目标过高或过低。目标难度过高，达成的可能性很小，会影响员工的工作积极性；目标没有难度，或难度过低，轻易就能达成，对员工就没有激励作用。目标的内容应包括时间、空间、数量等基本要素，同时兼顾可以测量的程度。目标可以是一个，也可以是多个。例如，护理部根据护理专业发展的形势，确立了以提高护理人员素质来推动护理质量提高的总方针，制订的具体目标包括2项：3年内全院本科以上学历的护理人员要达到30%，2年内全院护理人员在省级以上杂志公开发表护理科研论文数量要达到20篇。

（三）评估资源

评估资源是计划的第三步，指在确立组织目标后，拟订完成目标所需要的条件，分析本组织内已经具备的有利于目标达成的因素和不利于目标达成的因素。同时，要分析外部环境中有利于目标达成的因素，以及可能会阻碍目标达成的限制因素。例如，提升护理人员学历目标，医院人事部门规定，参加成人学历学习的护士其学费均给予报销，就是一个利于目标达成的组织内因素。此外，高等院校成人教育招生人数逐年在增加就是一个利于目标达成的外部环境因素。而医院在编护理人员严重缺乏，护理人员的学习时间得不到保障，则是组织内的不利于目标达成的因素。

（四）设立备选方案（≥2种）

在确定组织目标和评估资源后，提出实现组织目标的备选方案是计划的第四步。综合多种因素，备选方案应尽可能得多。可供选择的方案越多，选择的余地越大，计划越趋于合理，选出方案的质量就越好。因此，在此阶段要充分发动群众，利用群体优势创造出尽可能多的好方案。设立备选方案是最需创造性思维的一步，管理者要注意鼓励员工提出尽可能多的方案，避免对各种方案的盲目批评。

在拟定备选方案时应注意以下几点：①备选方案是否体现组织目标；②投入与产出之比；③方案的公众接受程度；④时间进度及预算等。例如，护理部为了要达到提高护士科研能力的目标，可行的备选方案有3种：定期聘请护理专家进行科研讲座；科室建立品管圈；成立院级科研小组。

（五）比较方案

每一个备选方案都有各自的优势与不足，在比较方案时，应该侧重于方案的科学性、可行性和效益显著性。效益包括社会效益和经济效益，成本不仅仅是经济成本，还要包括一些隐性的时间成本。比较每一方案的优缺点，可以采用专家论证、群众评定等方式。

（六）选定最佳方案

选定最佳方案是计划工作关键的一步，这一步是在比较各种方案的基础上选定的。最佳方案应该具有可行性、满意性和效益性三者有机结合的特点。

（七）制订辅助计划

为了保证总计划顺利实施，制订辅助计划是重要的手段。一个主要的计划往往会派生出许多辅助的计划。如护理部制订一份提高护理质量的计划，其中会派生出护理人员培训计划、设备购置计划、人事招聘计划等。提高科研能力的方案会派生出增加科研经费计划、举办学术讲座的计划、举办文献检索培训计划、增加医院图书资源计划等。

（八）编制预算

预算是数字化的计划，主要指将人、财、物各种资源投入数字化，预算实质上是资源的分配计划。预算可以用财务术语、产品数量、提供服务的单位或其他任何表示计量单位的数字来表示。通过编制预算，可以对各类计划进行汇总和权衡，控制计划完成的进度，以利于组织目标的达成。

预算的基本作用有：①把组织各项工作的预期成果用数字表示出来，从而为各项工作提供了具体的目标；②预算提供的数字是检验各项工作的标准；③预算有利于管理人员明确本部门活动与整个管理目标之间的关系，是组织中各项计划统一协调的重要手段。

五、计划在护理管理中的应用

（一）护理管理中的计划所涉及的内容

1. 护理质量控制计划　把好质量关是管理者工作的重中之重，管理者需制订包含相应指标的护理质量控制计划，如设定全院范围内的基础护理合格率、专科护理合格率、分级护理合格率、危重病人护理合格率、急救物品完好率、常规器械消毒灭菌合格率、护理文书书写合格率等。

2. 护理服务计划　护理服务质量一定程度上影响病人的就医感受和对医院的整体评价，因此，提高护理服务质量是护理管理者必须重视的内容，包括礼仪服务、出院病人的电话回访服务、日常的基础护理服务及住院病人满意度调查计划等。

3. 护理人力计划　良好的护士素质、科学的护理人才梯队，是保证护理事业良性发展的必要条件。根据医院的发展进程，应配备相应数量的护理人力，这也是实现组织目标的前提。其中，护理人力计划具体包括护理人员的聘任计划、培训计划、考核计划、培养计划及晋升计划等。

4. 护理预算计划　包括护理人力预算、护士进修预算、护理物资预算及日常护理运转预算等。

（二）制订计划和实施计划的注意事项

（1）护理管理部门的总体工作规划应严格按照《中国护理事业发展规划纲要》制订。

（2）工作计划中应明确指出所要达到的工作目标。

（3）各工作计划排序合理，主次分明，符合逻辑。

（4）制订计划时注意遵循目标的系统性、领先性、可测量性、可行性、可考核性、弹性和"三维思想结构"等原则。

（5）制订计划时充分考虑现有的护理人力、物力、财力及其他资源情况，保证计划的适宜性和可行性。

第二节　目　标　管　理

一、基本概念和意义

（一）目标的概念及作用

1. 目标的概念　目标指人们有意识的行为所要达到的境地。管理目标指某种组织的管理活动在一定时期内所期望达到的成就或结果。组织的目标是组织任务的具体化表现，因此，在确立目标之前须明确组织的宗旨和任务。目标是计划的核心基础，没有目标，计划的内容就无从谈起。

目标不同于指标，二者既有联系，也有区别。联系：目标制约着指标，指标反映目标的具体内容。区别：目标是管理活动最终要达到的结果，而指标是目标的最重要组成部分，是衡量各项活动成果的主要尺度。

2. 目标的分类　按照考核方法的不同可将目标分为定量目标和定性目标。定量目标指用精确的数据描述的目标，例如全年护理差错发生数控制在 10 次以下。定性目标则是通过明确的、具体的说明或标准加以考核而非精确的数据描述，例如本季度医院的目标是通过三级乙等医院的评审。

3. 目标的作用　目标决定着管理活动的具体内容、达到目标的具体方法和步骤，同时决定整个管理体系的结构和资源配备等，由此可见，目标对组织任务的执行起着重要的作用，具体体现在以下几个方面：

（1）定向作用：目标为组织行为提供方向，直接影响组织内成员的行为及活动方向，关系到组织的存亡。当一个组织缺乏统一的方向时，组织活动便会缺乏向心力，从而造成人力、物力、财力的浪费。组织只有在一个统一的目标指引下，组织活动才能向着正确的方向发展，组织才能取得最好的效益。

（2）标准作用：目标明确规定了组织中各部门或成员行为结果的标准，成为评价组织内成员工作结果的尺子。组织成员的行为是否符合组织需要，对组织的任务是否有利，主要是看其是否符合组织目标的要求，是否有助于组织目标的达成。因此，对组织中各个部门和成员的考核，往往是以具体的组织目标为依据的。管理者与执行者只有在这种共同的认识下，才有共同工作的基础。

（3）激励作用：在工作过程中，目标不仅给组织成员提供了前进和努力的方向，同时更为组织成员提供了努力工作的动力，这种动力对管理者与被管理者都有一种强烈的推动作用。切实可行的目标应该注重成员的个人需求与组织目标的有机结合，激励成员在达成组织目标的同时，也重视个人发展。

（4）协调作用：目标明确组织成员的具体任务和职责范围，对各部门各成员具有统一协调的作用，以此减少资源的浪费，提高工作效率。

（5）推动作用：目标决定着组织未来的发展方向，并指出了达到这一目标的途径和方式。一个科学合理、切实可行的目标不仅可以引导、激励组织成员前进，同时也能促进成员思想和行为的进一步完善，促进成员自我提升。

（二）目标管理的概念和特征

1. 目标管理的概念　目标管理（management by objective，MBO）　是组织内管理者与被管理者共同参与制订目标，工作中执行者实行自我控制并努力完成组织目标的管理方法。

目标管理是一种管理理念，同时也是一种管理方法。目标管理是由管理学家彼得·德鲁克 1954 年在他的著作《管理实践》中最先提出的，这种理念和方法一经提出，就在当时的美国迅速传开，并相继在日本、西欧等国流传，成为一种广泛应用的现代管理思想和方法。目标管理的核心是共同协商达成目标，它不仅是工作者实现自我管理的工作基础，也是管理者检查、评估、考核工作的基础。目标管理融合了科学管理理论和行为科学管理理论。科学管理理论认为，管理首先要制订科学的工作标准，给劳动者一个工作定额，在目标管理中，目标就成了劳动者的工作标准。行为科学管理理论认为，要重视劳动者的心理，在目标管理中由工作者自己参与目标的制订，同时在具体的工作方法、途径上给劳动者自我控制的自由，这些都是行为科学理论的应用。因此，可以说，目标管理是在泰勒科学管理思想与行为科学管理思想结合基础上的管理思想的进一步发展。

2. 目标管理的特征

（1）目标性：为了完成组织总目标，一切管理活动均应以目标为核心。开展管理工作以前，首先管理者需与执行者一起制订一个目标，这一目标不仅作为执行者工作的核心，也作为管理者检查、监督、评估、奖惩执行者工作的依据。执行者和管理者在工作中严格进行自我管理和自我控制，以共同制定的目标为核心，这种自我管理有利于提高员工的积极性和创造性，培养强烈的组织责任感。

（2）参与性：目标管理是管理的一种模式。目标制定阶段，需要管理者与被管理者共同参与，目标不仅要明确目标预期结果，同时需指出衡量目标的方法，使目标具有特定性，以便于执行者工作中进行自检自查，有利于协调上、下级的关系，促进上、下级的合作；目标实施阶段，管理者与执行者共同进行自我管理和控制；目标评估阶段，先由执行者对照目标自行检查评定，再由管理者进行检查验收。在目标管理的过程中，执行者自始至终都参与了管理。这种方法和思想充分肯定了员工的工作责任性，激发了员工的创造性，使员工的潜能得以充分发挥。

（3）整体性：目标管理要求建立系统化的目标体系，强调管理的整体性。组织总体目标建立后，要将组织总体目标逐级分解为各部门、各员工的分目标，并将目标逐层分解、落实。总目标与各级分目标之间环环相扣,相互影响,组成一个协调统一的整体,任何一个员工或部门目标的完成程度都在一定程度上影响总体目标的实现。因此,目标管理的整体性强调的是,只有明确各个员工的各自工作目标与总目标的关系,才有利于促进组织总目标的实现。

（4）成果性：目标管理通过管理者与被管理者共同参与制定目标,并在工作中强调自我管理和控制,将最终的目标完成程度作为考核、评价和奖惩员工的最主要依据,这充分说明了这种管理理念和方法对成果的重视性。

（三）目标管理的优点和缺点

1. 目标管理的优点

（1）有利于发挥员工的积极性和创造性：在具体的工作方法上,目标管理给员工充分的自由选择权,有利于员工积极性和创造性的充分发挥。

（2）有利于权、责、利三者的统一：目标管理根据设立的目标给予相应的责任,并根据最终的目标完成情况给予相应的利益报酬,有利于权、责、利三者的统一。

（3）有利于组织目标的完成：目标管理由于责任、任务明确,以最终的结果为奖惩依据,有利于员工重视成果,从而有利于组织目标的实现。

（4）有利于改进组织结构的职责分工：由于目标管理要明确每一个目标的责任人,这样就容易发现组织结构中职责划分不清或授权不足的地方,从而改进组织结构的职责分工。

2. 目标管理的缺点

（1）预先设立合适的目标有难度：由于一切以目标为依据,因此,制订合适的目标就成为决定目标管理成败或者说管理成效的关键点。对那些技术上具有可分性的工作,目标可以清楚地划分,然而,许多技术性工作是团队性的,目标很难划分,目标管理就难以实施。

（2）目标管理缺乏弹性：目标是预先设立的,当环境条件改变时,目标的完成就会受到影响,而目标管理中一切奖惩都以目标为依据,对环境的影响考虑较少,因此,这种管理方法在环境变化较大的情况下,缺乏必要的弹性。另外,目标管理中由于各级目标是环环相扣的,前一程序的目标没有完成,就会影响后一程序员工的目标,所以,如果有一个环节发生了问题,那么其后面环节的目标完成情况就很难用预先设立的目标去衡量,因此,在程序性较强的工作中,目标管理就存在一定的困难。

（3）商定目标增加了管理成本：目标的设立要上下级多次沟通,很费时间,增加了管理成本。

综上所述,并不是任何组织都适合于目标管理,在应用目标管理前,首先要考虑自身组织的条件是否适合进行目标管理,对一些团队合作性要求高的组织、绩效受环境影响较大的组织,目标管理是有难度的。另外,如果应用了目标管理,要充分发挥其积极的一面,防止消极的一面,加强道德建设,培养团队精神,防止本位主义和急功近利思想的滋生。

二、目标管理过程

目标管理的基本过程可以分为目标设置、目标实施和目标考评 3 个阶段：

（一）目标设置阶段

这一阶段主要是建立完整的目标体系，这是目标管理最为重要和关键的一步。目标制定得越科学、合理，则目标实施、考评阶段的工作就相对更加容易。本阶段可通过以下 3 个步骤完成：

1. 设立组织总目标 由高层管理者预先根据组织的任务，评估客观环境给组织带来的挑战和机遇，结合自身组织的情况，确立一个暂时性的组织总目标，再在组织中与下级管理者共同讨论后，修改、调整、确立一个明确的最终的组织总目标。

2. 确立下级目标 根据组织结构（必要时重新审查和调整组织结构）和职责分工，确立各级部门的分目标，并确立分目标的责任主体。分目标的确立要进行充分讨论，力求做到责任到人。

3. 建立协议 上级和下级就实现目标所需的各项条件，如人力支持、物质保证、财力和权力保障等，以及目标实现后给予相应的奖惩事宜达成协议，使目标与责任、权力、利益相一致，最后由下级提供书面协议。

（二）目标的实施阶段

在实施阶段，目标管理强调执行者的自我管理和自我控制，提倡自主、自治和自觉，要给员工在目标实施的方法、途径选择上的充分自由，因此，管理者在目标的实施阶段不能干涉过多，不能以强制性和控制性的措施去管理，防止控制过强、过度的做法，但是，这并不意味着管理者可以放任不管，因为各级分目标形成了一个环环相扣的组织总体目标体系，一环失误，就可能影响全局。因此，管理者要经常检查各级目标的完成程度，必要时及时协调、调整各级分目标，并提供相应的支持。

（三）目标的考评阶段

达到预定的期限后，首先由各级部门和员工对照目标自行检查目标完成情况，并提交书面的报告，接下来，上下级在书面报告的基础上共同实地检查、核实，根据共同检查的结果，决定奖惩，并总结经验教训。其中奖惩措施主要涉及职务的提升或降免和物质奖励。任何管理工作都是连续、循环的，对本阶段总结的成果、经验和教训要形成文字材料，为下一轮的目标管理奠定基础，以利于开始新的循环。

三、目标管理在护理管理中的应用

护理目标管理就是围绕医院总体目标，按照护理组织的层级，将护理部的总目标进行层层分解，形成各级分目标，构成一个目标体系，最后落实行动。在护理管理中，目标管理可以用于护理质量管理、护理安全管理、护理教育和护理科研管理中。

1. 领导重视，保证护理管理目标的落实 护理管理部门的管理者需深刻了解目标管理的内涵，并将目标管理的作用及意义传达至下一级护理管理者，在统一认识的基础上，保证目标管理的顺利落实。

2. 共同参与，促进护理管理目标的实现 制定目标时，要求各层级护理人员积极参与，汇集各级护理管理者及临床一线护理骨干的管理建议，既保证目标制定的科学性、可行性和创新性,又确保各级护理人员对目标的全面认识和理解,促进护理管理目标的实现。此外,护理管理者应重视护理人员自我管理能力的提高,发挥护理人员的主观能动性,使其积极主动地参与目标的制定和落实。

3. 目标设置合理,有利于护理管理工作的开展 护理管理部门应结合《中国护理事业发展纲要》及医院总体现状,设置科学合理的护理管理总目标,并将总体目标内容及标准逐层传达至临床护理管理者,各级管理者在此基础上制订各分目标,以保证各分目标符合总体目标要求。只有总体目标与分目标达到高度一致时,才利于管理工作的开展和落实。

4. 目标具有可测量性,便于检查护理管理目标 制定目标过程中应清楚地规定各级部门的职责和权利,并制订完成目标的时间范围和相应的进度安排,使目标做到可追踪和测量,便于及时地检查目标的落实情况,保证在规定的时限内完成任务,这也是实现总目标的最佳途径。

5. 目标及时反馈,持续改进护理管理工作 目标管理实施期间,应根据时间和相应的进度定期进行评价,反馈目标完成的情况,及时纠正、指导,以保证目标的顺利实现。

第三节 时 间 管 理

一、基本概念和意义

(一)时间管理的概念

时间管理(time management)是指在消耗同样的时间的情况下,为提高时间的利用率和工作效率而进行的一系列活动,包括对时间的计划和分配。时间管理应保证重要工作及时完成,并留出相当的时间处理突发事件。

事实上,没有人能够对"时间"进行控制,时间的流逝是客观的,我们所说的时间管理实际上是指如何对有限的时间进行自我管理,从而充分利用有限的时间资源。确切地说,时间管理实际上是对个人的工作和生活做出合理的时间安排,从而使工作和生活有条不紊,秩序井然。

时间是重要的管理要素之一,它具有客观性、一维性和无储存性等特征,这些特征决定了时间这一资源的重要性,管理者只有具有强烈的时间观念,学会有效管理时间的能力和技巧,才会在管理活动中充分利用自己的时间,同时,也充分珍惜他人的时间,从而提高整个组织的效益。

(二)时间管理的意义

1. 合理利用时间,提高工作效率 通过认识时间的特征,研究时间消耗的规律,科学、合理地安排和使用时间,进而提高工作效率。

2. 有效利用时间,达到事半功倍的效果 管理者一旦学会管理时间的方法,就能够在有限的时间内提高时间的使用率,从而实现时间的价值,取得事半功倍的效果。

3. 充分利用时间,取得更多的业绩 时间对于每个人都是一样的,如果充分地利用时间,可以学到更多的知识,掌握更多的技术,也就更有机会获得更大的业绩和成功,这有助于培养个人的事业心和成就感，有助于实现个人自我价值。

二、时间管理的过程

（一）评估

1. 评估时间的使用情况 了解时间的具体使用情况，是时间管理的第一步。按照时间顺序记录时间段内所做的工作或其他事务，可有效评估时间消耗情况，清楚地了解在每类事务上消耗时间的比例和自己最佳的工作时段。换言之，只有知道时间去了哪里，才能对时间进行合理的管理。

2. 分析时间浪费的原因 如果所花费的时间对实现组织和个人目标没有意义，可以视为浪费时间。对浪费掉的时间进行评估、分析也是时间管理的重要环节。浪费时间的原因包括主观和客观两方面的原因（表3-1）。

表 3-1 管理者浪费时间的常见因素

客 观 因 素	主 观 因 素
1. 计划外来电、来访	1. 工作松懈、拖拉
2. 过多的社交活动	2. 时间计划不周或无计划
3. 会议过多	3. 目标不清、缺乏工作计划
4. 信息不足、不畅	4. 授权不足
5. 沟通不良，反复澄清误解	5. 不善于拒绝非本职工作
6. 协作者能力不足	6. 无计划地接待随时来访
7. 突发事件	7. 处理问题犹豫不决，缺乏果断
8. 上级布置与本职工作无关之事	8. 文件、物品管理无序
9. 政策、程序、要求不清	9. 缺乏决策能力
10. 文书工作繁杂，手续过多	

3. 明确个人最佳工作时段 了解自己的最佳工作时段，有助于提高工作效率。根据人内在的生物钟，总结一天中、一周中、一个月中，乃至一年中工作效率的高峰和低谷，充分了解效率高的工作时间段。将重要的工作或生活事务安排在效率较高的时段，其他不重要的事务安排在效率较低的时段，这样可以实现时间的合理利用。

（二）时间管理方法

1. ABC 时间管理法 ABC 时间管理法是由美国的企业管理顾问艾伦·莱金（Alen Lakein）提出来的。他建议每个人都需确定今后 5 年、半年及现阶段的工作目标，并根据工作目标确定工作内容。莱金根据工作的重要性将所有工作分为 A、B、C 3 个等级，A 类为最重要的工作，B 类是较为重要的工作，C 类为相对不重要的工作，是可以暂时搁置的工作。ABC 时间管理法有利于管理者抓住主要问题和主要矛盾，迅速识别和处理紧急且重要的事务，实现时间的高效利用，提高工作效率。ABC 时间管理的步骤：

（1）列出目标：每天开始工作前，对每天的工作列出清单。

（2）目标分类：对"日工作清单"进行分类，对固定工作按程序办理，如院周会。

（3）排列顺序：根据事件特征，按流程图确定 ABC 类别（图 3-2）。

（4）填写 ABC 时间管理表：将最重要、最迫切、后果影响大的工作归为 A 类,如制订护理工作规划、处理重大护理事件、参加医院中层干部会议、护士招聘面试等；将重要、一般迫切、后果影响不大的工作归为 B 类,如参加院周会、护理业务查房、教学查房等；将无关紧要、不迫切、后果影响小的工作归为 C 类,如护士操作考核、季度理论考试、专科业务培训、每月质量控制等(表 3-2)。

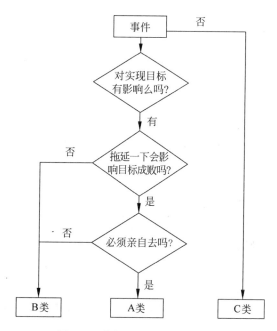

图 3-2 确定 ABC 类事情流程图

表 3-2 ABC 时间管理表

类别	占工作总量的百分比	工 作 特 点	时间分配比例
A	20%～30%	最重要、最迫切、后果影响大	60%～80%
B	30%～40%	重要、一般迫切、后果影响不大	20%～40%
C	40%～50%	无关紧要、不迫切、后果影响小	授权,不占用工作时间

（5）实施：首先全力投入 A 类事件,完成后转入 B 类事件；大胆减少 C 类工作,避免浪费过多的时间。

（6）总结：每日训练,不断总结,评价时间使用情况。

2. 授权 作为管理者必须明确,有很多事情不可能亲力亲为,而授权是实现时间更大价值的有效途径。护理管理者应该善于使用授权的方法,适当地将自己的一些任务派给下属,并给予相应的权利,授权不仅减轻了自身的工作负担,同时锻炼了下属的能力,为下属的成长提供了机会。护理管理者在决定授权时,应做好以下事情：首先应该明确授权对象是谁；其次要明确如何使授权对象有权力并积极地完成所授予的任务；最后应该使授权者与授权对象双方均了解和同意授权行为及附加条件,最终实现授权的最大效益。

3. 拒绝的艺术 管理者同每个人一样,具有同样多的时间,但是管理者需要处理的事务相对更多。为了保证重要工作取得较好的成效,管理者不得不取舍,即有所为,有所不为,换言之,要学会拒绝,拒绝承担非自己职责范围内的责任,以保证完成自己的工作职责。拒绝这种行为会产生一些负面结果,如拒绝他人请求会失去一些正面的评价,可是不懂拒绝,意味着琐事占用管理者大量的时间,减少了工作时间本来应该体现的价值,因此,拒绝具有一定的合理性,但拒绝也是一门艺术,管理者应该学会巧妙并果断地拒绝,其中一点值得特别注意,在拒绝别人后最好不要解释,因为这会让被拒绝者认为这是条件性拒绝,有可能给被拒绝者机会来反驳你,再次将你限于困境。此外,拒绝也要讲究时间、地点和场合,以免对他人造成伤害。

4. 养成良好的工作习惯　护理管理者往往面对的工作具有不确定性,工作内容也是错综复杂的,因此在工作中应该注意节约时间,提高工作效率,即养成良好的工作习惯。

（1）减少电话的干扰:电话商务是管理者的重要工作之一,护理管理者同样需要面对电话沟通,而电话沟通往往占据较多的时间,为了保证接打电话的质量,应该在打电话前明确目的,接电话时注意沟通要点,避免社交性电话,必要时进行记录,在电话旁备好纸和笔。

（2）控制谈话时间:护理管理者与他人谈话的地点可因谈话的内容而定,为了节约时间,谈话可在办公室外的走廊或过道进行,但是若谈话内容重要,应在办公室细谈。在谈话过程中,应根据内容控制时间,可采用一些方式来提示对方可以结束谈话,如看手表,解释手头正在处理紧急事件。鼓励预约谈话,提高时间的利用率。

（3）规划会议时间:尽量减少会议,缩短会议时间,不开无主题、无准备的会议,以提高会议的成效。

（4）重视档案管理:在工作中注意将档案资料进行分类管理,按照使用频率或重要性分类放置,抓住要领,合理阅读。

5. 保持健康的心理　管理者要学会情绪管理,避免因情绪影响工作效率和质量。在工作时段,要学会调整情绪,争取在最短的时间内从不良的情绪中解脱,以提高工作效率,实现时间的价值。

（三）评价时间管理的效果

时间管理的效果评价是时间管理过程的最后一步。效果评价是针对时间管理的实际情况,进行定量和定性等综合分析、系统评价,以评促改,最终实现工作效率逐步提高的过程。时间管理评价既是时间管理的重要内容,同时也是整个管理活动反馈的一部分。根据管理效能理论,针对不同的评价对象,时间管理评价可分为对无形劳动时间的管理评价和对有形劳动时间的管理评价。其中,无形劳动时间是指护理管理工作时间,有形劳动时间指护士参与护理临床实践的时间。

评价时间管理的效果时应注意:评价的是成果而不是过程;评价对象不同,评价的侧重点不同;严格按照"投入—产出"原则进行评价。

三、时间管理在护理管理中的应用

（一）重视评估时间,合理分配工作

护理管理者应具备时间成本效益观念和时效观念,对工作进行科学分类,按照先后顺序

及重要程度,确定每项工作的具体时间,并且严格遵守,即护理管理者应该具有定量控制有限时间的能力。例如,护理部要组织全院护士护理技术操作考核,事前应该了解每周、每日临床护士的工作高峰期,尽量将考核安排在工作负荷相对小的时段,且分批次进行考核,以减少护士排队等待的时间,减少时间的浪费。

(二)巧妙运用时间管理法,提高工作效率

护理管理者应该学会巧妙运用各种时间管理的方法,掌握节约时间以及灵活运用与分配时间的方法,提高时间的利用率,保证重要工作得以落实或处理,力求达到事半功倍的效果。例如,在科室管理方面,为了保证有时间处理科室的重要事务,护士长可以适当地采用授权的方式,将一部分常规运行的护理管理工作授权给科里的护理骨干,一方面减轻了护士长的压力,分担了管理压力,另一方面也锻炼和培养了护理骨干的管理能力,对于科室管理而言,有益无害。此外,在临床护理工作的管理中,护士长还可采用 ABC 时间管理法,虽然病房工作呈动态发展,但基本内容变化很小,将日常护理工作按照 ABC 目标分类,则较容易把工作做得有条不紊。

(三)严格制定目标完成时间,强调成果产出

护理管理者在设定工作目标的同时要明确完成目标的具体时间,以便于下级管理者合理安排时间,协调资源,及时落实各项工作,保证工作效率。

第四节　管 理 决 策

一、基本概念和原则

(一)管理决策的概念

1. 决策(decision making)　顾名思义即决定策略,是指通过分析、比较,在多种备选方案中选择最优方案的过程。决策是为了实现组织目标而对未来一段时间内组织活动的方向、内容及途径做出选择和调整的过程,是任何有目的的活动发生前必不可少的一步,不同层次的决策可产生不同的影响。

2. 管理决策(management decision)　指在领导过程中,管理者为了实现组织目标、提高管理效能而做出的各种决定或选择。

(二)管理决策的原则

科学决策是现代管理的核心,更是现代管理者的主要职责。管理决策贯穿于整个管理过程,是决定管理工作成败的关键。管理决策的功能是促进组织内部各部门、各环节高度协调,以达到资源的合理配置与利用。科学决策应注意把握以下几项原则:

1. 目标原则　管理活动中的任何决策均应围绕组织的总目标进行,各级护理管理者因所处的环境不同,做出的决策还应该符合实际情况。

2. 信息真实原则 当前医院管理工作的内涵日渐丰富，外延不断扩展，管理工作也日趋复杂，所以各级护理管理者在管理活动中应该重视信息工作。数据是数字化管理的具体形式，在信息真实有效的前提下，数据分析结果有助于决策的制定。

3. 可行性原则 护理管理者在进行决策前应该从实际出发，全面、客观地评估人力、物力、财力等资源，使决策能够落实，切忌片面地强调需要，单纯地考虑有利或不利因素。

4. 对比择优原则 科学、有效的决策必然是在对多种决策方案对比、分析的情况下产生的，因此，各级护理管理者在做出决策前应该提出几种决策方案，以便对比、分析。

二、管理决策的类型

1. 按照决策主体划分 管理决策分为组织决策和个人决策。组织决策是组织整体或组织的某个部分在研究环境的基础上为实现组织目标而对未来一段时间的活动做出的决策，而个人决策即管理者个人评估后做出的决策。两种决策类型具有较明显的特点，组织决策一般针对组织内较重大的问题，而当组织内部某个部分出现问题时，则需要分管的管理者结合当时的环境果断做出决策。

2. 按照决策问题的条件划分 管理决策分为确定型决策、风险型决策和不确定型决策。确定型决策是指决策过程中，提出各备选方案均只有一种结果，比较其结果优劣即可做出最优选择的决策。风险型决策是指在决策过程中提出的各备选方案会出现几种可以预测的不同的结果，并且其发生的概率也可测算。不确定型决策是指在决策过程中提出的各备选方案会出现几种不同的可以预测的结果，但每一结果发生的概率无法知道。

3. 按照决策的影响范围和重要程度划分 管理决策分为战略决策和战术决策。战略决策是关系到组织发展的全局性、长远性、方向性的重大决策，由组织最高层领导做出，它具有影响时间长、涉及范围广、作用程度深刻的特点。战略决策正确与否，直接影响组织发展前景。战术决策是为保证战略决策的实现而做出的局部性、基层性的决策。战略决策相对战术决策更加宏观和系统，而战术决策相对战略决策则更加具体和易测量。

三、管理决策的过程

管理决策基本步骤可概括为以下 6 步，但管理者在决策中并非必须严格按照此流程进行，且各步骤间无严格的顺序要求，可随着客观环境的变化而变化。

（一）全面调研，明确问题

决策的目的在于解决问题，因此，首先要确定问题的症结，明确问题的性质及产生原因，进而通过衡量组织目标做出针对性的决策。

（二）系统分析，确定目标

组织目标代表着一个组织的方向和未来，它是管理者和组织中一切成员的行动指南，是组织决策、效率评价、协调和考核的基本依据。明确组织目标是决策活动的起点，没有明确目标的决策活动不利于组织目标的实现。在目标确定前，应进行系统的分析，明确目标的具体含义和实现目标的人员与资源，保证目标的有效性和可行性。

（三）梳理信息，预测分析

决策前应对组织发展趋势具有一定的预测，以利于做出正确的决策活动。而对现有信息的梳理是预测未来组织活动、做出正确决策的重要手段。信息的梳理包括信息的采集、分析和归纳等，这是一个去粗取精和系统整合的过程。

（四）拟订方案，采取对策

方案的拟订是实现决策的基础，而方案的数量和质量决定决策的质量。在制订方案的过程中需要管理者提取专业知识储备，分析客观环境，并发挥创新能力。科学的管理理论和专业的视野有助于考量方案的可行性，并预测该方案的实施效果和组织效益。

（五）比较方案，选定方案

结合组织目标，并根据科学的标准以及从事专业工作积累的经验，对可供选择的方案进行比较，着重比较方案实施的可行性，即现有的资源是否能够满足该方案的实施，尚缺少的条件是否能在后期得到补充，综合评估可能遇到的问题或承担的风险等。在比较各方案的优势与不足后，进行决策中最后也是最重要的一步，选出兼顾全局性、适宜性和经济性的最优方案。

（六）落实决策，及时评价

落实方案是决策的目的，在实施方案过程中，应对方案进行跟踪和监测，保证及时的评价和反馈。方案落实中坚持具体问题具体分析的原则，对方案进行及时的调整和修改，保证决策的顺利进行，最终达成组织目标。在整个决策完成后，针对决策结果进行总体评价，总结经验，反思教训，形成借鉴信息。

四、管理决策在护理管理中的应用

管理决策往往决定组织目标能否实现，因此具备良好的决策能力对管理者而言至关重要。护理管理者管理决策能力的养成不仅需要掌握科学决策的程序、方法，而且需要积累对护理工作实际的深刻认识。重大管理决策的形成需要依靠群体的集体智慧，一般采取群体决策法。群体决策因组成成员具有不同的知识和工作背景，产生的决策结果包含更全面的信息，不仅能够增加观点的多样性，同时可增加民主性，可有效提高决策的可接受性。在护理管理中，可以采取以下几种群体决策的方法。

（一）群体互动法

群体互动法是指通过召开会议的形式，让成员面对面地相互启发，从而获得决策意见和观点的方法。这种方法形式简单、方便、快捷，因此，在日常管理中应用最为广泛。例如，通过护士长例会，护理部管理者能够收集各护士长对重要护理工作的建议和需求，有助于护理管理决策的形成。

（二）头脑风暴法

在群体决策中，往往存在群体成员心理相互作用的现象，意见易趋向权威人士或大多数人，导致"从众思维"的出现，这种思维不利于发挥群体的批判精神和创造力。在探索如何保证群体决策的创造性，提高决策质量的过程中，头脑风暴法应运而生。采用头脑风暴法形成护理管理决策时，首先阐明要解决的问题，营造融洽轻松的会议气氛，对其他护理管理者的言论不发表意见，以免影响会议的自由气氛，进而提出尽可能多的护理方案以供选择。例如，对于护士的奖励机制的决策，可采取头脑风暴法，发挥群体的优势，因为这种问题相对轻松，不会给人产生压力，不涉及太激烈的意见冲突。

（三）德尔菲法

该方法本质上是一种反馈匿名函询法，采用背对背的通信方式征询专家小组成员的预测意见，经过几轮征询，使专家小组的预测意见趋于集中。具体做法：①将待解决的问题以问卷的形式发放给各护理管理者；②各护理管理者给出各自的意见；③管理部门管理者将各成员意见汇总；④将汇总结果再次以问卷的形式发放给各护理管理者；⑤各护理管理者针对汇总意见再次给出意见。如此反复多次，直至各护理管理者的意见趋于一致。例如，护理管理者要研究护士长的胜任力，考虑如何界定护士长应具备的能力时，就可以采用德尔菲法，通过几轮专家函询，获得科学、合理的护士长胜任力模型。

互动群体法有助于增强群体内部的凝聚力，头脑风暴法可以使群体的压力降到最低，德尔菲法能使人际冲突趋于最小，但也具有耗时长的弊端。

（马秀梅）

第四章

组　　织

组织是管理的基本职能之一，是进行人员配备、领导和控制的重要前提。组织管理是运用现代管理科学的组织理论，研究组织系统的结构和人的管理，通过建立组织结构，规定职务或职位，明确权责关系，以使组织中的成员互相协作配合、共同劳动，有效实现组织目标的过程，它对人力、物力、财力、信息和时间进行有效组合，是完成各项管理活动的基础。

第一节　概　　述

一、组织的概念、要素与作用

（一）组织概念及其内涵

组织（organization）是在一定的环境中，为实现某种共同的目标，按照一定的结构形式、活动规律结合起来的具有特定功能的开放系统，它是一种权、责、利结构安排和人事安排，其目的是通过有效地配置内部的有限资源，确保以最高的效率实现目标。组织是人类社会生活中最常见、最普遍的社会现象。人与社会的联系需要一种沟通机制，承担这种沟通任务的中介物就是组织。它是按照一定的宗旨和目标建立起来的集体，如工厂、机关、学校、医院、各级政府部门、各个层次的经济实体、各个党派和政治团体等，这些都是组织，它是构成整个社会经济系统的基本单位。

理解组织的概念，需要注意以下 4 层含义：①组织是一个人为的系统。组织是两个或两个以上人的集合，它不仅仅是一种机构形式，还可以是一种活动的过程，即安排分散的人或事物并使之具有一定的系统性或整体性。②组织有共同的目标。作为一种机构形式，组织是一个集体,在这个集体里,人们为实现某一共同的目标而协同工作。目标是组织存在的前提和基础,没有目标就不是组织,而仅是一个人群。有了共同的目标,才能统一指挥、统一意志、统一行动。这种目标应该既是宏观要求,又能被各个成员所接受。③组织有不同层次的分工与协作。分工与协作是由组织目标确定的。作为一种活动过程,组织为达到某一目标而协调人群的活动,即把组织成员中愿意合作、愿意为共同目标做出贡献的意志进行统一,统一的过程离不开分工与协作。④组织有相应的权力与责任。为了实现共同目标,就必须建立组织机构,并对机构中全体人员指定职位、明确权力与责任,权责结构层次清晰,任务有明确的承担者,并且权力和责任是对等的,有多大的权力就有多大的责任。因而组织是职、责、权、利四位一体的机构,即既有职位又有权力,既有责任又有利益。

在管理学中,组织的内涵还可以从静态和动态两个方面来理解:从静态方面看,组织的内涵是指组织结构,即反映人、职位、任务以及它们之间的特定关系的网络。这一网络可以把分工的范围、程度、相互之间的协调配合关系、各自的任务和职责等用部门和层次的方式确定下来,成为组织的框架体系;而从动态方面看,组织的内涵指对组织的管理,通过组织机构的建立与变革,将生产经营活动的各个要素、各个环节,从时间上和空间上科学地组织起来,形成一个动态的协调过程,既要协调组织内部人与人的关系,又要协调组织内部人与物的关系。使每个成员都能接受领导、协调行动,从而产生新的大于个人和小集体功能简单加总的整体功能。

（二）组织要素

组织要素(organization factor)是组成组织系统的各个部分或成分,是组织的最基本单位。组织要素决定了组织的结构、功能、属性和特点。组织的基本要素包括组织成员、组织目标、组织活动、组织资源和组织环境。

1. 组织成员 系统组织理论创始人、现代管理理论之父切斯特·巴纳德指出,当两个或更多的人为一个共同的目的而协作时,组织就形成了。组织成员是构成组织要素的最主要因素,代表了组织的人力资源系统,是其他资源不可替代的,因此,合理的人力资源结构及组成是组织生存发展的基本条件和保证。同时,组织成员应充分认识到自己所从事的工作对完成组织目标的重要性,通过分工与合作,使组织取得更好的社会及经济效益。

2. 组织目标 目标是组织自我设计和自我维持的依据,是得到了组织所有成员认同的共同愿望,也是组织成员进行活动的行为指南和工作努力的方向。目标是使组织统一起来的因素,没有了组织目标,组织就不可能建立,也就失去了存在的必要。组织在确定组织目标这一要素时,应充分认识到,它既要反映组织的共同目标,又要反映组织中个人的目标。

3. 组织活动 开展正常的组织活动是实现组织目标的有效途径。组织活动的过程是制定组织目标、组织原则、具体方法,并执行组织所规定的各部门及组织成员的工作职责的过程。在此过程中,通过组织命令的下达、检查及反馈,协调各部门、各成员之间的关系,保证组织的有序运转,最终实现组织的目标。

4. 组织资源 组织资源包括了人力、财力、物力、技术、时间、信息和关系资源等。

（1）人力:人的资源是组织最大的资源,是组织创造力的源泉。

（2）财力:主要是指资金。组织在其存在和发展过程中需要大量的资金。有了资金,组织的各项工作才能运转起来。

（3）物力：物资管理对目标的实现非常重要，仅有资金是不够的，货币是一种抽象的资源，只有转化成物资，才能满足组织发展的特定需要。

（4）技术：技术资源是组织实现目标、满足社会需要的根本保证。一个组织必须有基本的技术队伍并与时俱进才能保证其生存和发展。

（5）时间：时间是生命的尺度，具有不可重复性、不可再生性，而且是不可替代的。科学管理起源于工业革命后期企业家对效率的追求，而效率就是对时间的节约，同样的时间做更多的事、出更多的成果，充分利用时间资源，高效率地开展组织活动才能有效地实现组织的目标。

（6）信息：现代社会信息传输、交换、存储的手段已经非常发达，信息量激增，它给管理带来了许多好处，同时也提出了挑战。在海量的信息中，运用好有价值的信息资源对组织来说是非常关键的，组织必须不断地获取信息、处理信息，并根据环境变化调整自己的业务范围，这样才能在市场竞争中生存与发展。

（7）关系：关系资源是组织与其他各方如政府、银行、企业、学校、团体、名人、群体等合作及亲善的程度与广度。处理好关系资源，可以拓宽组织的发展视野。

5. 组织环境　组织环境分为外部环境和内部环境两个方面。

（1）外部环境：是指影响组织运行和组织绩效的外部因素或力量。任何组织都处于一定的外部环境中，并与外部环境发生物质、能量或信息等各种交换关系。组织的外部环境又分为宏观、中观和微观三种类型。组织的宏观外部环境有政治环境、经济环境、社会环境和文化环境等；中观环境是指组织涉入的行业状态、所处地域的条件及相关业务关系等外在要素的集合，主要包括行业环境、地域环境、业务环境等；微观环境是指组织的利益相关者所构成的环境，如地方政府、顾客、供应商、竞争者等。

（2）内部环境：是指组织内部的成员或群体之间的关系模式所构成的环境，如结构环境、制度环境、文化环境等。组织的内部环境须和外部环境发展相一致。外部环境的发展具有很大的不确定性，组织须根据外部环境的变化调整内部环境，这样才能使组织的内、外要素相协调。

（三）组织的作用

组织的实质在于它是进行协作的人的集合体。管理的组织职能主要是设计、形成、保持一种良好的、和谐的集体氛围，使人们能够互相配合，协调行动，以获得优化的群体效应。管理组织的目的是使组织成员为实现共同目标而有效地开展工作。因此，组织的作用是将组织成员组合到一个分工协作的管理系统中，把现有的人、财、物等要素进行有机整合，以实现人员、工作、资源条件和外部环境的优化组合，实现组织机构的高效运行，最终达到组织的既定目标。

二、组织的分类

（一）分类标准

1. 根据组织自身的目的分类　组织可分为三大类：营利性组织、非营利性组织和公共组织。营利性组织是指以获利为主要目标的组织。非营利组织是公共组织之外的一切不以营利为目标的组织。公共组织即负责处理国家公共事务的组织,包括政府部门、军队、司法机关等。

2. 根据组织的形态分类　组织可分为实体组织和虚拟组织。实体组织是为了实现某一共同目标,由分工与合作及不同层次的权力和责任制度而构成的人群集合系统,是传统意义上的组织类型。虚拟组织是一种区别于传统组织的以信息技术为支撑的人机一体化组织,其特征以现代通信技术、信息存储技术、机器智能产品为依托,实现传统组织结构、职能及目标。在形式上,虚拟组织没有固定的地理空间,也没有时间限制,组织成员通过高度自律和高度一致的价值取向共同实现团队目标。

3. 根据组织内在结构分类　组织可分为正式组织和非正式组织。本书主要介绍按这种分类标准分类的组织。

随着管理实践和社会的发展,又出现了学习型组织。学习型组织是指能熟练地创造、获取和传递知识,同时也善于修正自身的行为,以适应新的知识和见解的组织。对学习型组织而言,其方法是发现、纠错、成长,核心是在组织内部建立组织思维能力。学习型组织精神即学习、思考和创新,关键特征是进行系统思考,组织学习的基础是团队学习。

（二）正式组织

1. 概念　正式组织(formal organization)指人们按照一定的规则,为完成某一共同的目标,正式组织起来的人群集合体。我们一般谈到的组织都是指正式组织。维系正式组织的主要原则是理性原则。在正式组织中,其成员之间保持着形式上的协作关系,以完成组织目标为行动的出发点和归宿点。

2. 特点　正式组织一般具有以下几个特点:①目标具体性:组织目标是具体的,可通过组织管理过程实现;②正统性、合法性和稳定性:正式组织建立职权结构,权力由组织赋予,具有强制性服从的特点,下级必须服从上级,所以正式组织具有正统性、合法性和稳定性等特点;③等级结构特点:正式组织的结构一般具有层级式的等级特点;④信息渠道正规:正式组织的信息沟通渠道是由组织规章制度明确规定的;⑤讲究效率:以最有效的解决方法实现目标;⑥分工协作:正式组织分工专业化,但强调成员工作之间的协作配合;⑦集体性:正式组织不强调工作人员工作的独特性,组织成员的工作及职位可以相互替换。

3. 基本要素　巴纳德认为正式组织有三个基本要素,即协作意愿、共同目标和信息沟通。这三个要素是正式组织产生的充分和必要条件。

(1) 协作意愿:任何一个组织都是由许多具有社会心理需求的个人组成的,如果组织中的个人都不愿意相互协作,那么组织的目标就无法完成。协作意愿意味着组织成员个体的自我克制,对自己个人行动控制权的放弃。例如,作为一名护士,就必须按时上班,严格遵守护理操作规程和各项规章制度,使个人行为变得非个人化。其结果是使组织进一步地凝聚、结合。为使不同的个体产生相同的协作意愿,对于不同的人,组织要给予不同的激励。

(2) 共同目标:可以说协作的意愿如果没有共同的目标是发展不起来的。组织目标是整个组织存在的灵魂,也是组织努力的方向。必须使组织成员了解组织要求他们做什么,做成功以后他们会得到什么样的回报,从而诱导出协作的意愿。同时,组织必须使其成员看到该共同目标对整个组织的意义,而且应使他们认识到,通过组织目标的实现,有助于实现他们的个人目标,并使他们获得相应的满足。

但是也应该认识到,组织的共同目标不是一成不变的,它应当随着组织规模的变化、人员的变化、外界环境的变化和发展而随时调整。

(3)信息沟通:信息沟通作为第三要素,它使前两个要素动态地结合。个人协作意愿和组织共同目标只有通过信息沟通才能联系和统一起来,内部信息交流是实现组织目标的基础。信息交流的渠道必须尽可能的直接和便捷。

合理、健康的正式组织无疑为组织活动的效率提供了基本的保证。如医院内的护理组织是有共同的护理目标、正式设计的、有各层次职位结构的正式组织。但是,不论组织设计的理论如何完善,设计人员如何努力,人们都无法规范组织成员在活动中的所有联系,都无法将所有这些联系都纳入正式的组织结构系统。一般在社会经济单位中,都存在着一种非正式组织。

(三)非正式组织

1. 概念 非正式组织(informal organization)是指人们在共同工作或活动中,由于具有共同的兴趣和爱好,以共同利益和需求为基础而自发形成的群体,即非正式组织是由正式组织的成员相互联系而自发形成的个人和社会关系网络。

2. 特点 非正式组织一般具有以下几个特点:①由成员间共同的思想和兴趣互相吸引而自发形成,不一定有明确的规章制度;②有较强的内聚力和行为一致性,成员间自觉地相互帮助;③有一定行为规范来控制成员活动,有不成文的奖惩办法;④组织的领袖不一定具有较高的地位和权力,但一定具有较强的实际影响力。

3. 形成

(1)形成过程:非正式组织是伴随着正式组织的运转而形成的。在正式组织展开活动的过程中,组织成员必然发生业务上的联系。这种工作上的接触会促进成员之间的相互认识和了解。他们渐渐发现在其他同事身上也存在一些自己所具有、欣赏和喜爱的东西,从而相互吸引和接受,并开始工作以外的联系。频繁的非正式联系又促进了他们之间的相互了解,久而久之,一些正式组织成员之间的私人联系从相互接受、了解逐步上升为友谊,一些无形的与正式组织有联系但又独立于正式组织之外的小群体便慢慢地形成了(图 4-1)。

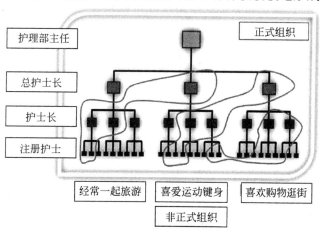

图 4-1 正式组织和非正式组织

这些小群体形成以后，其成员由于工作性质相近、社会地位相当、对一些具体问题的认识基本一致、观点基本相同，或者在性格、业余爱好以及感情相投的基础上，产生了一些被大家所接受并遵守的行为规则，从而使原来松散、随机性的群体渐渐发展成固定的非正式组织。因而，非正式组织是基于人们之间彼此"合得来"而产生的，是基于大家共同的利益、爱好、相近的社会背景或地域联系而产生的，因而其成员拥有共同的看法、习惯和准则等。非正式组织的形成过程如图 4-2 所示。

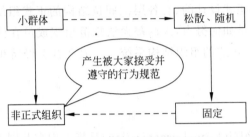

图 4-2　非正式组织的形成过程

（2）形成原因：非正式组织产生的主要原因有三条：①正式组织在管理上存在一定的缺陷。如正式组织在权力安排、信息传递、社会交往、成就感和安全感等方面的不完整性，科室内部管理的不公平、有争议等，可能导致一些护理人员感到自身利益受到侵犯，此时，弱势的护理人员因为认知相同而相互倾诉，进而获得相互认同和相互支持，从而形成非正式组织或被已形成的非正式组织接纳并得到保护。②组织成员的多层次需要。在正式组织中，人们的心理需要、情感需要往往难以得到满足，因而组织成员要加入非正式组织以获得心理和情感需要的满足。如同乡、同一护理院校毕业的同学、因为工作中配合较密切而私交较好的护士之间比较容易形成非正式组织。③组织成员的共同点。对事物的共同看法或共同的兴趣、爱好使得员工之间相互吸引、相互理解，从而自发形成非正式组织。如上面提到的喜爱旅游、喜欢健身运动或喜欢购物逛街的护士形成的小群体。④以个人崇拜为基础而形成非正式组织，如某个护士的业务技术水平特别高，在小群体中具有一定的威信，其他护士围绕她易形成小群体。

（3）存在条件：正式组织和非正式组织形成过程和目的不同，决定它们的存在条件也不一样。

1）正式组织：正式组织的活动以成本和效率为主要标准，为了提高组织活动效率和降低成本，要求组织成员进行形式上的合作，并通过对他们在活动过程中的表现予以正式的物质与精神的奖励或惩罚来引导他们的行为。因此，维系正式组织的主要原则是理性的原则。

2）非正式组织：非正式组织则主要以感情和融洽的关系为标准，它要求其成员遵守共同的不成文的行为规范。不论这些行为规范是如何形成的，非正式组织都有能力迫使其成员自觉或不自觉地遵守。对于那些自觉遵守和维护规范的成员，非正式组织会予以赞许、欢迎和鼓励，而那些不愿就范或犯规的成员，非正式组织则会通过嘲笑、讥讽、孤立等手段予以惩罚。因此，维系非正式组织的，主要是接受与欢迎或孤立与排斥等情感上的因素。

4. 影响　正式组织与非正式组织的成员是交叉混合的，人们的感性和理性也是交叉混合的，因此，非正式组织的存在必然要对正式组织的活动及其效率产生影响。非正式组织的存在及其活动既可对正式组织目标的实现起到积极促进的作用，也可能会产生消极的阻碍作用。

正式组织的目标与非正式组织的目标呈一定的角度关系(图4-3)。当两维目标变量成0度即完全一致时(如图4-3所示的"非正式组织目标1"),非正式组织对正式组织目标的实现产生最大的促进作用;当两维目标变量成＞0度、＜90度即基本一致时(如图4-3所示的"非正式组织目标2"),非正式组织对正式组织目标的实现产生不同程度的促进作用;当两维目标变量成等于90度时(如图4-3所示的"非正式组织目标3"),非正式组织对正式组织目标的实现既不产生积极促进作用,也不产生消极阻碍作用;当两维目标变量成＞90度、＜180度即基本不一致时(如图4-3所示的"非正式组织目标4"),非正式组织对正式组织目标的实现产生不同程度的消极作用;当两维目标变量成等于180度即完全不一致时(如图4-3所示的"非正式组织目标5"),非正式组织对正式组织目标的实现产生最大的阻碍作用。可见非正式组织对正式组织目标的实现可能有积极作用,也可能有消极作用。

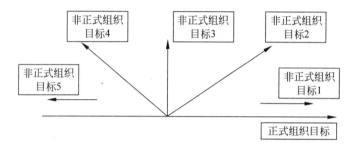

图4-3 正式组织和非正式组织目标间的关系

(1)积极作用

1)满足员工的需要:非正式组织是自愿性质的,其成员也可能是无意识地加入进来的。他们之所以愿意成为非正式组织的成员,是因为这类组织可能给他们带来某些需要的满足。如工作中或业余时间的频繁接触以及在此基础上产生的友谊,可以帮助他们消除孤独的感觉;由于有共同的认知或兴趣,他们谈论一些共同关心的问题,有时甚至发生争论,这可以满足他们"自我表现"的需要;从属于某个非正式群体,可以满足他们"归属、安全"的需要等。组织成员的许多心理需要是在非正式组织中得到满足的。而这类需要能否得到满足,很大程度上决定着人们工作中的情绪,从而对工作的效率产生非常重要的影响。

2)产生和加强合作的精神:人们在非正式组织中的频繁接触会使相互之间的关系更加和谐、融洽,从而易于产生和加强合作精神。这种非正式的协作关系和精神如能带到正式组织中来,则无疑有利于促进正式组织的活动协调的开展。

3)产生培训作用:非正式组织虽然主要是发展一种业余的、非工作性的关系,但是它们对某成员在正式组织中的工作情况往往也是非常重视的。如对那些工作困难者或技术不熟练者,非正式组织中的伙伴往往会自觉地给予指导和帮助。同伴的这种自觉、善意的指导和帮助,可以促进他们技术水平的提高,从而可以帮助正式组织起到一定的培训作用。

4)规范成员的行为以维护组织秩序:非正式组织也是在某种社会环境中存在的,就像环境会影响个人的行为一样,社会的认可或拒绝也会左右非正式组织的行为。非正式组织为了群体的利益,为了在正式组织中树立良好的形象,往往会自觉或自发地帮助正式组织维护正常的活动秩序。虽然有时候也会出现非正式组织的成员犯了错误相互掩饰的情况,但为了不使整个群体在公众中留下不受欢迎的印象,非正式组织对那些严重违反正式组织纪律的成员,通常会根据自己的规范、利用自己特殊的形式予以惩罚。

（2）消极作用

1）目标冲突:非正式组织的目标如果与正式组织的目标冲突,则可能对正式组织产生极为不利的影响。比如,正式组织力图利用成员之间的竞赛达到调动积极性、提高产量、效益的目标,而非正式组织则可能认为竞赛会导致竞争,造成非正式组织成员的不和,就可能会抵制竞赛,设法阻碍和破坏竞赛的展开,其结果必然会影响组织竞赛的氛围。

2）束缚个人发展:非正式组织对成员有一致性的要求,这对成员来讲是一种压力,这种压力往往会束缚成员的个人发展。有些人虽然有过人的才华和能力,但非正式组织一致性的要求可能不允许他冒尖,从而使个人才智不能得到充分发挥,对组织的贡献不能增加,会影响整个组织工作效率的提高。

3）影响组织变革:非正式组织的压力还会影响正式组织的变革,发展组织的惰性。非正式组织中的部分成员可能害怕变革会改变非正式组织赖以生存的正式组织的结构,从而威胁到非正式组织的存在,因而会阻碍变革的发生和发展。

5. 管理者对非正式组织的态度与策略　不管我们承认与否、允许与否、愿意与否,非正式组织的影响总是客观存在的。特别是在护理组织中,由于护理人员以女性为主,感情的影响有时候甚至会强于理性的作用,所以非正式组织的存在必然要对正式组织的活动及其效率产生影响。因此,护理管理者应该以认真、积极的态度关注和管理非正式组织的活动,积极利用非正式组织的贡献,使之与正式组织的目标协调一致,努力消除它的不利影响。具体方法与策略主要如下所述:

（1）正视非正式组织的存在:作为医院所任命的护理管理者,首先要认识到非正式组织存在的客观必然性和必要性,接受并理解非正式组织。只要有正式组织存在,就会有非正式组织的产生,这是因为护理垂直管理体系下的正式组织无法也不可能满足不同护士的所有需求,这就为非正式组织的产生和存在提供了条件。因此,对非正式组织,护理管理者应允许甚至鼓励其存在,为非正式组织的形成提供条件,并努力使之与正式组织吻合。比如,正式组织在进行人员配备工作时,可以考虑把性格相投、有共同语言和兴趣的人安排在同一部门或相邻的工作岗位上,使他们有频繁接触的机会,这样就容易使两种组织的成员基本吻合。又如,在正式组织开始运转以后,注意开展一些必要的联欢、茶话、旅游等旨在促进组织成员间感情交流的联谊活动,为他们提供业余活动的场所,在客观上为非正式组织的形成创造条件。

促进非正式组织的形成,有利于正式组织效率的提高。人通常都有社交的需要,如果一个人在工作中或工作之后与别人没有接触的机会,则可能内心烦闷,感觉压抑,对工作不满,从而影响效率。相反,如果能有机会经常与别人聊聊对某些事情的看法,说说自己生活或工作中的困难,甚至发发牢骚,那么就容易卸掉精神上的包袱,以轻松、愉快、舒畅的心情投身到工作中去。

（2）辨明非正式组织的不同性质并区别对待:护理管理者针对不同性质的非正式群体要采取不同的工作方法。对与组织目标完全一致或基本一致的非正式组织,采取扶持、保护的方法,还可以把一些正式组织一时无力顾及的问题交给他们去处理,这样既可以满足这些非正式组织成员个性发展的需要,又有助于正式组织开展工作。而对于产生消极作用的小团体,则要采用情感或制度的手段分割、瓦解其存在,消除其对组织目标实现的阻碍作用。

(3) 把握核心人物:如前所述,非正式组织中一般都会存在一个具有较强的实际影响力的"领袖",即非正式组织中的"核心人物",也是其小团体中的关键人物,如在工作中护理技术最好、在生活中最讲义气等。核心人物集中体现了非正式组织成员的共同价值和共同兴趣,往往凭借出色的技术专长和个人爱好在非正式组织中享有很高的威望。护理管理者应加强与其核心人物的沟通与交流,了解非正式组织的动向,使其为科室工作出谋划策。

(4) 用组织文化引导非正式组织的行为:非正式组织和正式组织之间的冲突本质上是两种文化之间的冲突。因此,要使两种组织真正协调一致,护理管理者就要通过建立和宣传正确的组织文化,帮助成员树立正确的价值观,从而产生符合正式组织要求的非正式组织的行为和价值取向,使成员的个人目标与组织的目标协调一致,从而引导他们自觉地为组织目标的实现积极工作并做出贡献。

三、组织工作

(一)含义

组织工作(organization work)作为一项重要的管理职能,其含义可以这样表述:管理者通过设计和维持组织内部的结构和相互之间的关系,使人们为实现组织的目标而有效地协调工作的过程。组织工作含义强调两个要点:一是组织的内部结构,即部门结构;二是组织成员的相互关系,主要指组织成员的权责关系。一定的组织结构和一定的组织权责关系相结合,就构成了一定的组织模式。组织工作是通过确定相应的组织结构和权责关系,使组织中的各部门和各成员协调一致地工作,从而保证组织目标和战略的实现。组织工作的目的就是通过建立一个适于组织成员相互作用、发挥各自才能的良好环境,从而消除由于工作或职责方面所引起的各种冲突,使组织成员都能在各自的岗位上为组织目标的实现做出应有的贡献。

(二)程序与内容

1. 程序　组织工作是一个过程,是为成功地实现组织目标而采取行动的一个连续的过程。组织工作遵循一定的程序,这一程序包括以下一系列逻辑步骤:

(1) 确定组织目标。

(2) 对目标进行分解,拟定派生目标。

(3) 明确实现目标所必需的各项业务工作或活动,并加以分类。

(4) 根据可利用的人力、物力以及利用它们的最佳方法来划分各类业务活动。

(5) 授予执行有关各项业务工作或活动的各类人员权力和职责。

(6) 通过职权关系和信息系统,把各层次、各部门联结成一个有机的整体。

2. 内容　从组织工作的含义看,设计、建立并保持一种科学的、合理的组织结构,规定组织成员的责、权、利和各成员之间的关系,并调动组织中每个成员的工作积极性,基本上就是主管人员的组织工作职能的内容。具体地说,组织工作职能的内容包括以下 4

个方面：

(1) 根据组织目标,设计和建立一套组织机构和职位系统。

(2) 确定关系,从而把组织上下、左右联系起来。

(3) 与管理的其他组织相结合,以保证所设计和建立的组织结构有效运转。

(4) 根据组织内外部要素的变化,适时地调整组织结构。

四、组织结构

(一) 概念

组织结构(organizational structure)是由任务、工作和责任、关系,以及连接组织各部门的沟通渠道所构成的系统模式。它是表明组织各部分排列顺序、空间位置、聚散状态、联系方式以及各要素之间相互关系的一种模式,是整个管理系统的"框架"。

组织结构是全体成员为实现组织目标,在管理工作中进行分工协作,在职务范围、责任、权利方面所形成的结构体系。组织结构一般分为以下四个方面:①职能结构:是指实现组织目标所需的各项业务工作及其比例和关系;②层次结构:是指管理层次的构成及管理者所管理的人数(纵向结构);③部门结构:是指各管理部门的构成(横向结构);④职权结构:是指各层次、各部门在权力和责任方面的分工及相互关系。

(二) 基本类型

1. 直线型结构 直线型结构(pure line structure)是一种最早也是最简单的组织形式,它用纵向的权力线表示。从最高领导逐渐延伸到基层一线管理者,自上而下构成一直线结构(图 4-4)。它的特点是组织各级行政单位从上到下实行垂直领导,下属部门只接受一个上级的指令,组织的各层次管理者负责行使该层次的全部管理工作,并对所属单位的一切问题负责。组织内部不另设职能机构(可设职能人员协助管理者工作),一切管理职能基本上都由管理者自己执行。

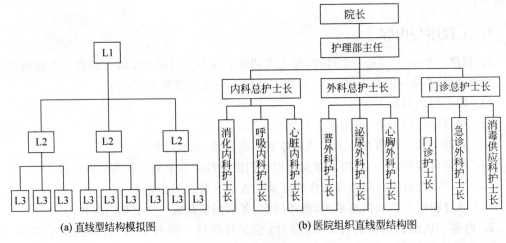

(a) 直线型结构模拟图　　　(b) 医院组织直线型结构图

图 4-4　直线型组织结构

直线型组织结构的优点是结构比较简单,责任分明,命令统一,但其缺点也比较明显,它要求各层级管理者通晓多种知识和技能,亲自处理各种业务。在业务比较复杂、组织规模比较大的情况下,把所有管理职能都集中到最高领导人一人身上,显然是难以胜任的。因此,直线型结构只适用于规模较小的组织,不适用于较大规模、复杂的组织。另外,直线型结构权力高度集中于最高领导人,有造成掌权者主观专断、滥用权力的倾向。

2. 职能型结构 职能型组织结构(functional structure)是为分管某项业务的职能部门或岗位而设立且赋予相应职权的组织结构。在各级护理单元,如内科、外科等,除设立内、外科总护士长外,还相应地设立一些职能机构(图 4-5)。即在护理部主任下面设立职能机构和人员,如临床护理副主任、护理行政副主任、护理教学副主任、护理科研副主任等,协助护理部主任从事相应范围的职能管理工作。这种结构要求护理管理者把相应的管理职责和权力交给相关的职能机构,各职能机构有权在自己业务范围内向下级单位分派相关任务或命令。因此,总护士长除了接受护理部主任的指挥外,还必须接受各职能机构副主任的领导。

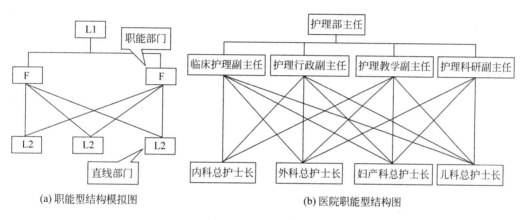

(a) 职能型结构模拟图   (b) 医院职能型结构图

图 4-5 职能型组织结构

在职能型组织结构中,各级管理机构和人员实行高度的专业化分工,各自履行一定的管理职能,每一个职能部门所开展的业务活动都将为整个组织服务。它能适应现代化医院业务比较复杂、管理工作比较精细的要求;能充分发挥职能机构的专业管理作用,减轻直线领导人员的工作负担。但在职能型组织里开展各项业务工作,也存在非常突出的问题,主要表现在以下几个方面:

(1) 多头领导,没有一个直接对业务负责的强有力的权力中心或个人,它妨碍了必要的集中领导和统一指挥。从图 4-5 示意的组织结构图来看,一个涉及临床护理、护理行政、护理教学和护理科研的业务项目确立后,护理部助理员受主任的委派来做项目计划,然后把工作分派到各个职能部门。项目执行过程中由助理员来做一些协调性工作,但并不对项目整体负责。每个职能部门的负责人都可能对项目负有一定的责任,从而形成多头领导,而同时护理部主任显然也不会对具体项目负责。这种情况下,没有人能说清楚谁是具体负责人。说不清楚,实际上就是没有人对项目负责。

(2) 各职能部门之间横向联系不够,缺乏目标导向。各职能部门(如行政组、教学组、科研组等)都很重视本部门的专业技术(业务),但各职能部门管理者对项目目标实现重视不够,他们常常倾向于选择对自己部门最有利而不是对项目最有利的决策,因此所做计划常常是职能导向的结果而很少考虑正在进行的项目。

(3) 协调较困难。对于需要跨部门协作的项目,组织协调工作很重要。但由于职能部门之间横向联系较少,特别是在涉及复杂的技术项目时,这种协调将变得十分困难。职能型组织中虽然也有人做协调工作,如护理部助理员,但作用有限。

(4) 在上级护理领导和职能机构的指导和命令发生矛盾时,下级护理管理人员可能会无所适从,容易造成纪律松弛、组织管理秩序混乱等现象,影响工作的正常进行。因职能型结构存在缺陷,在实际工作中,纯粹的此类结构应用较少。

3. 直线—职能参谋型结构 直线—职能参谋型结构(line and staff structure)是一种下级成员除接受一位直接上级的领导外,又可以接受职能参谋人员指导的组织结构(图 4-6)。它是在直线制和职能制的基础上,取长补短,吸取这两种形式的优点而建立起来的,不仅可以坚持直线指挥,同时也能充分发挥职能部门的作用。目前,绝大多数组织都采用这种结构形式。直线—职能参谋型结构把组织管理机构和人员分为两类:一类是直线领导机构和人员,按命令和统一原则对各级组织行使指挥权;另一类是职能机构和人员,按专业化原则从事组织的各项职能管理工作。直线领导机构和人员在自己的职责范围内有一定的决定权和对所属下级的指挥权,并对自己部门的工作负全部责任,而职能机构和人员,则是直线指挥人员的参谋,不能对直接部门发号施令,只能进行业务指导。在职能部门与下属直线部门产生矛盾时,由上层直线领导协调解决。

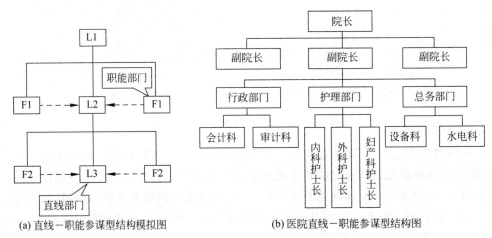

(a) 直线—职能参谋型结构模拟图　　　　(b) 医院直线—职能参谋型结构图

图 4-6　直线—职能参谋型结构

直线—职能参谋型结构的优点:既保证了组织管理体系的集中统一,又可以在各级管理人员的领导下,充分发挥各专业管理机构的作用。其缺点是职能部门之间的协作性和配合性较差,职能部门的许多工作要直接向上级领导请示报告才能处理,这一方面加重了上级领导的工作负担,另一方面也造成办事效率低。为了克服这些缺点,可以设立各种综合专业委员会,或建立各种会议制度,以协调各方面的工作,起到沟通作用,帮助高层领导出谋划策。

4. 矩阵型结构 在组织结构上,把既有按职能划分的垂直领导系统,又有按项目划分的横向领导关系的结构称为矩阵组织结构(matrix structure)(图 4-7)。矩阵型组织是为了改进直线职能制横向联系差、缺乏弹性的缺点而形成的一种组织形式。它的特点表现在围绕某项专门任务成立跨职能部门的专门机构上,项目组织与职能部门同时存在,既发挥职能部门纵向优势,又发挥项目组织横向优势。专业职能部门是永久性的,项目组织是临时性的。职能部门管理者对参与项目组织的人员有组织调配和业务指导的责任,项目负责人将参与项目组织的职能人员在横向上有效地组织在一起。项目负责人对项目的结果负责,而职能部门管理者则负责为项目的成功提供所需资源。

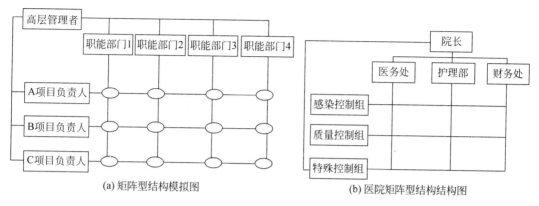

图 4-7 矩阵型结构

矩阵结构的优点是机动、灵活,可随项目的开发与结束而组织或解散;同时由于这种结构是根据项目来组织的,任务清楚,目的明确,各方面有专长的人都是有备而来的,因此在新的工作小组里,能沟通、融合,能把自己的工作同整体工作联系在一起,为攻克难关、解决问题而献计献策。促进了项目的实现;另外它还加强了不同部门之间的配合和信息交流,克服了直线职能结构中各部门互相脱节的现象。矩阵型组织结构也存在一定的缺陷,如组织中信息和权力等资源一旦不能共享,项目负责人与职能部门管理者之间就可能会为争夺资源或权力而发生矛盾,这反而会产生适得其反的后果,协调处理这些矛盾必然要花费管理者更多的精力,并付出更多组织成本;另外,一些项目成员接受双重领导,他们要具备较好的人际沟通能力和平衡协调矛盾的技能才能处理好关系;最后成员之间还可能会存在任务分配不明确、权责不统一的问题,这同样会影响组织效率的发挥。

矩阵型结构适用于一些重大攻关项目,用来完成涉及面广的、临时性的、复杂的重大业务项目或管理改革任务,特别适用于科学研究,尤其是应用性研究项目等。医院各职能部门与感染控制组、质量控制组等一些特殊控制组织之间也可以形成矩阵型组织结构(图 4-7)。

5. 其他

(1)委员会:委员会(committee)是组织结构中的一种特殊类型,它是执行某方面管理职能并以集体活动为主要特征的组织形式。委员会常与上述组织结构相结合,可以起到决策、咨询、合作和协调作用。委员会的优点包括:①可以集思广益;②利于集体审议与判断;③防止权力过分集中;④利于沟通与协调;⑤能够代表集体利益,容易获得群众信任;⑥促进管理人员成长。缺点为:①责任分散;②有时候有会议但不决策;③决策成本高;④可能会出现少数人专制。

(2)团队:团队(team)由具有技术、决策和人际交往能力的成员组成,其目的是为了共同完成一项任务,通过其成员的相互协作、共同努力,产生积极协同作用。其团体成员共同努力的结果使团队的绩效水平远大于个体成员的绩效总和。常见类型包括问题解决型团队、自我管理型团队等。其优点为共同参与决策，相互信任，气氛民主和谐，组织形式灵活，反应迅速。

五、组织设计

（一）概念

组织设计（organization design）是管理者将组织管理中涉及的目标、任务、权力、操作等相互关系组合成结构以实现组织目标的过程，是管理者有意识地建立组织中正规有效关系，以形成组织结构的过程。组织设计的实质是对管理人员的管理劳动进行横向和纵向的分工，组织设计包含组织结构设计和保证组织结构正常运行所需制度和方法的设计。组织设计是一个动态的工作过程，包含了众多的工作内容。要根据组织设计的内在规律有步骤地进行科学的组织设计，才能取得良好效果。

组织设计可能包含3种情况：新建的组织需要进行组织结构设计；原有组织结构出现较大的问题或组织的目标发生变化时，需要重新评价和设计原有组织结构；组织结构需要进行局部的调整和完善。

（二）程序

1. 确定设计原则　根据组织的目标和特点，确定组织设计的方针、原则和主要参数。

2. 分析和设计管理职能　确定管理职能及其结构，层层分解到各项管理业务和工作中，进行管理业务的总体设计。

3. 设计结构框架　设计各个管理层次、部门、岗位及其责任、权力，具体表现为确定的组织结构图。

4. 设计联系方式　进行控制、信息交流、综合、协调等方式和制度的设计。

5. 设计管理规范　主要设计管理工作程序、标准、方法和管理人员的行为规范。

6. 配备和训练人员　根据结构设计，定质、定量地配备各级各类管理人员。

7. 设计运行制度　设计管理部门和人员绩效考核制度，设计精神鼓励和工资奖励制度，设计管理人员培训制度。

8. 反馈和修正　接收运行过程中的信息反馈，定期或不定期地对上述各项设计进行必要的修正。

（三）原则

在组织结构的设计方面不存在最好的方式，组织需要按照其所处的环境、竞争策略以及哲学理念来设计自己的组织，但是组织设计必须遵循相应的原则，以设计既有效率又有效果的组织。

1. 一般原则

（1）任务与目标明确：组织设计的根本目的是为实现组织的任务和目标服务的，这是一条最基本的原则。组织结构的全部设计工作必须以此作为出发点和归宿点，衡量组织结构设计的优劣，要以是否有利于实现组织目标、完成组织任务作为最终的标准。从这一原则出发,当组织的任务、目标发生重大变化时,组织结构必须做相应的调整和变革,以适应任务、目标变化的需要。而组织机构改革也必须从任务和目标的要求出发。

(2)专业分工与协作:分工与协作是社会化大生产的客观要求。因此,在组织设计中要坚持分工与协作的原则,做到分工合理、协作明确。

在分工中要强调:①必须尽可能按专业化的要求来设置组织结构;②工作上要有严格分工,每个员工在从事专业化工作时,应力争达到较熟悉业务的要求;③要注意分工的经济效益,分工合理,不能太细。分工太细会引起办事程序和管理的复杂化。

在协作中要强调:①要明确各部门之间的相互关系,找出容易发生矛盾之处,加以协调。协调搞不好,分工再合理也不会获得整体的最佳效益。②对于协调中的各项关系,应逐步使之走上规范化、程序化,应有具体可行的协调配合方法以及违反规范后的惩罚措施。

(3)统一指挥:组织机构的设置必须保证行政命令和生产经营指挥的集中统一,因此在机构设置上要实行:①首脑负责制。一个医院、科室、护理组等,都必须确定一个人总体负责并实行全权指挥,以避免多头指挥或无人负责现象的发生。②正职领导副职。正副职之间是上下级的关系。③逐级管理,即"指挥链"的原则。如护理组织可划分为"护理部—总护士长—护士长—护士"的垂直等级结构。各个管理层次实行逐级指挥和逐级负责,一般情况下不应当越级指挥。④实行直线—职能参谋制,既可以保证直线管理人员行使直线指挥权,同时又可以使参谋职能人员做好同级直线指挥人员的参谋和助手以及对下级人员的业务指导和监督,避免多头指挥的现象。

(4)管理幅度有效:管理幅度又称为管理宽度,是指一个指挥监督者或管理人员能直接有效管理下属的人数。由于受个人精力、知识、经验、条件等限制,一名管理者能够有效地实行领导的直属下级人数是有一定限度的。有效管理幅度不是一个固定值,它受职务性质、干部素质、职能机构健全与否等条件的影响。管理幅度有效原则要求在进行组织设计时,管理者的管理幅度应控制在一定水平,以保证管理工作的有效性。管理幅度的大小同管理层次的多少成反比例关系,即管理幅度小,则层次多;管理幅度大,则层次少。这一原则要求在确定组织的管理层次时,必须考虑有效管理幅度的制约,因此,有效的管理幅度也是决定组织管理层次的一个基本因素。要在保证有效管理幅度的前提下,尽量减少管理层次。

"管理层次"与"管理幅度"的反比关系决定了两种基本的管理组织结构形态,即扁平结构形态和锥形结构形态。扁平结构是指组织规模已定,管理幅度较大,管理层次较少的一种组织结构形态,其优点是层次少,信息传递速度快,可尽早发现信息反馈的问题,尽早解决问题,信息失真可能性小,缺点如主管不能充分地了解每位下属;主管得到的信息太多,不利于及时利用。而锥形结构是指管理幅度较小,管理层次较多的高、尖、细型的金字塔形态,其优点与局限性正好与"扁平结构"相反。

(5)责、权、利相结合:这一原则有3点要求:①建立岗位责任制,明确规定每一管理层次、部门、岗位的责任和权力,以利于建立和健全正常的管理秩序。②赋予管理人员的责任和权力要相对应。有多大的责任,就要有相应大的权力。要防止两种偏差:一种是有责无权或责大权小,以避免责任制形同虚设或影响管理人员的积极性;另一种是有权无责或权大责小,以杜绝滥用权力和瞎指挥的官僚主义。③责任制度的贯彻落实必须同相应的经济利益挂起钩来,使管理人员尽责用权具有必要的动力。

（6）集权和分权相结合：集权就是把权力相对集中于组织最高层管理者身上,使其统管所属单位和人员的活动。分权与集权恰好相反,它使管理者的直接控制面扩大,减少了从最高层到最底层的管理层次,使最高层与基层之间的信息沟通较为直接。集权与分权的关系是辩证统一的,一般是通过统一领导、分级管理表现出来的。集权的程度,应以不妨碍基层人员积极性的发挥为限；分权的程度,应以上级不失去对下级的有效控制为限。集权与分权是相对的,不是一成不变的,应根据不同情况和需要加以调整。从当今国内外组织管理的实际情况来看,侧重分权管理是组织发展的主要趋势。

（7）稳定性和适应性相结合：这一原则要求组织设计时,既要保证组织在外部环境或组织任务发生变化时,能够继续有序地正常运转；同时又要保证组织在运转过程中,能够根据变化了的情况做出相应的调整,组织具有一定的弹性或适应性。为此,需要在组织中建立明确的指挥系统、责权关系及规章制度等,同时又要求采用一些具有较好适应性的组织形式和措施,使组织在变动的环境中具有一种内在的自动调节机制。

直线结构稳定性强,而矩阵结构适应性强。组织要根据自身情况,在稳定性与适应性相结合原则指导下选择和设计最适宜的组织结构。

（8）执行机构与监督机构分设：这一原则要求组织管理系统中的监督性机构,如质量监督、安全监督、环保监督、财务监督等机构应当单独设置,不应当同执行性机构合并为同一机构。只有分开设置,才能使监督性机构起到应有的作用。贯彻这一原则,要使员工懂得,对管理机构的监督,并不是对某个人员的不信任,而是为了对组织的整体目标负责,监督机构是整个组织管理职能的有机组成部分。同时,在分开设置监督性机构后,又必须强调监督机构监督的同时,必须加强对被监督部门的服务。既监督又服务,才有利于监督职能的顺利进行。

上述 8 项原则是组织设计时应遵循的一般原则,在现代组织发展过程中,为适应时代发展的要求,又产生了一些现代组织设计的原则。

2. 现代组织设计原则

（1）人本主义原则：现代组织设计是在人本时代背景下的设计,这种设计要求在组织结构和运营体系中充分尊重和发挥人性,倡导人本管理,即以人的全面的、自在的发展为核心,创造相应的环境、条件和工作任务,以个人的自我管理为基础,以组织的共同愿景为引导的一套管理模式。组织设计必须重视人,要以人为本,充分考虑管理者和员工的个性特点等,以最大限度地调动员工的积极性和创造性。

（2）顾客满意原则：现代企业组织设计的核心原则是顾客满意原则。基于顾客满意的组织设计,其评估标准的四个指标为产品质量、服务质量、产品价格和响应时间。护理服务的对象就是护理专业服务的"顾客",在英文中,病人也翻译为"client",即顾客。护理组织设计也应该注重"顾客满意原则",以护理效果、服务质量、服务价格和时间效率作为评估指标。

（3）核心竞争力原则：建立和发展企业自身的核心竞争力已经成为西方企业普遍追求的战略目标,也是各种企业发展战略有效运行的根本。医院组织设计采用核心竞争力原则,即在医院核心竞争力基础上进行组织设计,以充分发挥医院的核心实力,从而使医院获得长期的竞争优势。

（4）知识配置原则：组织知识配置的实质是对组织中所有员工经验、知识、能力等因素的管理,实现知识共享并有效实现知识价值的转化,以促进组织知识化和组织不断成熟和壮大。

(5)CHORT 原则:CHORT 原则体现了理论上的完整性、系统性和实践上的可操作性,更加突出了医院组织结构设置的科学性及其运转的艺术性。

1)C(characteristic):即个性化原则,代表影响组织结构设置和运转的个性化因素,包括组织中人的个性因素和物的个性因素。

2)H(horizon):即横向原则,横向组织设计主要处理组织内部的横向关系和组织外部的横向关系。医院组织外部的横向设计主要是处理好医院与政府、社区、药品供应商和其他利益者之间的关系。

3)O(orientation):即纵向原则,在设计组织的纵向关系方面,主要是处理两个突出问题:一是如何处理好所有权与经营权的关系;二是如何处理好医院经营管理中的集权与分权的关系。

4)R(region):即区域原则,医院组织设计受不同区域特点的影响,不同的区域有不同的经济、生活习俗和工作生活的价值观念,有可能受不同形态的文化冲突的影响,这种文化冲突对组织设计的影响主要体现在医院制度设计的内容上。

5)T(time):即时间原则,医院组织设计遵循时间原则,是因为医院的发展有其自身发展过程和周期规律,而且医院组织从一种状态过渡到另一种新的状态,需要一个时间过程,甚至这种过渡会呈现出阶段性。

第二节 我国医疗卫生组织

一、卫生组织系统

卫生组织是指所有以促进、恢复和维护健康为基本目标的组织,这是一个较为广泛的定义,其中包括医院、诊所、专业治疗机构、预防机构、卫生科研机构、医疗器械药品经销商等,还包括与公共卫生有关的组织。我国的卫生组织系统是以行政体制为基础而建立的,由各种卫生行政组织和其他组织构成,其职能是贯彻国家的卫生工作方针、政策,领导全国和地方卫生工作,制定具体政策,组织卫生专业人员和群众,运用医药卫生科学技术,推行卫生工作。

我国卫生组织系统由不同行政地区设置的不同层次规模、不同大小的卫生组织构成,包含了卫生行政组织、卫生事业组织和群众性卫生组织(图 4-8)。

各卫生组织执行不同的功能,如卫生行政组织是贯彻执行党和政府的卫生工作方针、政策,领导全国和地方卫生工作的组织机构。卫生事业组织是具体开展卫生业务工作的专业机构,根据其专业性质不同,发挥不同的功能,如医疗机构提供医疗、预防、保健和康复服务。群众性卫生组织是由国家机关和团体代表组成的、以协调各方面的力量、推动卫生工作开展的组织,如中华护理学会属于群众性学术团体,主要任务是开展护理学术活动,提高护理专业技术人员的学术水平,促进学科建设。

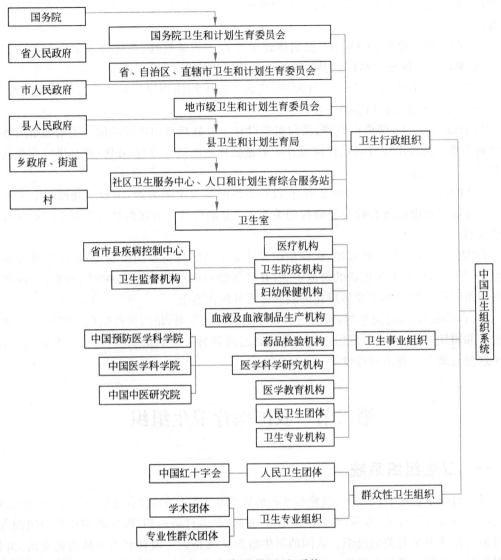

图 4-8 中国卫生组织系统

二、医院组织系统

（一）医院概述

1. 医院的概念 医院是以诊疗疾病、照护病人为主要目的的医疗机构，是对个人或特定群体进行防病治病的场所。医院通常都备有一定数量的病床设施、必要的医疗设备和医务人员，并运用医学科学理论和技术，通过医务人员的集体协作，为病人、特定人群或健康人群提供医疗、预防、保健和康复等服务。

2. 构成医院的基本条件 根据医院的概念，成立一所医院应具备以下基本条件：

（1）有正式病房和一定数量的病床设施，有能力为住院病人提供安全、有效、连续、合理的诊疗、护理服务和基本生活服务。

（2）有与实现医院功能、任务匹配的临床科室、医技科室和行政后勤部门等。

（3）有基本的医疗设备和设施，医院建筑符合卫生学要求。

（4）能提供住院和门诊、急诊等多种形式的服务。

（5）有相应的、系统的人员编配，主要包括卫生技术、行政和后勤人员等，各类人员分工协作，行使整体医疗功能。

（6）有相应的工作制度与规章制度，如组织制度、人事制度、医疗管理制度等。

3. 医院的功能　医院以医疗服务为主，并开展预防、保健康复等服务，承担与其相应的临床教学培训和科学研究等任务，同时承担部分卫生任务，如健康教育和健康促进等，应对突发事件的紧急医疗救治，支援基层医疗机构等。

（二）医院的性质

医院是我国卫生服务体系的重要组成部分，是防病治病、保障人民健康的卫生事业单位，必须体现卫生事业的公益性和保障性，同时，还具有生产性和经营性等特点。

1. 公益性　卫生事业的社会公益性决定了医院的公益性。医院是医疗服务体系和卫生事业的重要组成部分，应坚持以人为本，把维护人民健康权益放在第一位，以为人民健康服务为宗旨，以保障人民健康为中心，以人人享有基本医疗卫生服务为根本出发点和落脚点，救死扶伤，治病救人。医院不能只以营利为主要目的。

2. 保障性　医院为人的生老病死全过程提供服务，为人类生存繁衍和工作生活提供医疗服务保障，因此，医院是社会民生保障体系的重要组成部分，对社会经济发展起着不可或缺的重要作用。

3. 生产性　医院是具有生产属性的单位，其主要产品是医疗服务。它通过医学科学技术提供医疗、预防和康复服务，使病人恢复健康，延续生命，维护和再生产社会劳动力。同时医院是培养医务人员的主要场所之一，由此产生了大批优秀医学人才。另外，医院是研究、开发和利用先进医学科学技术防病、治病的主要场所，医学科学技术属于生产力范畴，医务人员分工协作，不断发展和利用医学科学技术，推动了生产力的发展。

4. 经营性　医疗活动需要人力、物力、财力的投入，必须注重投入产出比，因此，医院服务活动中必然存在供求关系，医院也成为具有经济性质的经营单位，受到市场规律的制约。要在市场竞争环境中生存、发展，就应利用市场规律加强对医院的运营管理。

（三）医院工作的特点

1. 以病人为中心　医院以病人和一定社会人群为主要服务对象。医院的各项工作都必须围绕病人这个中心，所有人员都必须树立"以病人为中心"的理念。从关心人、关心人的健康角度出发，满足病人的基本需要，体现人文关怀，救死扶伤，尊重病人的权利。

2. 保证医疗质量和医疗安全　医院工作面对的是人的生命和健康，医疗工作必须保证病人的安全，保证医疗质量和医疗安全是医院生存的根本和永恒主题。

3. 提供公平的医疗服务　每个公民都有公平地接受医疗服务的权利，以医疗为主体的医院，应该为每个人平等地提供诊疗服务，不受其民族、种族、性别、职业、家族出身、宗教信仰、教育程度和财产状况的影响。提供公平的医疗服务也是医院公益性和保障性性质的要求，是社会公平在医院的体现。

4. 科学性、技术性和规范性　医院以医学科学技术为服务手段，以病人为服务对象，同时病人也是一个复杂的有机整体，医务工作者必须具有全面的医学科学理论知识、熟练的技术操作能力和丰富的临床经验，严格遵守医疗相关法律、法规、规章制度和诊疗规范，为病人提供良好的医疗服务。

5. 整体性和协作性　医院是一个庞大的、复杂的系统，有医疗、护理、行政、后勤、信息、医学工程等众多的部门，提供门诊、急诊、住院等多项服务形式，人员密集，流程交错。医院的医疗活动涉及临床、医技各科室，涉及的人员包括医生、护士、技术人员、后勤人员等，构成了一个有机运行的整体，缺一不可，各类人员之间分工协作，为病人提供优质、高效、安全、便捷的医疗服务。

6. 随机性和高风险性　医院工作关系到人的生命与安全，但医疗诊治的病种复杂繁多，病人病情随时会发生变化，个体差异很大，有很多不确定的因素，同时医院还需要应对突发事件的救治，因此医院工作的随机性大、风险性高。

7. 时间性和连续性　医院在医疗活动特别是急危重症病人的抢救过程中必须争分夺秒，与时间赛跑，以挽救病人的生命。同时为病人提供的医疗服务和照护应是连续不间断的，特别是病情观察要具有连续性和严密性，因此，医院各方面工作安排都应适应医疗工作的时间性和连续性要求。

8. 社会性和群众性　医院是一个复杂、开放的社会系统，其服务不仅仅涉及病人，还涉及病人家庭、工作单位和社会等众多对象，因此，医院工作必须满足社会对医疗的基本要求，提供社会和群众满意的医疗服务。

（四）医院的分类

我国医院实行分类管理，主要按照举办主体、所有制形式、经营性质以及法规规定的不同进行分类。

1. 按照举办主体分类　分为政府办、社会办和私人办医院。其中，政府办医院主要包括卫生、教育、民政、公安、司法等行政部门举办的医院；社会办医院包括企事业单位、社会团体和其他社会组织办的医院；私人办医院是营利性医疗机构，包括中外合资医院、股份制医院和私立医院。

2. 按照所有制形式分类　分为公立医院和非公立医院。其中，公立医院主要指国有（主要包括政府部门和国有企事业单位等举办）和集体所有医院；非公立医院指私立医院和民营医院等，是指除公立医院以外的其他医院。

3. 按照经营性质分类　分为非营利性医院和营利性医院。主要按照不同的经营目的、服务任务以及执行不同的财政、税收、价格政策和财务会计制度来划分。非营利性医院是指为社会公众利益服务而设立和运营的医院，不以营利为目的，其收入用于弥补医疗服务成本，实际运营中的收结余只用于自身的发展，如改善医疗条件、引进技术、开展新的医疗服务项目等；营利性医院是指医疗服务所得收益可用于投资者经济回报的医院。政府不举办营利性医院。我国实施以非营利性医疗机构为主体，以营利性医疗机构为补充，公立医疗机构为主导，非公立医疗机构共同发展的办医原则。

4. 按照提供的医疗服务专业不同分类　分为综合医院和专科医院。综合医院是各类型医院的主体,一般设有内、外、妇、儿、眼、耳鼻喉等各专科以及药剂、检验、影像等医技部门,并配备相应的专业人员和设备等;专科医院是为防治专科疾病病人而设置的医院,如传染病医院、精神病防治医院、妇幼保健医院、眼科医院、口腔医院、肿瘤医院等。设置专科医院有利于集中人力、物力,发挥技术设备优势,开展专科疾病的预防、治疗和护理。另外,中医院、中西医结合医院等也是按照医疗服务专业不同而划分的医院。

（五）医院的分级

我国医院实行分级管理制度,等级划分的依据包括医院的功能、任务和相应规模、服务地域范围的隶属关系、技术力量、管理水平及服务质量等。在原卫生部 1989 年出台的《综合医院分级管理办法(试行草案)》和《综合医院分级管理标准(试行草案)》中规定,我国医院分为一、二、三级。

1. 一级医院　一级综合医院是指向一个社区(人口一般在十万以下)提供基本医疗、预防、保健和康复服务的基层医疗机构。目前,我国大部分一级综合医院已转为社区卫生服务中心。其主要功能是直接对人群提供一级预防,在社区管理多发病、常见病病人并对疑难重症做好正确转诊,协调高层级医院搞好中间或院后服务,合理分流病人。一级综合医院的床位数一般为 20～99 张。

2. 二级医院　二级综合医院是向含有多个社区的地区(人口一般在数十万左右)提供以医疗服务为主,并开展预防、保健和康复医疗服务的地区性机构。其主要功能是参与指导对高危人群的监测,对一级医院进行业务技术指导,并承担一定程度的教学培训和科研任务。二级综合医院的床位数一般为 100～499 张。

3. 三级医院　三级综合医院是向含有多个地区(人口一般在百万以上)提供以高水平专科医疗服务为主,并开展预防、保健和康复医疗服务的高层次医疗机构。其主要功能是提供专科的医疗服务,解决急危重症和疑难杂症,对下级医院进行业务技术指导和人才培训,完成培养各种高级医疗专业人才的教学任务,承担省级以上科研项目任务,参与和指导一、二级预防工作,是省或全国的医疗、预防、教学和科研中心,是省或国家高层级的医疗机构。三级综合医院床位数一般为 500 张以上。

在《综合医院分级管理办法(试行草案)》中同时规定,各级医院经过评审,按照医院分级管理标准确定为甲、乙、丙三等,三级医院增设特等,因此,我国医院共分三级十等。《综合医院分级管理标准(试行草案)》规定,医院参加等级评审,按合格医院所得总分的分数段来评定甲、乙、丙及特等的等次。其中甲等医院分等标准考核分值须≥900 分;乙等医院分等标准考核分值须在 750～899 分之间;丙等医院分等标准考核分值≤749 分。三级特等医院除达到三级甲等医院的标准外,还必须达到特等医院所必备的条件。

（六）医院的组织机构

虽然不同级别的医院所承担的社会职能和服务功能有所不同,但医院的机构设置基本类同,在设置规模上有所差异。医院的组织机构分为医院行政管理组织机构和医院业务组织机构两大类。

1. 医院行政管理组织机构　根据医院等级的不同,医院行政管理组织机构所设部门有所差别,但均设有院长办公室、诊疗部门、预防保健部门和行政部门等。如一级医院,一般在院长下设院长办公室、医务科、预防保健科、行政科等。二、三级医院，一般在院长下设院长办公室、门诊部、护理部、医教科、预防保健科、设备科、人事科、信息科、财务科、保卫科、总务科和膳食科等。

2. 医院业务组织机构 医院的业务组织机构主要由临床业务组织和医技组织两个机构组成。医院护理业务组织系统包含在临床业务组织系统内。

（1）临床业务组织系统：包括有内、外、妇、儿、眼、耳鼻喉、口腔、皮肤、麻醉、中医、感染等临床业务科室。护理业务组织系统是指包括门急诊、病区、供应室、手术室及有关医技科室的护理岗位。

（2）医技组织系统：包括药剂、检验、放射、理疗、超声、心电图、同位素、中心实验室、营养等部门。

除此之外，在大型医院的组织系统中，也可增设某些管理系统，如专家委员会、教授委员会等以专家为主的智囊团组织，可以为领导决策提供参谋作用，也可协调各职能部门的工作。

三、护理组织系统

护理组织系统是医疗卫生组织系统中的一个重要组成部分，在各级卫生组织中发挥着重要的作用。我国护理组织系统已初步建立并逐步健全，为保证我国护理工作的高效运转和护理事业的稳步发展提供了组织基础。

（一）各级卫生组织中的护理组织机构

1. 卫生和计划生育委员会护理管理机构 我国卫生和计划生育委员会（以下简称"卫计委"）下设医政医管局，医政医管局所属的医疗与护理处是国家卫计委主管护理工作的职能机构。其职责和任务是：负责全国城乡医疗机构制定有关护理工作的政策、法规、人员编制、规划、管理条例、工作制度、职责和技术质量标准等，配合教育、人事等部门对护理教育、人事等进行管理，进行护理质量控制和技术指导、专业骨干培训和国际合作交流。

2. 各省、自治区、直辖市及下属各级卫生行政部门的护理管理机构 各省、自治区、直辖市、地（市）分别设立相应的卫生与计划生育委员会（局），下设医政医管局，配备了护理专职干部，负责本地区护理管理工作。部分县卫生与计划生育局也配备了专职的护理管理干部。这些护理专职干部在各级主管护理工作的领导指挥下，根据实际情况负责制定并组织贯彻护理工作的具体方针、政策、法规和护理技术标准，提出并实施发展规划和工作计划，检查执行情况；组织经验交流；负责听取护理工作汇报，研究解决存在的问题等。同时，各省、自治区、直辖市设立中华护理学会的省（市）护理分会。

3. 中华护理学会 中华护理学会是中国共产党领导下的护理科技工作者的学术性群众团体。其宗旨是团结广大护理工作者，为繁荣和发展中国护理科学事业，促进护理科学技术的普及、推广和进步，为保护人民健康服务。它是中国科学技术协会所属全国性学会之一，受中国科学技术协会和国家卫生与计划生育委员会双重领导，其总会设在北京，全国三十二个省、市、自治区和香港、澳门特别行政区均设有地方护理学会。中华护理学会进行的主要活动为：①组织全国性学术会议，交流护理经验；②举办各种学习班提高在职护士业务水平；③为卫生行政部门提供改进护理工作的建议。④开展国际学术交流，邀请外国专家讲学和选送护士外出参加国际护理会议、考察或进修；⑤发行包括《中华护理杂志》和《中华护理教育》等在内的护理专业杂志。我国护理行政管理组织结构模式如图4-9所示。

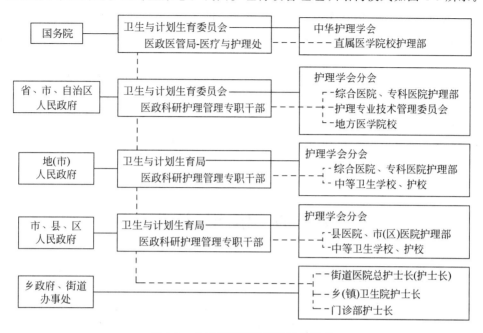

图 4-9　我国护理管理组织结构模式

（——表示领导关系，－－－表示业务指导关系）

（二）医院护理组织系统及其职能

1. 医院护理组织系统　护理管理组织架构的基本要求：300 张床位以上医院，设护理部，实行护理部主任—科护士长—护士长三级负责制；300 张床位以下医院，实行总护士长—护士长二级负责制；100 张病床以上或 3 个护理单元以上的大科设科护士长一名。

科护士长在护理部主任领导和科主任业务指导下，全面负责本科的护理管理工作，有权在本科范围内调配护理人员。病房护理管理实行护士长负责制，病房护士长在科护士长领导下和病房主治医师配合做好病室管理工作。

2. 护理部的地位、作用及管理职能　护理部是医院护理工作专业管理职能部门，它与医院行政、医务、医技、科教、后勤等部门处在并列地位，相互配合共同完成医疗、护理、预防、教学、科研等工作。护理管理是医疗质量提高和医院工作目标实现的关键。护理部须承担全院护理人员和医院 3/4 部门的护理管理工作。护理部在护理副院长或业务副院长的直接领导下计划、组织、指挥、协调、控制全院的护理业务、护理行政管理、护理在职教育、护理科学研究等工作，在医院护理管理全过程中始终起着主导作用。护理部的管理职能主要包括以下 3 个方面：

（1）管理职能：①在分管护理工作的副院长领导下，负责全院护理人员的业务和行政职能工作，制订全院护理管理标准和护理工作发展规划，包括工作计划、质量标准、工作制度和检查考评等。②制订护理技术操作规程和护理文书相关标准（护理病历、各种记录单、表格、交班报告等）。根据医院分级管理标准，达到护理质量评价指标，做好护理资料统计工作。③加强对护士长的管理与培养，提高他们的业务水平和管理能力。对重、危、难病人的护理过程进行技术指导。④协调与处理护理与医疗、医技、后勤等部门的关系，合理调配和使用护理人员，与人事部门合作做好各级护理人员的考核、奖惩、晋升等工作。

（2）行政职能：①负责护士的在职教育，根据临床工作的需要制定每年工作计划并组织实施。②建立护士技术档案，包含护士学历教育、继续教育学习、国内进修学习及护士业务考核内容，为护士的晋升提供依据。③组织并实施护理科研工作。④组织各级护士会议，贯彻实施各项管理措施。⑤开展其他各种护理活动，营造积极向上、弘扬正气的协作氛围。

（3）服务职能：①护士执照的注册与再注册。②护理学会会员的申请、注册和管理。③护理实习生、进修生的登记、安排和管理。④根据各护理岗位的需求和护士个体的申请进行岗位的调整。

第三节　组织文化

一、组织文化概述

文化是人类物质文明与精神文明的结晶。不同的组织有不同的习惯、生活方式、行为模式，有约定俗成的行为规范，也有占主导地位的价值观，反映组织的特征和气氛，这些无形的"约束力"影响着组织的运行，这种力量就是被称为"管理之魂"的组织文化。组织文化建设是现代组织管理的重要内容。

（一）相关概念

1. 文化（culture）　尽管人们现在大量使用文化一词，但却很难准确地描述文化的概念或定义。这主要是因为很难对文化给出一个概念或定义。在社会科学中，文化恐怕是最难以定义的研究对象。

我们可以从广义和狭义两方面来理解文化。广义的文化是指人类在社会历史实践过程中所创造的物质财富和精神财富的总和。而狭义的文化是指社会的意识形态，以及与之相适应的礼仪制度、组织机构、行为方式等内容的总和及其在组织的反映。

2. 组织文化（organizational culture）　是组织在长期的运营过程中所形成的组织成员普遍认可和遵循的具有本组织特色的价值观、群体意识、工作作风、行为规范和思维方式等的总和。组织文化具有继承性、广泛性和独特性的特点，它实际上是一种"软性"的协调力量和融合力量，以无形的"软约束"力量构成组织有效运行的内在驱动力。组织成员共同认同和遵循的文化引导、激励、约束组织成员，从而实现共同的组织目标。

（二）特征

1. 组织文化的核心是组织价值观　组织价值观是指组织成员对组织存在意义的价值评价以及因追求共同组织价值观而产生的群体意识，是组织成员共同的价值准则。它是组织生存的基础，只有在共同的价值准则基础上才能产生组织目标。

2. 组织文化的中心是以人为主体的人本文化　组织是由人组成的，人是整个组织中最宝贵的资源和财富,同时人也是组织活动的中心,因此组织只有充分重视人的价值,尊重人、依靠人、培养人和造就人,以人为本,充分调动人的积极性,发挥人的主观能动性,提高全体组织成员的责任感和社会使命感,将组织和组织成员的目标和利益结合起来,这样,才能不断增强组织的内在活力,实现组织的目标。

3. 组织文化的管理方式以软性管理为主 组织文化是以一种文化形式出现的现代管理方式,是通过软性的文化引导,通过分享价值、规范行为标准和共同愿景,建立起合作、奋进的氛围,协调和谐友爱的人群气氛,使组织价值和规范内化为员工的价值观和行为规范。组织文化这种软性管理产生的协同力比刚性的管理制度有更强的控制力和持久力。

4. 组织文化的重要任务是增强群体凝聚力 组织成员来自不同的地区、民族、国家,有不同的文化、行为方式、风俗习惯和目标。个性和文化各异的人们聚集在同一个组织,这给组织管理带来了挑战,而组织文化通过建立共同的愿景,形成共同的价值观,寻找和扩大观念共同点,不断强化组织成员之间的合作、信任和团结,使之产生亲近感和归属感,实现价值观的认同和融合,达成共识,使组织具有一种巨大的向心力和凝聚力。组织文化反映了组织的"个性",是一种亚文化现象,不管组织是否刻意建设,组织文化是客观存在,并融合于组织管理实践中。

(三)内容

组织文化的内容包含 3 个层面,即显现层的物质文化、中间层的制度文化和隐层次的精神文化。形成良好的组织文化,必须经历物质文化的构建、制度文化的创新和精神文化的提炼过程。

1. 物质文化 是存在于物质产品中的文化,是组织文化的物质载体,主要包括组织环境、产品、标志等组织形象内容。如医院护理人员的工作环境等,物质文化反映了人与自然的关系。

2. 制度文化 存在于各种制度中的文化,是组织文化的制度载体,主要包括组织制度、领导制度、管理制度等。如医院实行目标管理责任制,院内各级人员对这种制度的认识态度等都属于制度文化,它反映了人与人的关系。

物质文化和制度文化是组织文化的显性内容,包括了组织标志、工作环境、规章制度和组织经营管理行为等。

3. 精神文化 是存在于人自身的思想、观念、言论、行为、生活习惯中的文化,是一个组织在运行过程中形成的并为全体成员普遍接受和共同奉行的组织哲学、理念、价值观念、精神和伦理道德的总和,是组织文化的内核。如救死扶伤精神、严谨治学的精神等,反映了人与其自身角色的关系。

精神文化是组织文化的隐性内容,具体内容包括组织哲学、价值观念、道德规范和组织精神等。

(四)影响组织文化形成的因素

1. 创始人与领导者 组织创始人和领导者对本组织文化的形成具有重要的影响。例如现代护理组织仍然将现代护理学创始人南丁格尔"燃烧自己,照亮别人"的人道主义精神作为核心价值观并以此指导其行为方式。

2. 群体成员　群体成员对组织文化的形成有重大的影响。成员的价值观、个性、行为习惯和经验在相互作用中形成共同的规范和偏好并组合进群体文化中。具有类似价值观的新成员成批加入组织时对组织文化的影响更大，比如某个学校毕业的一批护士同时进入某医院护理群体，则会给该医院护理组织文化带来该学校倡导的价值观倾向。

3. 工作任务　群体文化是为解决与工作有关的问题以及在完成工作时产生的行为方式。不同群体有不同的任务，并因环境的不同采取不同的策略和行为方式。例如医生群体与护士群体工作、任务不同，护理管理者群体与护士群体承担的工作也不同，他们会用不同的行为方式形成不同的组织文化。

4. 重要事件　组织历史上的重大事件是形成组织文化的另一种源泉。例如护士的着冠典礼仪式、优秀护士表彰等对护士今后的护理行为产生影响。

5. 物质条件　工作环境及资源状况对群体文化形成也有一定的影响。如护士工作站与病房的布局、医院所处的地理位置等，可能决定护士同事间相互帮助、社交往来的密切程度。

（五）作用

组织文化作为一种管理思想和作用方式对组织发展有重要作用。对内，它能激励员工锐意进取，重视职业道德，改善人际关系，培养组织精神；对外，它有利于树立组织形象，提高组织声誉，扩大组织影响。同时它也是组织进行改革、创新和实现发展战略的思想基础，是组织对环境适应能力的支柱。概括来讲，组织文化的作用包括以下几个方面：

1. 凝聚功能　组织文化的形成，使广大员工对外有向心力，对内有凝聚力，使得组织中的个体成员能够为达成组织的目标同心协力地去奋斗。美国学者丹尼尔·卡兹（Daniel Katz）和罗伯特·卡恩（Robert L. Kahn）在《企业管理》一书中提到，社会系统的基础是人类的态度、知觉、信念、动机、习惯等心理因素，在社会系统中将个体凝聚起来的是心理力量，这种心理力量就是共同的理想与信念。组织文化正是以各种微妙的方式，沟通人们的思想感情，融合人们的观念意识，把广大员工的信念统一到组织价值观和组织目标上来。通过员工的切身感受，产生对本职工作的自豪感、使命感、归属感，从而使组织内部产生强大的向心力和凝聚力。

2. 导向功能　组织文化形成的共同价值观会不断地向个人价值观渗透和内化，使组织文化形成一种定势，这种定势就自然而然地把员工引导到组织目标上来。当组织文化在整个组织内部成为一种强势文化时，其对员工价值取向和行为取向的影响力也就越大，使之符合组织所确定的目标。

3. 约束功能　组织文化的约束功能是通过员工自身感受产生的心理认同过程而实现的。它不同于外部的强制机制，是一种软约束。组织文化通过内省过程，产生自律意识，自觉遵守那些成文的规定。自律意识是心甘情愿地去接受无形的、非正式的和不成文的行为准则，自觉地接受文化的规范和约束，并按价值观的指导进行自我管理和控制。所以说，自律意识越强，社会控制力越大。

4. 激励功能　组织文化以理解人、尊重人、合理满足人们各种需要为手段，以调动广大员工的积极性、创造性为目的，所以，组织文化自始至终其目的都是为了激励和鼓舞人。通过组织文化建设，创造良好安定的工作环境、和谐的人际关系，造就尊重关怀下属的领导，不断创造进步的机会、合理的福利待遇、合理的工作时间,在有条件的情况下尽量满足广大员工的需求,从而激发员工的积极性和创造性。组织文化的激励已不仅仅是一种手段,更是一种艺术,它的着眼点不仅在于眼前的作用,而更着眼于人创造文化、文化塑造人的因果循环。

5. 辐射功能 组织文化不仅对组织内部产生强烈的影响,对本组织员工发挥作用,而且也会通过各种渠道对社会产生影响。如一个优秀的组织的组织精神、职业道德、管理思想、价值准则等会对社会心理产生影响。组织文化既可以通过组织员工个人在与人交往时向社会辐射传播,也可以通过各种宣传手段向社会辐射传播。组织文化的传播有利于树立组织在社会公众中的形象,也可以对社会文化发展产生影响。

6. 协调功能 协调是指组织内部各部门、人与人、人与事、事与事之间的有机配合。组织文化本身不是一种机制,它是人们心理的一种默契。

二、组织文化建设

组织文化建设是指组织有意识地发扬其积极的、优良的文化,克服其消极的、劣性的文化过程,亦即使组织文化不断优化的过程。

(一) 组织文化建设的原则和方向

1. 原则 组织文化建设时需要遵循以下原则:①立足传统文化,注重吸收外来先进文化;②全员参与与专家参与相结合的原则;③普遍性与特殊性相结合的原则;④形式与内容相结合的原则。

2. 方向 组织文化建设时需要把握以下几个方向:①构筑组织文化的灵魂,明确组织应树立的宗旨与弘扬的精神;②确定组织文化的导向,明确组织文化动机和价值取向,制定组织文化系统的核心内容;③搭建组织文化的四大模块,即构筑组织的物质文化,建立组织的制度文化,形成规范的精神文化,建立组织的识别系统。

(二) 组织文化建设的步骤

1. 提炼或强化以组织精神为灵魂的价值观念体系 精神是组织为实现自己价值体系和社会责任而在生产经营中所形成的人格化的团队意识,是组织的精神支柱和动力。在组织文化精神提炼中,必须注重国际化趋势、创新性,体现组织发展历史及对未来的追求,体现组织发展中所形成的共同意识及区别于其他组织的个性。组织价值观是组织生产经营行为、生产的产品、提供的服务、社会信誉和资信的评价标准,是组织追求的最大目标和判断事物的标准,是组织文化的核心。组织在提炼共同价值观时应当注重简捷性、协调统一性、系统性,要尊重人才,要注重回报社会,不断求实论证以便得到更广泛的认同。

2. 导入组织形象识别系统 组织形象设计是一种形象文化战略,是组织对自身的理念识别、行为识别、视觉识别进行深入阐释,使之更具独特性、鲜明性。同时,借助各种宣传手段和载体传送组织文化,以产生强大的品牌认知力和认同力。比如建立组织经营活动中所应遵循的理念,包括管理理念、竞争理念、发展理念、服务理念、质量理念、人才理念、创新理念等,同时制定相应的规章制度、行为准则,设计组织旗帜、徽章、歌曲,建造一定的硬件设施等,为组织文化精神层面的建设提供物质上的保证。

3. 建设组织制度文化 组织文化与组织的体制和机制相辅相成,通过建设先进组织文化体制和机制以及各项管理制度、岗位行为规范,真正规范全体人员意识和行为。要建设好的组织制度文化,要做好以下工作:①建立规范的培训制度和体系,丰富培训内容和层次。把组织文化教育培训、岗位职业道德规范培训、岗位技能操作规范培训等内容纳入管理制度中。②健全绩效考评管理制度,把组织文化建设成效纳入各部门个人绩效考评体系。③开展思维创新、管理创新、技术创新,建立、健全激励和约束机制。

4. 贯彻和渗透组织文化核心观念　可以通过员工的选聘、培训和教育,英雄人物的榜样作用宣传,礼节和仪式的安排和设计,以及组织的宣传口号的设计传播等方式,贯彻和强化组织理念、价值观和规章制度等,使组织文化逐渐成为强势文化。

（三）组织文化建设的方法

开展组织文化建设,可以采用正面引导法、规范法、激励法、示范法、实践法、暗示法、感染法等方法。

1. 正面引导法　通过向护士正面宣传、讲解组织愿景、使命和核心价值观,使其认同组织文化的核心内涵并自觉遵循。

2. 规范法　如发放组织文化手册,自觉执行规章制度,奉行工作宗旨,弘扬道德精神等,自觉接受实践规范监督。

3. 激励法　通过表扬先进、为优秀员工代表提供更多外出参观学习或晋升机会,激发员工的工作动机,调动和发挥员工的积极性,使员工表现组织所期望的行为。

4. 示范法　有目的的以先进典型、英雄人物先进事迹作为有效的刺激,以引起员工相应的行为,促进组织文化思想深入人心。

5. 实践法　员工亲自动手,积极参与组织文化行为实践,体验自己的组织文化,使文化表象生活化、情景化和社会化,并内化为行为习惯。

6. 暗示法　将组织文化中的宗旨、精神、价值观等核心内容贯穿于一些文体活动、标语、口号中,通过暗示、联想等各种综合方式使员工建立起无意识的心理倾向,激发组织中的个体表现出组织认同的行为方式和价值取向。

7. 感染法　以体现组织文化的直观、形象的事物或典型的事例感染员工,使员工在无意识和不自觉的情况下,在潜移默化中受到一定的熏陶、感染而接受组织文化。

三、护理组织文化建设

护理组织文化是医院文化的一部分,是一种亚文化,受到医院整个文化氛围的影响,并在医院文化中发挥重要的作用。

（一）医院文化

随着医疗机构体制改革的深入和医疗卫生事业的发展,医院文化建设越来越受到广泛的关注和重视。医院文化的核心是以人为本,其具体内涵表现为权利文化、人道主义文化和科学文化。

1. 权利文化　权利文化指人类社会制度的设计原则,它与政治文明有关。体现在医院文化上,即我国的医疗制度和医院制度应使广大人民群众享受应有的医疗权利,医院则要尽其应尽的医疗职责。医院要以病人为中心,不是病人为医院而存在,而是医院为病人而存在。

2. 人道主义文化 人道主义文化指的是人类的道德规范,与精神文明有关。体现在医院文化上,即医疗行业或医院的医德医风和医务人员的职业道德。优秀的人道主义文化体现为南丁格尔风范、白求恩精神、良好的医德医风,以及"救死扶伤"的革命人道主义。

3. 科学文化 科学文化指的是人类创造财富的先进知识、理论、技术,它与物质文明有关,体现在医院文化上,即医务人员精湛的医疗技术和医院先进的诊疗设备。卫生人才为第一资源。科学技术是第一生产力,纵观近几十年来临床医学的发展,在很大程度上是靠科学技术推动的。医院要根据临床实践的需要,积极探索和研究临床技术和方法。医疗服务质量的提高从根本上说取决于技术创新。

(二)护理组织文化

护理组织文化是指在特定的护理环境下,护理组织逐渐形成的共同价值观、基本信念、行为准则、自身形象以及与之相对应的制度载体的总和。它反映和代表了护士的思想、共同的价值标准、合乎时代要求的伦理道德和行为准则以及追求发展的文化素质。

1. 护理组织文化的内容

(1)显性内容:包括护理组织环境、护理组织制度及护理组织形象等。

1)护理组织环境:又可分为内环境和外环境。内环境是指护理人员的工作环境和人际关系。应该做到工作环境优美,人际关系和谐,以促进护理人员职业发展和护理质量的全面提高。外环境指医院所处社会的经济、政治、文化传统等方面的环境,它是影响护理组织文化的重要的因素之一。

2)护理组织制度:是医院文化建设的重要组成部分。包含了护理领域的各种规章制度,以及护理人员对这些制度的认知态度。切实可行、行之有效的各项规章制度是保证护理工作正常运行,协调各级各部门之间的关系以及联结护理组织与其他组织的纽带,也是护理组织的宗旨、价值观、道德规范、科学管理水平的反映。

3)护理组织形象:优秀的护理组织形象有利于提高护理组织的知名度,增强护理组织的凝聚力和竞争力,给护理人员以自豪感和自信心。

(2)隐性内容:包括护理哲理、价值观念、组织精神等。护理哲理是护理组织的最高层次文化,护理价值观是组织文化的核心。

1)护理哲理:护理哲理是护理组织在提供护理服务过程中形成和信奉的基本哲学,它决定了护理工作的价值取向和护理人员的奋斗目标。

2)护理价值观:价值观是人们对客观事物及其意义的总观点和总看法,护理组织的价值观是在护理组织运转过程中为使护理组织获得成功而形成的基本信念和行为准则。护理价值观是护理组织文化的核心,是渗透于护理工作中的灵魂。使护士意识到自己的价值观及其对行为的影响是进行人性化护理和人文关怀的前提。

3)护理组织精神:护理组织精神是管理者倡导并得到护理人员认同的精神,它集中反映了护理人员的思想活动、心理状态和职业精神。如救死扶伤、爱岗敬业、乐于奉献、团结互助、开拓进取、创新求实、科学严谨的精神等。这些精神可规范护理人员的行为,提高护理组织的凝聚力,是护理组织文化的象征。

2. 护理组织文化的作用 先进的护理组织文化能对整个护理队伍的价值观和行为方

式起导向、凝聚、约束、激励和辐射作用，使护士在潜移默化中接受先进的护理哲学观，并通过积极向上的思想观念和行为准则形成强烈的使命感，使护士从内心深处自觉产生不断创新、积极向上的拼搏精神。护理组织文化在护理实践、护理管理和护理教育方面都发挥着重要的作用。

（1）对护理实践的作用：护理文化可塑造现代护士的新形象，提高整体素质，促进护理质量持续提高，改善医院形象，拓宽医疗市场。

（2）对护理管理的作用：护理文化建设是一种新型的人本管理理念，它肯定了人的主观能动性，以文化引导为手段，是激发护士自觉行动的管理方法。

（3）对护理教育的作用：通过对护士或护理专业学生进行合理、有效、系统的护理文化教育，可强化其护士角色，提高其职业素养，稳定其思想，增加他们对医院环境的适应能力。

（三）护理组织文化建设

护理组织文化在医院经营管理中有重要作用，是医院内大多数护理人员在道德观念和行为举止等方面形成的共识。加强护理组织文化建设，就是要通过树立"以人为本""以病人为中心"的服务理念，培养护理人员新的道德观念、价值取向和护理精神，把护理人员的发展前途与医院及护理组织的建设有机结合起来。

1. 理念

（1）人本理念：人本理念是护理组织文化建设的奠基石。从科学管理到人本管理的转换，本质上说就是文化的转变。护理组织文化建设要全面体现人本管理的理念，强调以人为本，把"以病人为中心"真正落到实处。

（2）服务理念：服务理念是提升护理组织文化的关键路径。护理人员要对病人的心理需求、审美情趣以及性情、偏好等精神方面进行深层次研究，从语言沟通、风俗、宗教等方面入手，增强护理服务的内涵，增强护理文化的社会渗透力。要使服务理念深入人心，就必须建立一支高素质的护理队伍，重视培养团队精神，追求共同的价值取向。

（3）诚信理念：诚信理念是高品位护理组织文化的标志。在护理服务过程中，应坚守诚信理念，潜移默化地引导护理人员对自己的行为和相互关系进行自我调节，提高护理服务的可信度，从而提高病人对护理服务质量的满意度。

2. 内容

（1）实体文化层次的建设：即物质文化层面的建设。主要是用现代医学和护理学技术武装自己，不断创新医疗护理环境。树立"以市场为导向，以病人为中心"的竞争战略，建立灵活机变的经营机制，以适应经济、科技全球化和护理国际化的发展趋势。

（2）制度文化层次的建设：建立、健全增强责任感和服务创新的激励机制；培养护理人员高尚的医德医风；为不同层次护理人员的成长提供必要的条件和发展空间。要有严格的内部管理机制，实施优胜劣汰的全员优化及人才制胜的战略。由于护理职业救死扶伤的特点，医院对护理人员的整体素质和个体素质有严格的制度要求。

（3）精神文化层次的建设：主要指护理理念、护士行为准则、护理人员追求的目标、工作作风等。在发展规划和决策中，要有实现"最好"或"第一"的价值取向。如护理部要提炼自身价值观，塑造良好的护理形象，不断创立品牌护理。

3. 形成

（1）管理者的倡导：在日常工作中，护理管理者应做到"言传身教"，管理人员通过言谈举止和各种教育活动将护理行为准则和组织期望渗透到护理群体中去。同时，在遇到重大事件时，管理者可借助重大事件的成功处置，使护理专业人员感悟应遵循的准则，促进其对重要价值观和行为准则产生认同。

（2）组织成员的接受：护理组织文化建设是一个长期的系统工程，只有得到全体护理组织成员的支持，才能对护理管理水平提升产生重要的引导和支撑作用。应采取各种方式以营造浓厚的护理组织文化氛围，促进护理人员接受护理文化。比如可利用文字符号、实物形象、现代化的视听设备及其他活动形式（如文艺演出、会议、知识竞赛、表彰先进等），促进护理文化的"社会化"，将护理组织文化传递给全体护理人员。

（曹宝花）

第五章

人力资源管理

人力资源是管理的第一资源,在医疗机构体制改革进程中,人力资源战略中的人才战略和低成本战略日渐成为医院生存和发展的主要战略。护理人力资源是医疗卫生系统的重要组成部分,其管理水平的高低,关系到医院生产力、护理服务道德、医院声誉、成本消耗和医院的可持续发展能力,甚至影响到护理人员的流动及流失率。护理人力资源的合理配备是完成各项护理任务的有力保障,做好护理人力资源的开发与管理工作,对医疗卫生事业的发展具有重要意义。

第一节 概　　述

一、人力资源及其管理

(一) 相关概念

1. 人力资源　人力资源(human resource,HR)的概念是由管理学大师彼得·德鲁克在 1954 年出版的《管理实践》一书中首次提出来的。他认为,人力资源是一种可以通过激励机制开发利用的特殊资源,能够为企业带来更好的经济效益。自此以后,人力资源相关的研究越来越受到管理学界的重视,很多学者对人力资源的内涵进行了多方面的探究,并从不同的角度给出了不同的诠释。

人力资源概念可以从广义和狭义两方面来理解。广义的人力资源是指能够推动整个经济和社会发展的具有劳动能力的人口总和。它包括数量和质量两个方面。人力资源的最基本方面,包括体力和智力,其现实应用的状态,包括体质、智力、知识、技能四个方面。狭义的人力资源是指在一定时期内,组织中具有的能够为组织的发展贡献体力与智力的人员总和。

综上所述,人力资源的概念包括以下几个要点:①人力资源的本质是人所具有的体力与脑力的总和,可以统称为劳动力;②人的能力要能对财富的创造起贡献作用,成为财富形成的来源;③人的能力要能被组织所利用。

2. 人力资源管理 人力资源管理(human resource management,HRM)是一系列具有决策性意义并相互协调一致的关于组织内部人员管理的方法和措施。具体而言,人力资源管理是组织运用现代管理方法,对人力资源的获取(选人)、开发(育人)、保持(留人)和利用(用人)等方面所进行的计划、组织、指挥、控制和协调等一系列活动,最终实现组织发展目标的一种管理行为。

人力资源管理是管理学中的一个崭新的、重要的领域,人力资源管理因管理人力资源这一特殊的经济性和社会性资源而存在。人力资源管理涉及组织对员工有效管理和使用的思想和行为,远远超出了传统的人事管理范畴,是一种新型的、主动性的人员管理模式,越来越受重视,是组织决策的重要依据。有效的人力资源管理是各个组织都需要的。

(二)特征

1. 人力资源的特征

(1)生物性:人首先是一种生物。人力资源存在于人体之中,是有生命的"活"资源,与人的自然生理特征相联系。因此在管理中,首先需要了解人的自然属性,根据人的自然属性与生理特征进行符合人性的管理。

(2)时效性:时效性是指人力资源的形成与作用、效率受其生命周期的限制。作为生物有机体的个人,其生命是有周期的,每个人都要经历幼年期、少年期、青年期、中年期和老年期。其中具有劳动能力的时间仅是生命周期中的一部分,各个时期资源的可利用程度也不相同。无论哪类人,都有其才能发挥的最佳期、最佳年龄段。如果人的才能未能在这一时期充分利用开发,就会导致人力资源的浪费。因此,人力资源的开发与管理必须尊重人力资源的时限性特点,做到适时开发、及时利用、讲究时效,最大限度地保证人力资源的产出,延长其发挥作用的时间。

(3)再生性:人力资源具有再生性,它基于人口的再生产和劳动力的再生产,通过人口的不断更替和"劳动力耗费—劳动力生产—劳动力再次耗费—劳动力再次生产"的过程得以实现。同时,人的知识与技能陈旧、老化也可以通过培训和再学习等手段得到更新。当然,人力资源的再生性不同于一般生物资源的再生性,除了遵守一般生物学规律之外,它还受人类意识的支配和人类活动的影响。从这个意义上来说,人力资源要实现自我补偿、自我更新、持续开发,人力资源的开发与管理工作应注重护理人员终身教育,加强护理人员后期的培训与开发。

(4)损耗性:人力资源在使用过程中会出现有形损耗和无形损耗,劳动者自身的疾病和衰老是有形损耗,劳动者知识和技能的老化是无形损耗。在现代社会,人力资源的这种损耗呈现以下特点:首先,与传统的农业社会和工业社会里较多地表现为有形损耗不同,现代社会更多地表现为无形损耗;其次,当今社会的一个重要特征是新技术不断取代原有技术,而且更新周期越来越短,致使员工的知识和技能老化加剧,人力资源的损耗速度越来越快;最后,人力资源补偿的难度加大,这是因为当今社会的人力资源损耗主要表现为无形损耗,而无形损耗的补偿比起有形损耗的补偿要困难得多；同时，由于人力资源损耗速度的加快，也使得补偿的费用越来越高。

(5) 社会性：人处在一定的社会之中，人力资源的形成、配置、利用、开发是通过社会分工来完成的，是以社会的存在为前提条件的。人力资源的社会性主要表现为人与人之间的交往及由此产生的千丝万缕的联系。人力资源开发的核心在于提高个体的素质，因为每一个个体素质的提高，必将有助于形成高水平的人力资源。但是，在现代社会中，在高度社会化大生产的条件下，个体要通过一定的群体来发挥作用，合理的群体组织结构有助于个体的成长及作用的高效发挥，而不合理的群体组织结构则会对个体构成压抑。群体组织结构在很大程度上又取决于社会环境，社会环境构成了人力资源的大背景，它通过群体组织直接或间接地影响人力资源开发，这就给人力资源管理提出了要求：既要注重人与人、人与团体、人与社会的关系协调，又要注重组织中的团队建设。

(6) 能动性：能动性是人力资源区别于其他资源的本质所在。其他资源在被开发的过程中，完全处于被动的地位；人力资源则不同，它在被开发的过程中，有思维与情感，能对自身行为做出抉择，能够主动学习与自主地选择职业，更为重要的是人力资源能够发挥主观能动性，有目的、有意识地利用其他资源进行生产，推动社会和经济的发展。同时，人力资源具有创造性思维的潜能，能够在人类活动中发挥创造性的作用，既能创新观念、革新思想，又能创造新的生产工具、发明新的技术。

(7) 两重性：人力资源具有生产者和消费者的两重性角色，即人力资源既是投资的结果，又能创造财富，因此具有角色两重性。人力资源的投资来源于个人和社会两个方面，包括教育培训、卫生健康等均是这两方面投资的结果。人力资源质量的高低，完全取决于投资的程度。人力资源投资是一种消费行为，并且这种消费行为是必需的，先于人力资本的收益。研究证明，人力资源的投资具有高增值性，无论从社会还是个人角度看，都远远大于对其他资源投资所产生的收益。

(8) 增值性：人力资源不仅具有再生性的特点，而且其再生过程也是一种增值的过程。人力资源在开发和使用过程中，一方面可以创造财富，另一方面通过知识、经验的积累、更新，提升自身的价值，从而使组织实现价值增值。

2. 人力资源管理的特征

(1) 管理理念特征：在管理理念上，要认识到人力资源是一切资源中最宝贵的资源，经过开发的人力资源可以增值，能给组织带来巨大的利润。

(2) 管理内容特征：在管理内容上，重点是开发人的潜能，激发人的活力，使员工能积极、主动、创造性地开展工作。

(3) 管理形式特征：在管理形式上，强调整体开发，要根据组织目标和个人状况，为员工做好职业生涯设计，不断培训，不断调整职位，充分发挥个体才能。

(4) 管理方式特征：在管理方式上，采取人性化管理，充分考虑人的情感、自尊与价值。

(5) 管理手段特征：在管理手段上，采用信息化方法与手段，如人力资源信息系统等方面均由计算机自动生成结果，及时准确地提供决策依据。

(6) 管理层次特征：在管理层次上，人力资源管理部门处于决策层，直接参与组织的计划与决策。

（三）功能

人力资源管理的功能主要包括四个方面：吸纳功能、维持功能、开发功能和激励功能。吸纳功能是指吸引并让优秀的人才加入到本组织中来；维持功能是指让已经加入的员工继续留在组织内；开发功能是让员工拥有能够满足未来工作需要的知识和技能；激励功能是指让员工在现有的工作岗位上创造出优良的绩效。人力资源的这四项功能通常被概括为"选、育、留、用"。其中选人是根本，育人是手段，留人是基础，用人是核心。选人、育人、留人、用人是组织之树常青的根本。这四者之间的关系如图5-1所示。

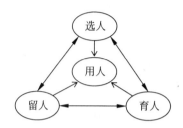

图 5-1　人力资源管理的功能及其相互关系

为实现人力资源管理的功能，还需要了解人力资源管理的基本职能，主要有人力资源战略与规划、工作分析、员工招聘、员工培训、绩效管理和薪酬管理等，将在下面内容中结合护理人力资源管理进行详细介绍。

（四）意义

在人类所拥有的一切资源中，人力资源是第一宝贵的资源，是现代管理的核心。不断提高人力资源开发与管理的水平，不仅是当前发展经济、提高市场竞争力的需要，也是一个国家、一个民族、一个地区、一个单位长期兴旺发达的重要保证，更是现代人充分开发自身潜能、适应社会、改造社会的重要措施。人力资源管理的作用和意义体现在两个方面：一是针对员工个体；二是针对组织。

1. 对个人

（1）发挥个体效能：通过合理的人力资源管理，可以最大限度地发挥人的有效技能，取得最大的使用价值。

（2）调动个体的主观能动性：有效的人力资源管理能充分调动广大员工的积极性和创造性，最大限度地发挥人的主观能动性。调查发现，按时计酬的员工每天只需发挥自己20%～30%的能力，就足以保住个人的饭碗。但若充分调动其积极性、创造性，则可发挥其潜力的80%～90%。

（3）培养全面发展的人：人类社会的发展，无论是经济的、政治的、军事的、文化的发展，最终目的都要落实到人，即一切为了人本身的发展。目前，教育和培训在人力资源开发和管理中的作用越来越大。在一个组织中，只有求得有用人才、合理使用人才、科学管理人才、有效开发人才等，才能促进组织目标的达成和个人价值的实现。作为员工个体，要经历潜能开发、技能提高、适应社会、融入组织、创造价值、奉献社会的过程，这都有赖于人力资源的管理。

2. 对组织

（1）人力资源管理是企业管理战略的重要组成部分：人、财、物、信息等，可以说是企业管理关注的主要方面，其中人又是最为重要的活的第一资源，只有管理好了"人"这一资源，才能实现企业战略发展目标。作为企业战略管理的一部分，人力资源管理的最大价值是在战略管理上与企业的战略目标相结合，通过人力资源的培训和开发提高员工服务于企业的工作技能，还可以通过绩效评估和薪酬系统的设立来增强企业人力资本的竞争力，确保企业战略目标的实现。

（2）使企业管理获得独特的竞争优势：人不仅是被管理的"客体"，更是具有思想、感情、主观能动性的"主体"，对人力资源进行管理，制定科学、合理、有效的人力资源管理政策和制度，使人力资源转换为财富，是企业获取和发挥竞争优势的基础。有效的人力资源管理有利于提高劳动生产率，从而直接增强企业的竞争优势，而通过人力资源获得的竞争优势是其他企业无法模仿的，形成了企业独一无二的内在特征，从而给企业带来强有力的竞争优势。

（3）从成本中心向利润中心的转变：现代管理观念认为，人力资源不仅是自然性资源，更重要的是一种资本性资源，而且人力的投资收益率高于一切其他形态资本的投资收益率。人力蕴藏着巨大的潜在能量，因此要加强人力资源的开发和投资，人力资源管理理念应从成本中心向利润中心转变。

二、护理人力资源管理

（一）相关概念及分类

1. 护理人力资源 护理人力资源（nursing human resource）是指医院里具有专业学历、技术职称或某一方面专长的护理专业相关工作人员，是卫生人力资源的重要组成部分。它是一个集人力的数量、素质、人才结构、职称结构以及护理临床、教学、科研等功能发挥和利用于一体的综合管理概念。护理人力资源可以按不同的标准进行分类。

（1）按人员分类：一是护理专业技术人员，包括了主任护师、副主任护师、主管护师、护师、护士和助产士等。二是护理员，包括两类人：①护理专业毕业，虽无专业技术职称，但可以从事基础护理工作的人员；②无专业技术职务，经过短期培训，可以从事基础生活护理工作的人员。

（2）按人才分类：一是知识型人才，有较高的综合素质和广博的知识；二是创新型人才，他们善于接收新信息和新知识，思维敏捷，注重经验的积累并勇于挑战自我，具有良好的评判性思维，能在日常护理工作中发现问题，在推动学科的发展方面起着积极的作用；三是技能型人才，他们的实践动手能力很强，具有某种特殊技能，如介入护士、外周静脉置入中心静脉导管（peripherally inserted central catheter，PICC）护士、糖尿病专科护士等。

2. 护理人力资源管理 护理人力资源管理（nursing human resource management）是指根据医院护理发展战略的要求，运用现代科学理论与方法，对护理人力资源进行有效开发、合理配置和充分利用，并通过培训、考核、激励等一系列管理措施，发掘护理人员的潜能，充分调动其积极性与创造性，最终实现护理专业发展与护理人员工作需求的双向目标。护理人力资源管理的目的就是要根据医院的结构、战略目标、护理模式，给每个护理单元、每个班次提供足够的、高质量的护理人员。

（二）特征

护理人力资源除了具有一般人力资源的特点外，还有其鲜明的专业特征。

1. 专业性与复杂性 护理劳动需要高度专业化的知识与技能，因此从事护理服务的人员必须具备临床专业知识与技能，同时，护理人员还要拥有人际沟通、协调、应急等能力，以及心理学、法学等学科的复杂的知识与技能。

2. 长周期和高成本 从事护理服务的人员不但需要系统的专业知识与技能，更需要丰富的临床经验，护理人员的培养周期较长。除了护理专业学生在校学习时间外，在岗护理人员还需要不断更新知识，其临床经验的积累也需要漫长的时间，所以投入的成本较高。只有经过长期、持续的专业知识、技能的学习与经验累积的护理人员才能够胜任这种高度专业性的工作。

3. 劳动具有风险性 由于疾病本身具有种类繁多、复杂的特点，加之服务对象个体状况的多样性，以及医学对许多疾病的认识还很有限，使得护理人员在提供护理服务时面临许多不确定的因素以及许多已知和未知的风险。而在面对重大疫情、自然灾害等突发公共卫生事件时，护理人员的责任、工作强度和压力也是巨大的。

4. 劳动需要团队协作 医疗卫生服务的复杂性与连续性，决定了医疗服务的提供者必须通过明确的分工与有效的协作才能够完成这种高度复杂的工作。护理服务作为医疗卫生服务中的重要环节，护士的工作离不开团队的协作。

5. 社会责任重大 护理人力资源服务的对象是人，所提供的护理服务关系到人的生命与健康，护理人员的责任心、知识与技能水平与病人的安全与疾病的转归息息相关。因此，护理人员与其他医务人员一样，都承担着巨大的社会责任和对公众救死扶伤的义务。

（三）内容

护理人力资源管理主要包括人力资源的数量管理和质量管理两部分内容。

1. 数量管理 是医院领导根据医院不同时期发展目标要求及其对护理人员数量的需求，对护士的招聘、保留、终止等所做的人事安排，科学高效地配置人力资源，达到人事相宜，人岗匹配，实现护理专业发展和护理质量提升的目标。

2. 质量管理 是指为提高护理人员的专业知识、技能、经验，以及护理职业道德的遵从性所进行的一系列管理活动。护理人力资源的质量决定着护理技术水平及护理服务质量，代表了专业的核心竞争力。

（四）目标

护理人力资源管理是通过人力资源规划、职位分析与设计、招聘与甄选、培训与开发、绩效管理、薪酬管理、劳动关系管理和职业生涯规划等方式，使人岗匹配，人事相宜，最终实现人力资源价值最大化的目标。通过人力资源的整合与开发，实现人力资本增值，为医院发展提供源源不断的动力。

归纳起来讲，护理人力资源管理要达到的目标包括人与岗位的匹配、人与人的科学匹配以及人的需求与工作报酬的匹配三个方面。因此，人力资源管理的具体事务也需要从上述三个方面做起。

1. 人与岗位的匹配 即运用科学方法解决护理人事问题，为医院招聘、培训和保留优秀护理人才，提供训练有素的护理人员，使护理人员的个体行为得到统一规范，并尽可能根据不同人才的个性特征选择与之相适应的职业和岗位种类，保证工作岗位与人的实际能力相对应，尽量做到人尽其才，才尽其用，使护理人员有效利用自身的工作技能，最大限度地提高医院的护理服务质量。

2. 人与人的科学匹配 主要指组织中护理人员知识、能力、年龄、性格、学历、职称、地缘、特长等的优势互补，充分发挥每名护理人员的特长，采用协调优化的方法，扬长避短，优势互补，从而形成整体优势，提高群体的工作效率。

3. 人的需求与工作报酬的匹配 人力资源管理要注重满足护理人员多层次的需求，将薪酬待遇与人员的贡献相结合，发挥薪酬的有效激励作用，营造良好的工作氛围，提高护理人员的工作满意度，发挥其最佳的工作状态，也可为护理人员提供职业发展空间，创造成长条件，让护理人员在组织中得到个人职业生涯的最大发展。

（五）职能

护理人力资源管理包括护理人力资源的获取、整合、调配、奖酬和开发等内容。其管理职能具体包括护理工作分析、护理人力资源规划、护理人力资源配置、护理人员招聘、护理人员的培训与开发、护理人员绩效考核、护理人员的薪酬管理、护理人员职业生涯规划以及劳动关系的管理九个方面。

1. 护理工作分析 工作分析被称为成功企业人力资源管理的基石。工作分析又称为职位分析、岗位分析或职务分析，是指了解组织内的某一种职位，把与这种职位相关的信息描述出来，从而使其他人也能了解这个职位的相关信息。这些信息可用 6 个"W"1"H"加以概括。即：

WHO：谁来完成这些工作？

WHAT：这一职位具体的工作内容是什么？

WHEN：工作时间如何安排？

WHERE：这些工作在哪里进行？

WHY：从事这些工作的目的是什么？

FOR WHO：这些工作的服务对象是谁？

HOW：如何来进行这些工作？

通过工作分析，主要解决两个方面的问题，即"某一职业需要做哪些事情？""什么样的人来做这些事情最合适？"。因此，护理工作分析具体内容包括护理工作描述和护理人员任职资格两方面。

（1）护理工作描述：主要包括四个方面的内容：①护理工作基本信息，包括工作名称、编号、所属部门、职务等级、日期等；②护理工作活动和护理工作程序，包括工作摘要、工作范围、职责范围、工作设备及工具、工作流程、人际交往、管理状态等；③护理工作环境，包括工作场所、工作环境的危险、职业病、工作时间、工作环境的舒适程度等；④护理岗位对人员的任职资格要求，包括年龄、学历、工作经验、性格要求等。

（2）护理人员任职资格：主要包括三方面的内容：①护理人员基本素质，包括最低学历要求、专长领域、工作经验、接受的培训教育、特殊才能等；②护理人员生理素质，包括体能要求、健康状况、感觉器官的灵敏性等；③护理人员综合素质，包括语言表达能力、合作能力、进取心、职业道德素质、人际交往能力、团队合作能力、性格、气质、兴趣等。

护理工作分析可以帮助护理管理者理清思路，找到护理人力资源管理的切入点，并可以在护理人员招聘、绩效考核、薪酬管理、职业生涯发展等方面发挥重要作用。

2. 护理人力资源规划　护理人力资源规划是指医院护理组织系统为实现未来一段时间内医院总体发展目标，对人力资源需求做出科学的计算和预测，制订出指导和调节人力资源发展的计划，以期在未来护理发展中能有效地实现人力资源在数量和质量、长期和短期上的供需平衡。其内容主要包括护理人力资源总体规划和护理人力资源业务规划两方面。在进行人力资源规划时，要遵循系统性原则、整体性原则、动态性原则和适宜性原则。护理人力资源规划分护理人力资源现状分析、预测分析、实施、评估与反馈五个阶段。

3. 护理人力资源配置　指对护理人员进行恰当有效的选择，以充实组织机构中规定的各项职务，完成各项护理任务。护理人力资源的有效配置，就是要做到人员编制合理、比例恰当，以提高护理工作效率、护理质量和护理服务水平，降低护理成本消耗，最大限度地满足病人的需求。

4. 护理人员招聘　招聘是吸引足够数量的个体并鼓励其申请来组织工作的过程。其关键是要寻求数量足够多并且具备护理岗位任职资格的申请人，使组织在护士选择上具有更大自主性，通过护士整体队伍质量提高确保护理服务安全。招聘分招募、选拔、录用、评估四个阶段。

5. 护理人员培训与开发　指组织为了实现其目标和满足个体发展需要，使护理人员通过学习获得有利于完成任务的知识、技能、观点、动机、态度、行为，提高护理人员岗位工作绩效和个人素质所进行的有计划、有系统的战略性人力资本投资活动过程。培训和开发护理人员是人力资源管理的重要工作内容，这对护理人员在工作岗位上保持理想的职业水平，高效率地完成护理工作任务，促进个人职业的全面发展和个体自我实现都具有积极而现实的意义。

6. 护理人员绩效考核　绩效考核是按照一定的标准，采用科学的方法，检查和考核员工对职业规定的职责履行程度，以确定其工作成绩的一种有效管理方法。绩效考核是护理人力资源管理的重要环节，通过绩效考核，可以为护理人力资源管理的各个方面提供信息反馈，为薪酬管理、晋升、人员使用和培训等提供重要依据，从而调动护理人员的工作积极性，使个人和部门护理工作均得到不断完善和持续改进，提高整体效益。

7. 护理人员薪酬管理　是指护理管理者对组织内护理人员的报酬支付标准、发放水平、要素结构等进行确定、分配和调整的过程。有效的薪酬管理可以实现合理的薪酬分配，并将物质报酬的管理过程与护士激励过程紧密结合，起到吸引人才、激励人才的作用，真正体现出护理人才的自身价值，有利于促进护理组织人力资源管理效益最大化。

8. 护理人员职业生涯规划　是指组织与护理人员共同构建职业发展通路，通过工作历程，使护理人员与组织的职业岗位需求相匹配、协调与整合，以达到满足组织及成员各自需求和彼此受益的目标。随着以人为本的医院管理模式的广泛实施，加强护理人员职业生涯规划与管理已成为医院人力资源管理的重要组成部分。

9. 劳动关系管理　是指用人单位与劳动者之间依法所确立的劳动过程中的权利和义

务关系。劳动关系是护理人力资源管理的一项重要任务。劳动关系是否融洽,直接关系到人力资源潜力的发挥。在调整劳动关系时,一方面要遵循国家法律、法规和地方政府的有关政策规定;另一方面要做好劳动关系的建立和维护工作,以利于挖掘护理人员的潜力,合理运用护理人力资源。

（六）策略

1. 合理配置护理人力资源 护士的合理配置是指在任何时间都可以提供数量适当、技术水平合理的护士以满足病人的需要,并且保持低或无风险的工作环境。合理配置和开发利用人力资源是保持护理事业可持续发展的重要因素。因此,需要对护理人力资源配置进行科学研究,为管理部门提供决策依据,制定合理的政策、法规。而在临床一线,应科学规范地简化、优化护理环节和流程,改变传统排班方式,调整工作时段,合理安置人员结构和搭配,充分发挥高年资护士的专业技术和沟通技巧,缓解年轻护士的心理压力,消除护士的身心疲惫和职业倦怠,确保满足病人的需要。

2. 加强护士的教育和培训 对护理人员的管理要实行使用与培养相结合的原则,完善继续护理教育和培训,将专业教育与能力素质培养相结合,促进护士个体素质、能力的全面提升,最大限度地促进护士自身的发展,这是保证护理质量的需要,也是人性化管理的需要。

3. 建立护理绩效考核制度 建立一套科学合理、客观公正的绩效考核指标,通过有效的绩效考核使护理人员明确自己的职责,调动护士工作的积极性,提高护士个人工作能力及素质。在科学绩效评估的基础上,改革绩效分配模式,进行合理的奖励分配,达到"按劳分配、多劳多得、同工同酬"的绩效管理目标。

4. 更新人力资源管理理念 从我国现阶段医院管理来看,做好护理人力资源管理工作就要确定以护士为中心的人力资源管理理念,充分认识到人力资源是第一资源,是最具有核心竞争力的资源,通过以人为本理念的实施,最大限度地强调人的工作动力和调动人的工作积极性,发挥护理群体的能动性。

5. 创新人力资源管理机制 依据相关法律、法规,做到日常管理有法可依、有法必依,以《中华人民共和国护士管理条例》为基本依据,减少护士工作的随意性,将安全隐患降到最低。同时要适当引入现代管理机制,充分调动护士的积极性和潜能,使护理人力资源管理发挥更大的作用和效益。

第二节 医院护理人员的配置与岗位设置

一、医院护理人员配置

（一）概念

人力资源配置(human resource allocation)指在某一具体的组织或团队中为了组织或团队目标的高效优质实现而对内部人力资源的统筹和优化。护理人力资源配置(nursing human resource allocation)是指医院根据护理服务功能、任务、规模及发展目标的要求,对护理各岗位人员的数量、质量、结构进行合理设置的过程,以保证护理人员、护理岗位、护理服务目标的合理匹配。

护理人力资源配置主要包括两项方面:一是人员合理分配;二是人员的科学组合。护理人力资源配置是护理人力资源管理的重要环节,侧重于对护理人力资源潜力的有效开发和利用。

(二)重要性

护理服务是医疗公共卫生服务体系的重要组成部分,承担着维护生命、预防保健等任务。近年来,护理服务需求从单一的治疗需求扩大到预防保健需求,从单纯的满足生理需求扩大到心理需求,从纯粹的技术操作需求扩大到健康教育需求,从满足病人需求扩大到对家庭、社会的关注。因此,对护理人员的数量和质量都提出了新的要求。护理人力资源的合理配置是护理质量保证的基础,也决定着医院的运营成本及其他资源的使用效率,它是护理管理改革的重要内容之一。拥有适量的护士,才能满足病人在不同情境下的复杂需求,才能保障安全无害的工作环境。合理的护理人力资源配置,具有以下重要作用:

1. 有利于增强医疗安全　护理人力资源的有效配置,有利于增强医疗安全。医院里如果护理人力资源不足,护士必须加快速度才能缩短每项工作的时间,有时还可能会不按照规程进行操作,甚至违反操作原则。病人家属或陪护代替护士进行病情观察和生活护理的现象时有发生,这些都是潜在的影响医疗安全的危险因素,对医疗安全构成威胁。如果进行合理的护理人员资源配置,就会避免这些医疗和护理风险。

2. 有利于提高护理质量　合理的护理人力资源配置是完成临床护理工作最基本的保证。护理工作是 24 小时不间断的、连续性的工作,需要班班交接、环环相扣,人力资源的配置稍有不当就会影响护理工作的顺利完成,进而影响护理质量。美国哈佛大学医学院公共卫生学院研究人员的研究结果表明,护理人力资源配置与病人住院天数、医源性泌尿系统感染率、呼吸道感染率、压疮发生率和抢救成功率等指标高度相关。世界各地的其他相关研究也表明,不合理的护理人力资源配置会导致病人住院时间延长,使病人发病率和死亡率增高。

3. 有利于促进病人安全　护理人力资源有效配置包括了数量和质量两个方面。从数量上看,如果护理人力资源不足,在巨大的护理工作量面前,护士往往只有时间完成一些治疗工作,可能会忽视病房的巡视工作,对病人病情变化的观察缺乏及时性和主动性,更没有足够的时间顾及其他如基础护理、生活护理、康复护理、心理护理等,整体护理流于形式,难以提供全程、无缝隙的护理服务。另外,护理人员超负荷工作、精神紧张和劳累又是导致护理差错事故的主要原因,从另一方面对病人的护理安全产生威胁。而从质量上看,护理人员配置整体结构如果不合理,就不能发挥团队效应,而护士整体素质不佳或未经培训就上岗,临床护理经验不足,就可能出现突发紧急情况处理不当、未能及时发现病情变化而耽误病人的抢救时机等现象。因此,从数量和质量上保证护理人力资源的有效配置,对保障医疗护理安全至关重要。

4. 有利于护士的身心健康　充足的护理人力资源,可以使护士的工作负荷保持在适当的范围内,不至于产生过大的心理压力,可以保护其身心健康,提高护士工作满意度。同时,也可以减轻护士的工作压力,增强其工作积极性,也有利于护士招聘和保留人才。

（三）依据

国外护理管理者、研究者通常采取以角色为基础的分析方法进行人力配置决策。比如注册护士比例、每病人每日护理工时、护患比、等效全职护士数量、护理人员技术配比等。目前我国大多数综合医院按照《综合医院组织编制原则（试行草案）》的规定进行配置，该草案由原卫生部于1978年颁布。我国病房护理人力资源配置的国家标准自1978年以来一直未予更新。30多年来，护理专业的内涵、职责、范围等都发生了很大变化，该标准已经落后于时代的要求，不能满足护理服务的需求。面对护士配置不足这一问题，卫生行政部门除了通过加强高等护理教育，增加护理人员绝对数量之外，建立合理的护士配备标准也是解决矛盾的重要措施。目前我国护理人力资源配置除依据上述《综合医院组织编制原则（试行）草案》外，还有原卫生部颁布的《医疗机构专业技术人员岗位结构比例原则》《综合医院分级管理标准（试行）草案》等文件，这些文件都对护理人力数量做了基本要求。2008年《中华人民共和国护士管理条例》颁布，将护士的配置要求提升到国家立法的高度。2010年以来，为满足病人全程、全面、专业化和人性化的护理服务需求，原卫生部在全国范围内开展"优质护理服务示范工程"活动，在改革医院临床护理服务模式、推进以病人为中心的岗位管理、满足病人服务需求等方面进行了积极的探索和改革。原卫生部颁布的《中国护理事业发展规划纲要2005—2010》《中国护理事业发展规划纲要2011—2015》《医药卫生中长期人才发展规划（2011—2020年）》和《医院注册护士管理办法（试行）（征求意见稿）》等一系列政策文件已成为我国护士队伍建设的纲领性文件。2012年，原卫生部委托中华护理学会成立研究小组，研究制定三级医院护士配置标准，形成了《医院护士人力配置标准（征求意见稿）》。护士人力配置标准的制定将有助于卫生主管部门和医疗机构进一步落实《中华人民共和国护士管理条例》，促进护理队伍的建设，保障护理安全，提高护理质量和病人的满意度。2016年11月18日，国家卫生与计划生育委员会办公厅印发了《全国护理事业发展规划（2016—2020年）》，该文件成为指导我国护理事业发展和护理队伍建设的最新纲领性文件。

除了法律法规和各种规章制度要求外，护理人力资源配置还应该根据医院的性质、规模、护理工作特点、病人需求、疾病轻重缓急、医学和护理学的发展、实际工作需求等诸因素配备护理人员。

（四）基础分析

在人力资源配置前，需要进行基础分析，分析内容涉及人与事的关系、人自身各方面条件和组织机制及行业现实等要素，从而形成五个方面的人力资源配置状况分析。

1. 人与事总量配置分析　人与事的总量配置涉及人与事的数量是否对应，即有多少事要用多少人去做。但这种数量关系并不绝对，随着医院科室功能和护理服务需求不同而发生变化。

2. 人与事结构配置分析　护理人员配置的一个重要目标就是把不同护理人员分配在最能发挥其专长的岗位上，使人职匹配，尽量做到人尽其才、才尽其用。而护理服务范畴多种多样，应根据不同性质、特点的护理服务事项，选择有专长的护理人员去完成。

3. 人与事质量配置分析　分析人与事之间的质量关系，即事的难易程度与人的能力水平的关系。应根据每项护理服务的特点、难易程度和繁简程度及其对护理人员资格条件的要求,选拔具有相应能力水平的护士去承担。

4. 人与工作负荷状况分析　人与事的关系还体现在事的数量是否与人的承受能力相关,使人力资源能够保持身心健康,每个部门的人力资源配置都应与其所承担的工作量相适应,使得工作负荷量与人力资源身心承受能力相适应。若工作负荷过重应减轻工作负担或新设一个岗位来分担原岗位的工作;相反,如果工作负荷不够,则应考虑合并相应岗位或增加该岗位的工作内容。无论是工作负荷过重,还是工作负荷过轻,都不利于人力资源的合理配置及使用。

5. 岗位人员使用效果分析　人与事的配置分析最终还要看岗位上的员工的工作情况。这是动态衡量人与事关系的重要内容。

（五）原则

护理人力资源配置要符合国家对医院护理人力资源配置的要求,同时要以医院及科室的功能、任务、护理服务需求为导向,实事求是,精简高效,结构合理,因事设岗。具体而言,护理人力资源配置应遵循以下原则:

1. 人员保障原则　医院和管理部门应以国家对医院护理人力资源配置的要求为依据,以医院服务任务和目标为基础,配置足够数量的护理人员,以满足病人、护士和医院各个方面的需求。

2. 岗位管理原则　护理人力资源应实行岗位管理,明确岗位职责和任职条件,应将与岗位任职条件相匹配的护理人力配置到相应岗位上。与岗位匹配的护理人员个人素质包括护理人员个体的年龄、性格、智能、气质、价值观、工作动机、专业技术水平、工作经验等。岗位管理原则就是要实现个体与岗位的最佳组合。

3. 分层管理原则　应对护士进行分层级管理,将其安排在相应层级的护理工作岗位上,使每个人的能级水平与其所处的层级和岗位的能级要求相适应。不同职称、不同学历、不同资历的护理人员,其自身知识、技能、能力等也不同。为了适应不同的服务对象及医学、护理学飞速发展的需要,不同层级的护理人员承担相应的责任和义务,享有应得的报酬。各级护理管理部门应制订出切合实际情况的岗位能级要求、考核标准和岗位职责,根据护士个体的不同素质,将其配置在不同的工作岗位上,比如护理管理岗位、临床护理岗位等。其中在临床护理岗位配置上,根据护士的不同层级,分配其分管不同病情程度、护理难度和技术要求的病人。而护理管理岗位任职人员应具有临床护理岗位的工作经历,接受岗位培训,具备护理管理知识和能力。

4. 需求导向原则　应根据科室特点及实际护理工作量、病人危重程度和疾病种类、护士能力等因素测算不同岗位护士数量。护理管理部门应在分析护理业务范围、种类、服务对象等需求的基础上,根据护理人力结构来确定不同数量的护理人员。以需求为导向,科学合理地配置护理人力资源,可以有效避免因病人数量和病情变化等带来的护理人力不足或人员过剩现象的发生。同时,随着医学模式和护理模式的转变,人们的健康意识不断增强,要求护理工作不仅仅满足于完成治疗性工作,还要从心理护理、舒适护理等方面满足病人的需求,因此,配置护理人力资源时还应考虑病人的需求。

5. 资源优化原则　优化配置人力资源,也就是要运用科学、系统的管理方法,在编制上对医院内一定数量、不同层次的护理人员进行人才组织结构优化和合理配置,将不同专业结构、知识结构、智能结构、年龄结构、生理结构、学历结构、学缘结构和个性特质的护理人员进行优化组合,形成一个优势互补的护理人力群体,有效发挥团队的整体价值。将资源优化原则用于以下两个方面:一是护士应根据自身的优势和岗位要求,选择最有利于发挥自己优势和特长的岗位;二是管理者应根据护士素质和岗位职责要求,将其安置到最有利于发挥其优势和特长的岗位上,在充分考虑护理专业的人工成本和经济效益的基础上,确保人力需求与护理工作量相适应。

6. 动态性和预见性原则　当人员或岗位要求发生变化时,适时地对人员配备进行相应的调整和统筹,始终保证使合适的人在合适的岗位上。护理人力资源配置,首先必须把医院发展趋势及目标作为其主要依据,以适应医院动态发展的客观要求。比如医院管理系统的改革,对各类专业技术人员及护理人员的配置都提出了新的要求。其次,在我国现有护理人力资源绝对和相对数量均不足的情况下,护理管理者应不断细化和规范护理人员的动态调配,要有预见能力和创新能力,重视和落实护士岗位管理,在人事管理上对护理人员进行筛选、调配、选用、培养。最后,医院应制定护士紧急调配预案,确保突发事件以及特殊情况下的护士需求。

（六）方法与标准

1. 方法　医院护理人力资源配置测算方法主要包括按实际工作量测算、比例定员测算及病人分类测算法三种方法。

（1）按实际工作量测算:该方法是以医院各科室工作岗位的实际工作量、员工的工作效率、工作班次、出勤率为依据确定人员编制的方法。这种方法适用于住院部医疗技术人员的定编,它与床位的数量及床位的使用率有关。

实际工作量是以完成护理工作任务所需耗费的工时来确定的。通过直接或间接的工时测定确定实际工作量,再进一步计算出编制人数和设置比例。工时测定是指对完成某项护理工作任务全过程的每一环节必须进行的程序和动作所耗费时间的测定。护理工时测定,可以在本医院直接进行,也可利用国家规定的标准工时表或其他单位已测定的平均工时表(或工时单位表)间接推算劳动量。在测定过程中,还应注意各类病人所需护理项目及其分类的问题。根据护理质量标准要求,各类病人所需护理项目可分为直接护理和间接护理两类。直接护理项目是每日面对面直接为病人提供护理服务的护理活动,比如晨间护理、肌内注射、输血、输液以及测量体温、脉搏、呼吸等。间接护理项目是为直接护理做准备的项目,以及沟通协调工作(包括会议、交接班、书写记录等)所需要的护理活动。比如参加医师查房、处理医嘱、输液和注射前的准备工作、请领物品、交班等。应分别测定直接护理和间接护理项目所需的直接护理时间和间接护理时间。

在对每一项护理操作或任务测定的基础上,还要根据分级护理(目前我国按原型分类法将病人分为一、二、三级护理及特级护理四类)要求的护理内容,测定各级护理中每名病人在24小时内所需的平均护理时数,依此计算工作量。

其计算公式为:

$$总护士人数 = \frac{各级护理所需时间 + 间接护理时数}{护士日工作时间} + 机动护士人数$$

式中:机动护士人数指因休假、进修等原因缺勤而在一般编制人数基础上另增加的人数。

（2）比例定员测算：是指根据服务者（医疗技术人员）与被服务者（病人）的数量及比例或者不同"职系""职级"之间员工的比例确定人员编制的方法。医院护理人力资源配置，按医院规模、床位数和护理人员数量的比例确定护理人员数量。例如，根据原卫生部制定的《医疗机构专业技术人员岗位结构比例原则》，医院高级、中级、初级员工的比例为：一级医院为1∶2∶（8～9）；二级医院为1∶3∶8；三级医院为1∶3∶6。2016年国家卫生与计划生育委员会发布的《全国护理事业发展规划（2016—2020年）》中明确提出，"到2020年，全国三级综合医院、部分三级专科医院全院护士与实际开放床位比不低于0.8∶1，全院病区护士与实际开放床位比不低于0.6∶1；二级综合医院、部分二级专科医院全院护士与实际开放床位比不低于0.7∶1，全院病区护士与实际开放床位比不低于0.5∶1。"

（3）病人分类：主要是根据病人、病种、病情等确定标准护理时间，通过测量每类病人每天所需要的直接护理时间和间接护理时间，并使之标准化，进而得出总的护理需求或工作量，从而预测护理人力需求。

2. 标准　护理人员配置标准要依据护理工作任务的多寡程度及不同专业特点来确定。随着护理理念的不断更新，护理工作的内容和范畴都发生了巨大的变化，护理人员的工作量大幅度提高，因此，医院应当根据医院的功能、任务、服务量和服务效率加强注册护士的科学配置，全面统筹、科学合理、弹性动态地进行护士队伍的科学规划与合理配置。目前，护理人员配置标准有以下2种。

（1）按医院床位数划分：目前，我国大多数医院的护理人员配备标准，主要参照原国家卫生部1978年颁布的《综合性医院组织编制原则（试行）草案》文件执行，该文件从医院的宏观层面对我国综合医院的护理人员配比和编制进行了规定。

1）护理管理人员：①300张床位以上的医院可设护理副院长1名，护理部主任1名，副主任2～3名。②300张床位以下的医院，可设护理部总护士长1名，但如果医疗、教学、科研任务繁重的专科医院，可设护理部主任1名，副主任1～2名。③每个病区护士长1名，如果病床多、任务重的可设副护士长1名。④在100张床位以上的科室，以及手术室、门诊部、急诊科等任务繁重、工作量大的科室可设科护士长1名。

2）临床护理人员：按病床与工作人员之比配备临床护理人员：①300张以下床位医院的床护比为1∶（0.40～0.46）。②300～500张床位医院的床护比为1∶（0.50～0.52）。③500张床位以上医院的床护比为1∶（0.58～0.61）。④平均临床床护比为1∶0.4。另外按医生和护士比为1∶2，卫生技术人员和护理人员比1∶0.5。

随着护理事业的发展，护理工作量大幅度提升，如果医院还是用过去的配置标准来配置护理人员，则会进一步加重护理人员的工作负荷，影响护理质量的提升。近年来国家卫生和计划生育委员会对各医院病房床护比的编制标准做出了新的规定。2008年原卫生部颁布的《医院管理评价指南（2008版）》指出，病房中床位与护士的比例至少达到1∶0.4，重症监护室床位与护士的比例应达到1∶（2.5～3）。原卫生部在2012年5月颁布了《实施医院护士岗位管理的指导意见》，提出病房护士的配备应当遵循责任制整体护理工作模式的要求，普通病房实际床护比不低于1∶0.4，每名护士平均负责的病人不超过8个，重症监护病房护患比为（2.5～3）∶1，新生儿监护病房护患比为（1.5～1.8）∶1。门（急）诊、手术室等部门应当根据门（急）诊量、治疗量、手术量等综合因素配置护士。

2012年，原卫生部发布的《医院护士人力配置标准（征求意见稿）》中也对不同病房与护理单元护士与病人的比例提出了建设性的指导意见，如表 5-1、表 5-2 所示。

表 5-1　病房护士与病人应配置比例

病 房 种 类	护士与病人配置比例
普通病房	≥0.4∶1
特、一级护理病人平均比例≥30%病房	≥0.5∶1
新生儿和母婴同室病房	≥0.6∶1
CCU、新生儿监护室	≥1.5∶1
重症监护病房	≥2.5∶1

表 5-2　门诊、急诊、手术室、产房等部门护士宜配置数量

护 理 单 元	配 置 数 量
普通门诊	平均每天每 100 人次就诊病人配置至少 1 名护士
急诊观察室	护士与病人数量比≥0.4∶1
急诊抢救室	护士与抢救床数量比≥2∶1
手术室	护士与手术间数量比≥2.5∶1
产房	平均每月每 15 人次分娩产妇配置至少 1 名护士(不含剖宫产手术)
血液透析室	护士与透析病人数量比≥1∶4

（2）护师以上专业技术职务的岗位设置及编制比例：1985 年，原卫生部在试行专业技术职务聘任中，对护师以上专业技术职务的岗位设置做出如下规定：

1）一般病区：①护师：每 15～20 张病床设 1 名护师；②主管护师：每 30～40 张病床设 1 名主管护师；③正、副主任护师：在医疗、教学、科研任务较重，护理专业技术要求较高，具有 3 种专业和床位在 150 张以上的大科室，设 1～2 名正或副主任护师。

2）手术室：①护师：每 2 张手术台设 1 名护师；②主管护师：在开展 4 种以上专科的手术室，每 6～8 张手术台设 1 名主管护师；③副主任护师：在开展专科手术种类多，技术复杂(如体外循环)，8 张以上手术台设 1 名副主任护师。

3）特种病房：如重症监护病房(intensive care unit，ICU)、冠心病监护病房(coronary care unit，CCU)、血液透析、烧伤病房等。①护师：每张病床设 1～2 名护师；②主管护师：每 4 张病床设 1 名主管护师；③正、副主任护师：重症监护中心设 1 名正或副主任护师。

4）急诊室(科)：①护师：每 5 名护士设 1 名护师；②主管护师：在有内、外、妇、儿 4 科以上的综合急诊室，每 2～3 名护师设 1 名主管护师；③正、副主任护师：急诊科设 1 名正或副主任护师。

5）护理部：设正、副主任护师 1～3 名；主管护师若干名。

二、医院护理人员的岗位设置

2010 年原卫生部颁布了《全国医院工作制度与人员岗位职责》，对护理人员的岗位职责进行了划分。2012 年，原卫生部护理人力资源配置专业委员会根据《中华人民共和国护士管理条例》《医院注册护士管理办法(试行)(征求意见稿)》的精神要求，制定了三级综合医院护理人力配置标准，明确界定了医院护理岗位包括护理管理岗位、临床护理岗位和其他护理岗位。

（一）护理管理岗位

护理管理岗位是注册护士从事医院护理管理工作的岗位,一般包括护理部岗位和护士长岗位。医院应当根据规模、任务及管理幅度将管理人员分为护理部、科和病房(区)三级管理岗位,或者护理部、病房(区)两级管理岗位,确保管理工作效率。有条件的三级甲等医院还应当逐步设立护理副院长管理护理工作。《全国医院工作制度与人员岗位职责》对护理人力资源规划制定了统一的管理标准,详细介绍了护理部主任、科护士长、病区/病房护士长等各级护理管理人员的职责。

1. 护理部主任岗位职责

(1) 在院长的领导下,负责领导全院的护理工作,组织制订全院各科室护理人员配置方案,方案被院务会批准后,组织实施与协调,适时调整;是医院护理质量与安全管理和持续改进第一责任人,应对院长负责。

(2) 负责实施医院的质量方针和落实质量目标、实施质量指标,制订护理部分的具体落实措施,履行监控职能。

(3) 根据医院的计划,负责拟订全院的护理工作计划及目标,方案被院务会批准后,组织实施。定期考核,按期总结汇报。

(4) 深入科室了解、掌握护理人员的思想工作情况,教育护理人员改进工作作风,加强医德、医风建设,改善服务态度。督促检查护理制度、常规的执行情况和护理任务的完成情况,检查护理质量,严防差错事故的发生。

(5) 组织护理人员"三基"(基本理论、基本知识、基本技能)、"三严"(严格、严肃、亚谨)培训、学习业务技术,定期进行技术考核,开展护理科研工作和技术革新,不断提高护理技术水平。

(6) 指导各科护士长搞好病房和门诊的科学管理、消毒隔离和物资保管工作。

(7) 组织检查护理学专业学生(以下简称护生)、进修生的实习工作,指导各级护理人员严格要求学生,做好"传、帮、带"工作。

(8) 确定全院护理人员的工作时间和分配原则,根据具体情况对全院护士做院内或临时调配。

(9) 审查各科室提出的有关护理用具使用情况的意见,并与有关部门联系,协同解决问题。

(10) 主持和召开全院护士长会议,分析全院护理工作情况,并定期组织全院护士长到科室交叉检查,互相学习,不断提高护理质量。

(11) 提出对护理人员的奖惩、晋升、晋级、任免以及调动的意见。

(12) 教育全院各级护理人员热爱护理专业,培养良好的作风,关心他们的思想、工作、学习和生活,充分调动护理人员的积极性。

(13) 作为医院质量管理组织主要成员,承担相关工作。

(14) 护理部副主任协助主任负责相应的工作,主任外出期间代理主任主持日常护理工作。

2. 科护士长岗位职责

(1) 在护理部、科主任领导下,全面负责所属科室的临床护理、教学、科研及在职教育的管理工作,是本部门护理质量与安全管理和持续改进第一责任人,应对护理部、科主任负责。

（2）根据护理部、科工作计划制订本科室的护理工作计划，按期督促检查、组织实施并总结。

（3）负责督促本科各病室认真执行各项规章制度、护理技术操作规程。

（4）负责督促检查本科各病室护理工作质量，发现问题及时解决，把好质量关，并做好记录。

（5）解决本科室护理业务上的疑难问题，指导危重、疑难病人护理计划的制订及实施。

（6）有计划地组织科内护理查房，及时总结本室护理工作中的经验和教训。

（7）有计划地组织安排全科业务学习。负责全科护士的"三基""三严"培训和在职教育工作。

（8）负责组织本科室护理科研、护理革新计划的制订和实施，指导本科护士及时总结护理经验及撰写护理文章。

（9）对科内发生的护理问题和差错，应及时了解原因，总结经验教训，采取防范措施，并及时上报护理部。

（10）科学管理病房，做好文字记录及教学各项统计工作，每月总结、分析提出整改意见。

（11）每月听取进修护士意见，检查护生教学计划的实施情况。

3. 病区/病房护士长岗位职责

（1）在科护士长和科主任的领导下，负责本病室行政管理和护理工作，是本部门护理质量与安全管理和持续改进第一责任人，应对科护士长、科主任负责。

（2）根据护理部及科内工作计划，制订病房护理工作计划，并组织实施。认真做好护理质量检查，做好记录和统计工作，并定期总结。

（3）负责本病房护理人员的素质培养工作，教育护理人员加强责任心，改善服务态度，遵守劳动纪律，密切医护配合。

（4）合理安排和检查本病房的护理工作，落实质量控制方案，参加并指导危重、大手术病人的护理及抢救工作。

（5）督促护理人员严格执行各项规章制度和操作规程，严防差错事故的发生。对本病区发生的护理差错、事故，及时查明原因报告护理部，并组织整改。

（6）定期参加科主任和主治医师查房，参加科内会诊及大手术或新手术前、疑难病例、死亡病例的讨论。

（7）组织护理查房，进行护理会诊，积极开展护理科研工作，总结护理经验。

（8）组织、领导护理人员的业务学习及技术训练，实施"三基"（基础理论、基本知识、基本技能）、"三严"（严格、严肃、严谨）培训工作。

（9）定期督促检查病房用品、护理用具、仪器设备、被服、药品的请领及保管情况。

（10）负责护生、进修护士的实习安排，检查护士的带教工作。

（11）督促检查护理员、配膳员、卫生员的工作质量，搞好病房的清洁卫生、消毒隔离工作。

（12）定期召开工休人员座谈会，组织安排健康教育宣传工作，听取病人对医疗、护理及饮食等方面的意见，不断改进病室管理工作。

（二）临床护理岗位

临床护理岗位是注册护士为病人提供直接护理服务的岗位，主要包括病房（含重症监护病房）、门诊、急诊科、手术室、产房、血液透析室、导管室、腔镜检查室、放射检查室、放射治疗室等直接服务于病人的岗位。重症监护、急诊急救、手术室、血液净化等专科护理技能要求较高的临床护理岗位可设专科护理岗位。承担临床护理教学任务的二级以上医院，需设置临床带教岗位，临床带教护士不能脱离临床。下面介绍病房护士岗位、专科护士岗位和护理教学岗位的具体职责。

1. 病房护士岗位 以普通病房护士为例，其岗位职责如下所述：

（1）在护士长领导及护师指导下开展工作。

（2）认真执行各项规章制度，履行岗位职责，执行护理技术操作规程，正确执行医嘱，准确及时地完成各项护理工作，严格执行查对及交接班制度、消毒隔离制度，防止差错事故的发生。

（3）做好基础护理和病人的心理护理工作。

（4）认真做好危重病人的抢救工作及各种抢救物品、药品的准备、保管工作。

（5）协助医师进行各种治疗工作，负责采集各种检验标本。

（6）经常巡视病人，密切观察记录危重病人的病情变化，如发现异常情况及时处理并报告。

（7）参加护理教学和科研工作，工作中应不断总结经验，写出论文，以提高护理水平。

（8）指导护生、护理员、配膳员、卫生员工作。

（9）负责做好病人的入院介绍、在院健康教育、出院指导。定期组织病人学习，讲解卫生知识和住院规则，经常征求病人意见，做好说服解释工作并采取改进措施，在出院前做好病人卫生宣教工作。

（10）办理入院、出院、转科、转院手续，做好有关文件的登记工作。

（11）认真做好病室物资、器材的使用及保管工作，并注意坚持勤俭节约的原则。

2. 专科护士岗位职责 目前我国专科护士的设置正处于研究和发展阶段，这是未来护理专业化发展的方向。在一些临床护理专科性强、技术要求较高的护理单元，如重症监护、急诊急救、手术室、糖尿病专科宜设立专科护理岗位，这样可以保证临床护理质量和病人安全。

专科护士的主要职责包括：负责本专业危重（特殊）病人的护理，参与专科护理标准的制定，承担护理单元护理质量管理，进行专科护理疑难问题会诊，参与专业护士培训、专业健康教育，开展专科护理研究等工作。

3. 临床护理教学岗位 承担临床护理教学任务的医院，应设置临床护理教学岗位。临床教学护士在从事临床护理工作的基础上，负责护理专业学生、各级护士、进修生的临床培训、新技术的应用培训等，其具体的职责主要包括：①负责本科室各层次护理专业学生临床护理教学工作及科室低层次护理人员培训工作；②制定相关的教学制度，认真督促临床落实和完成教学计划，达到持续改进临床教学质量，规范教学材料，及时收集反馈信息，总结不足，提出改进教学的方法、建议，持续改进教学工作，保证教学质量；③与医学院校联系，及时反馈学生情况；④开展临床护理教学研究工作，提高护理教学水平。

（三）其他护理岗位

其他护理岗位是指注册护士为病人提供非直接护理服务的岗位，主要包括医院消毒供应中心、医院感染管理部门、医疗保险管理部门、病案室等间接服务于病人的岗位等。根据所在部门的不同，其主要工作职责也不尽相同。比如医院消毒供应中心、医院感染管理部门的护士主要工作职责是落实医院感染和消毒供应工作，控制并降低医院感染风险。以供应室护士为例，其具体的职责为：①负责各种医疗器械的清洁、包装及各种敷料的裁剪、制备工作。②负责院内一切无菌医疗器械、敷料、溶液及有传染性被服用品的高压消毒工作，保证消毒物品的绝对无菌及安全使用。③负责与病房及有关单位的无菌物品交换工作，坚持下收下送，做到态度和蔼，坚持原则。④做好院内临时任务或急救工作的物品消毒及供应工作。⑤指导消毒员进行医疗器材、敷料的制备、消毒工作。⑥组织、领导院内临时任务及急救工作所需物品的供应。⑦组织本室工作人员做好下收下送工作，深入临床第一线征求意见，改进工作。

三、护理人员技术岗位设置

在《全国医院工作制度与人员岗位职责》中，还对主任（副主任）护师、主管护师、护师等不同级别的护理技术人员进行了技术岗位设置，并规定了详细的岗位职责。

（一）主任（副主任）护师职责

（1）在护理部主任及科护士长领导下，负责指导本科室护理技术、科研和教学工作。

（2）检查指导本科室急危重症和疑难杂症病人护理计划的实施，进行护理会诊及危重病人的抢救工作。

（3）了解国内外护理发展动态，根据医院具体条件努力引进先进技术，提高护理质量，发展护理学科。

（4）主持全院或本科室护理大查房，指导下级护理人员的查房，不断提高护理业务水平。

（5）对院内护理差错、事故提出技术鉴定意见。

（6）组织主管护师、护师及进修护士的业务学习和护士规范化培训，拟定教学计划和内容，编写教材并负责讲课。

（7）带教护理专业学生的临床实习，承担部分课程的讲授任务并指导主管护师完成此项工作。

（8）负责组织全院或本科护理学术讲座和护理病案讨论。

（9）制定本科室护理科研计划，并组织实施，通过临床实践写出有较高水平的科研论文，不断总结护理工作经验。

（10）参与审定、评价护理论文和科研成果以及新业务、新技术成果。

（11）协助护理部做好主管护师、护师的晋升、考核及评审工作，承担对下级护理人员的培养工作。

（12）参与全院业务技术管理和组织管理工作，经常提出建设性意见，协助护理部主任加强对全院护理工作的业务指导。

（13）参与全院护理质量督察工作，指导护理质量控制工作。

（二）主管护师职责

（1）在科护士长、护士长领导下及本科室主任护师指导下开展工作。

（2）对病房护理工作质量负有责任，发现问题，及时解决，把好护理质量关。

（3）解决本科室护理业务上的疑难问题，指导危重、疑难病人护理计划的制订及实施。

（4）负责指导本科室各病房的护理查房和护理会诊，对护理业务给予具体指导。

（5）对本科室各病房发生的护理差错、事故进行分析鉴定，并提出防范措施。

（6）组织本科室护师、护士进行业务培训，拟订培训计划，编写教材，负责讲课。

（7）组织护理进修生和护生的临床实习，负责讲课考核和成绩评定。

（8）制订本科室护理科研和技术革新计划，并组织实施。指导全科护师、护士开展护理科研工作，写出具有一定水平的护理论文及科研文章。

（9）协助本科室护士长做好行政管理和队伍建设工作。

（三）护师职责

（1）在病房护士长领导下和本科室主管护师指导下开展工作。

（2）参加病房的护理临床实践，指导护士正确执行医嘱及各项护理技术操作规程，发现问题，及时解决。

（3）参与病房危重、疑难病人的护理工作，承担难度较大的护理技术操作，带领护士完成新业务、新技术的临床实践。

（4）协助护士长拟定病房护理工作计划，参与病房管理工作。

（5）参加本科室主任护师、主管护师组织的护理查房、会诊和病例讨论。主持本病房的护理查房。

（6）协助护士长负责本病房护士和进修护士业务培训，制订学习计划，并承担授课任务，对护士进行技术考核。

（7）参与护校部分临床教学工作，带教护生临床学习课程。

（8）协助护士长制订本病房的科研、技术革新计划，积极参与科研活动。

（9）对病房出现的护理差错、事故进行分析，提出防范措施。

第三节　护理人员的招聘与使用

一、护理人员的招聘

（一）概念

招聘是组织获取人才的途径。护理人员招聘（nursing staff recruitment）是指医院根据护理工作的需要，通过一定的程序与方法，寻找和选拔符合要求的护理人员到医院工作的过程。

护理人员招聘是医院护理人力资源管理的重要内容,在护理人力短缺之际,招募与甄选护理人员,可以吸纳优秀护理人才的加盟,以便更好地实现护理组织目标,保障护理服务质量,提高护理组织的核心竞争力。招聘过程的科学性与规范性直接关系到人才甄选的准确性、招聘的成本及招聘的效率。

（二）原则

1. 公平、公正、公开 医院应该把本院空缺的护理岗位、招聘护士数量、应聘资格、考试的时间、内容、方式等信息通过网络或其他形式向社会公开告知。在招聘过程中,要一视同仁地对待每位应聘者,创造一种公平、公正的氛围,吸纳优秀的符合护士执业资格的具有较高工作能力的护士入岗。

2. 择优录取 应制定规范的考核程序和相应的录取方法,对应聘护士的知识、技能、经验、个性特征等进行综合考察,通过公平的竞争,使优秀的护理人才脱颖而出,在此基础上鉴别和择优聘用护士。

3. 人岗匹配 医院在招聘护理人员时,必须明确岗位的性质及对护士的要求,从而选聘具有相应资质和才能的护士到特定的护理岗位上,保证岗位的需求与所聘护理人员的能力相匹配,不一定招聘学历和职称最高的人员,而是要招聘到能力最适合该岗位的护理人员。

4. 注重团队效能 招聘时不仅仅要考虑新进护士的知识技能水平,还要注重该护士的能力与个性特征等是否能与工作团队有效融合,从而达到优势互补,以便发挥团队的整体效能。

（三）基本程序

护理人员的招聘过程必须具有科学性和规范性,招聘程序主要包括以下步骤:

1. 制订招聘计划 在具体实施人员招聘之前,医院人力资源管理部门应根据人事需求,制订招聘计划,计划书包含需招收护士的层次、数量及对拟聘护士的资格要求等内容。做计划前应先进行工作分析、人事分析和成本分析。

(1) 工作分析:是对工作中的各种任务、要求进行详细的描述,是招聘信息的重要内容。通过工作分析,护理管理者可以对每一护理岗位作恰当的评述,掌握聘用护士需具备的技能、知识和完成工作所需的能力等信息,以指导招聘小组去寻找最适当、最符合职业标准的护士。工作分析可通过组织制定工作规范和工作说明书来完成。工作规范规定了胜任这项工作所需要的最低资格,即护理人员做好该项工作所需的知识、技能和能力。工作说明书则是对从事该项工作的护士做什么、如何做、为什么要做的说明,编制时应准确、详细地描述工作内容、环境和各种条件。

(2) 人事分析:是指对人事需求的研究及目前人事现状进行的分析,管理者通过人事分析预测未来的人事需求。预测的内容包括以下几个方面:①总体需求,即以未来需求为重点进行的总体性规划。管理者根据医院发展重点的改变及商业活动的需要、经费的使用计划等来调整护士的数量。调离、再分配、病人数量的变化及购置新设备的计划等都是人事调整需要考虑的因素。②流动趋势:研究某一时期护理人员的流动变化趋势,了解护理人员流动的原因,采取相应的预防措施。如通过对受聘者和离职者的调查,了解一段时间内有多少护理人员调离、从哪个部门(科室)调离以及为何调离等。③资源分配：充分考虑工资、福利、在职教育、从业的机动性、行政管理的民主性等，达到留住护理人员的目的。同样，制定有效的招募方案也是留住护理人员的有效方法。通过有效的资源分配，使护理人员紧密团结在一起共同努力，为病人提供高质量的护理服务。

（3）成本分析：成本分析可为管理者的计划和决策提供信息。在招聘过程中应考虑的成本包括：①计划：工作说明书的制订、聘用和征募部门工作的相关花费；②耗费：广告费、印刷费用、交通费、调查表费等；③聘用：对申请者面试的费用、审阅资料的费用、用于核查受聘者的通信费用、对新聘用人员进行体格检查的费用等。

招聘计划的主要内容包括部门、职位、数量、时间、条件和薪资标准等。一份好的招聘计划应很好地遵循医院整体护理人力资源规划，满足未来人力资源在数量、质量和结构上的需求发展。

2. 人员招募 招聘计划拟定以后，如何吸引更多的应聘人员供医院和科室挑选是护理人员聘用的首要任务。医院人力资源管理部门应首先根据职业岗位对人才的需求特点，选择招聘的渠道和方式。一般可以通过内部招聘和外部招聘两种招聘渠道和方式来实现护理人员的招募过程。

（1）内部招聘：是指通过医院内部护理人员的工作调整来补充岗位所需人手的过程，主要通过工作调换、岗位轮转和职位提升来实现。内部补充机制有许多优点：第一，得到升迁的护士会认为自己的才干得到了组织的认可，积极性和业绩都会因此得到提高；第二，内部员工对医院和各科室的情况比较了解，胜任新的护理工作岗位所需要的指导和培训会比较少，离职的可能性也较小；第三，提拔医院内部的护理人员可以提高医院所有护理人员对医院的忠诚度；第四，管理者对内部员工的能力比较了解。因此，提拔本院内部护理人员是满足岗位需求的重要手段和方法。

（2）外部招聘：是指医院通过在报纸、电视、网络等媒体发布招聘信息的形式进行招聘，如可以通过校园招聘、引荐招聘等方式，挑选各护理学校的毕业生、受过相应职业培训的人员或有相似临床工作经验的医院护理人员。为保证招聘宣传的有效性，招聘信息应包括以下基本内容：招聘组织简介、工作种类及其特点、招聘的职位或工作的工资待遇、应聘者的资格条件(性别、年龄、专业、学历、工作经历、身体条件以及对特殊知识技能的掌握等)、申请时间、地点、程序及其他有关信息。

3. 人员的甄选 甄选过程包括审核应聘护士资料，对符合条件的应聘护士进行初选，对符合条件的护士进行专业素质测试，包括知识考核、面试、心理测试等环节。

（1）初步筛选：招聘时，一般要求应聘护士首先要提交一份简历，内容包括学历、知识技能水平、特长、工作经历、获奖情况、就业期望等，除应届毕业生外，一般要求附护士执业资格证书。人力资源管理部门需对照招聘标准，根据简历材料对应聘候选人进行初步了解，并筛选出基本符合工作要求的候选人。

（2）招聘考核：招聘考核的目的是为了保证所招聘护理人员的基本质量以及胜任工作岗位的能力。由于护理是一门应用学科，对应聘护士的技能考核就显得十分重要。通常对一般护理人员的考核重点是护理基础知识和基本技能。同时，还应考虑招聘具体护理岗位的职责要求，选择相应的专业知识进行考核。

（3）招聘面试：面试可以让招聘单位了解及验证受聘者提交的应聘资料的正确性，同时还可观察到应聘者的人格、成熟程度、工作态度、兴趣动机以及才能、见解等。面试时首先需成立面试小组,小组成员包括人事部门的有关人员、护理部门主管人员,必要时可包括用人单元的科室主任、护士长等。面试考核方式可分为结构化面试及非结构化面试。结构化面试是指提前准备好面试问题及各种可能的答案,要求申请人在问卷上选择答案。结构化面试可以减少面谈过程中的随意性,得到较为系统的信息,从而对应聘人的适合程度进行评估。非结构化面试是指面试时主考人员即兴提出问题与申请人讨论,而不依据任何固定的框架结构。这种面试可以帮助用人单位了解申请人的特殊才能和兴趣。通过面试,还可以使主考人员对应试者的专业知识、沟通表达能力、思维能力、判断能力、职业态度等有一个初步了解,从而考察应试者对岗位的适合程度。

面试的过程一般包括:①面试准备;②礼节性问候和建立关系;③正式面试:向应聘者询问与必备条件及工作密切相关的问题,包括教育背景、与职位有关的工作经历、讨论相关的工作能力和技能、了解应聘护士的职业生涯目标和抱负以及求职动机等;④解答应聘护士的问题;⑤面试结束,说明下一步具体安排。

通过上述甄选过程,人事和护理部门在查看求职申请书和面试的基础上,对应聘者的情况已有基本了解,可以以此判断符合岗位要求条件的应聘护士,淘汰不具备资格的应聘者。

4. 健康评估　在应聘护士的资格认定后,下一步工作就是对应聘人员进行体格检查。体格检查的主要目的是确认应聘护士在身体方面能否胜任工作。也有一些用人单位还会进行应聘护士个性心理等方面的测试,以了解其个性特征等,确定其是否符合相应岗位的需求。

5. 岗位试用　为保证应聘护理人员的质量,许多医院在结束上述所有程序做出初步聘用决策后,并不急于与应聘者签订聘用合同,而是采取试用的办法。在试用过程中,应对拟聘护理人员进行真实工作能力的考察,以提高人员招聘的有效性。试用时间可根据医院、部门(科室)或拟聘人员的实际情况而定,一般为1个月到6个月不等。试用期满后,具体试用部门(科室)对拟聘护士在试用期的表现是否符合条件以及能否胜任工作做出鉴定。经试用不符合录用条件的人员,可予以辞退。

6. 录用决策　在经过上述招聘程序和试用后,管理者即可确定录用者名单,办理相关的录用手续。

（四）招聘评估

招聘工作结束后,医院人力资源管理部门要对整个招聘过程进行评估,评价本次招聘的成果、成本及方式、方法等,为下一次人员招聘提供相关经验或教训;同时招聘评估还包括对录用的护理人员进行跟踪评估考核,以考察其工作绩效,检验招聘工作的有效性。

二、护理人员的使用

（一）护理人员分层使用

护理人员分层使用是指根据护理人员的职务、职称及业务能力等条件,对不同级别和层次的护理人员进行标准化管理与目标管理。

1. 护理人员分层次使用方法

（1）护士层级的划分：目前我国各地医院对护士的分层管理正在实践中不断探索，对于护士层级的划分还没有固定统一的标准。可以根据护士的工龄、入科时间、综合能力等，将护士划分为 5 个层级，即 N0 至 N4 级，其中 N 指护士（nurse）。各级别护士均有相应的任职资格。比如，N0 级护士一般为毕业 1 年内的护士，或未取得护士资格证者；N1 级护士为毕业 1～3 年的护士、获得护士执业资格证，并通过了新护士培训考核；N2 级为 1～4 年的护师或 4～6 年的护士；N3 级为 1～4 年的主管护师，或 5 年以上的护师，以及 7～12 年的护士；N4 级 5 年以上主管护师，或副主任护师。

但也有医院按照分层使用的原则，各自摸索符合自身特点的护士层次划分的方法。如原卫生部北京医院规定毕业第 1 年的护士为见习护士，毕业 2～3 年的为低年资护士，毕业 4 年以上的为高年资护士；取得护师职称 1～3 年的护师为低年资护师，4 年以上的护师为高年资护师，另外还有主管护师和副主任护师、主任护师。南方医科大学珠江医院将护士分为 2 个层次：其中一层为从通科护士向专科护士发展的专业阶梯，共分为助理护士（未注册护士）、初级责任护士、高级责任护士（与护理组长的岗位合二为一）、专科护士 4 个层级，未注册的护士为助理护士，注册后 5 年以内的护士为初级责任护士，初级责任护士完成 5 年规范化培训后，达到专科要求的核心能力标准，可以进阶为高级责任护士，高级责任护士通过专科知识的培训，并通过临床实践、案例积累，通过专家认可，进阶为专科护士；另一层是从护理组长到科护士长的行政阶梯，分为护理组长、护士长、科护士长 3 个层级，护理组长是临时团队的负责人，是具备专科护士资格的护士，通过管理课程的学习，可以竞争科护士长或护理部主任职位。

（2）各层级护士的职责和能力：护士分层次使用的关键点在于确定各层次护士的职责与能力要求，不同层次的护士拥有不同的能力，从而完成不同的工作任务。

原卫生部北京医院的做法，各层级护士的职责为：①由见习护士为病人提供有效的基础护理，见习护士应掌握基本技术、技能，通过护士注册考试，各项基础护理技术操作达标，了解护理程序的理论知识；②低年资护士以临床基础护理工作为主，熟练掌握各项基础护理技术操作，独立完成临床及夜班工作，掌握护理程序的理论知识，辅助完成危重病人的抢救工作；③高年资护士需具备运用护理程序的能力，为病人提供整体护理，较熟练地掌握本专科护理技术操作，掌握重症病房常见仪器使用和保养方法，协助完成中专护生的带教工作，护理专业能力达到大专水平。而在工作能力上，要求：①低年资护师能胜任各班工作，有较强的专科业务能力，指导下级护士完成各项护理工作，具备一定带教能力，熟练掌握并运用护理程序，提供病人满意的整体护理，具有一定的组织管理能力及危重病人抢救能力；②高年资护师能承担临床责任护士工作，具有较强的专科业务能力，能组织督导各组护士的护理工作，总结临床护理工作，具有撰写论文和较强的组织管理能力；③主管护师掌握国内外医学及护理学基础理论的新知识，了解护理边缘学科的知识和进展，具备解决本专科护理工作疑难问题的能力和较高护理管理及科研能力，具有对大专以上护生的带教能力，能承担临床班组长的工作，指导下级护士完成护理病历并组织实施；④主任/副主任护师能全面了解并掌握国内外医学及护理学理论的新知识，能综合运用护理边缘学科的知识和理论指导临床工作，具备护理科研设计、医学文献检索、医学统计知识，并能组织、指导下级护士共同完成护理科研工作，培养护理技术骨干和学科带头人。

2. 护理人员分层次使用的优点

（1）有利于人力资源的合理配置：分层次使用，将不同职称、学历、能力的护士合理配置在不同的岗位上，使不同综合素质的护士在各自的岗位上实现价值最大化，同时可以增强护理人员的职业忠诚度，激发其学习和工作的热情，促进业务技术和理论水平的提高，避免了传统工作模式造成的护理人员技术职务与工作岗位脱节的问题。

（2）有利于提高护理质量：护理人员分层使用，明确了各级护理人员的工作职责，并可以通过量化指标的高低进行有效评价。各层次护理人员各尽其责、目标明确，使各项护理工作的落实得到保证，同时各级护理人员对工作内容熟悉，有利于工作效能和工作质量的提高，有效地避免差错事故的发生，保证了医疗安全。

（3）有利于提高病人满意度：为了保证护士分层使用方案的有效实施，采取新型的排班方式，如实行护士月班制，护理人员相对固定，多数病人在整个住院期间可得到同一组护士的护理，从而更好地对病人实施健康教育和心理护理，提高了病人满意度。

（4）有利于推进护理科研的开展：按职上岗后，护理科研的任务将落实到学历高、能力强或具有高级职称的护士身上，使其有充分的时间开展护理理论和实践研究，从而不断提高护理科研水平和临床护理质量。

（5）有利于促进护理带教模式的发展：护理人员分层次使用模式的推广，可以改进传统的护理带教模式。分阶段、分层次带教使护理实习生在不同阶段明确相应的学习目的，可充分挖掘护生的潜能，提高了实习生的自信心，培养其独立工作与思考的能力，从而促进临床护理教育的发展。

（6）体现管理的科学性和人性化：分层使用护理人员，使护士的能级与岗位对应，使护理人员与岗位匹配，进一步调动了护理人员工作的积极性，有效地发挥其创造力，因此，分层使用护士适应了护理学科独立性的特点，体现了管理的科学性和人性化。

（7）促进护士成长和提升，树立护士职业价值观：分层使用为护理职业发展提供了契机。不同层次的护士树立了终身学习的理念，有利于群体形成积极进取、争先创优的竞争格局。通过护士分层次使用，设定相应的进阶制度，低层次的护士能朝着更高的级别晋级，这成为护士职业成长的动力，护理人员看到了工作和事业的发展前途，感受到了职业的吸引力，提高了职业满意度。

（二）护理人员排班

护理人员排班主要是指在现有护理人力资源的基础上，充分考虑护理工作的任务、内容、程序、人力和时间等影响因素，编制出系统、科学的护理人员排班方案，旨在降低医院人力资源运营成本，同时有效减轻护士的工作压力，提高护士的工作效率和工作质量。

1. 原则

（1）满足需求原则：以病人的需求为中心，按照护理工作24小时不间断的特点，合理安排排班次，保证各班次之间的相互衔接，确保连续护理。除此之外，还要注意对护理人员进行人性化管理，在保证护理质量的前提下，尽可能满足值班护理人员的要求，为护理人员提供方便。

（2）互补增值原则：掌握护理工作规律，对各班次护理人员进行科学合理的搭配，配备各能级护理人员，做到年龄、学历、资历、气质及技能互补，尽量使各能级护理人员的工作互不干扰和重叠,以保证各班次的临床护理质量。

(3)均衡平等原则:各班次护理人员的能力要相对均衡,尽量缩小各班次护理人员在技术力量上的悬殊差距;保证各班工作量的均衡,按工作量安排人力,各岗位的轮转机制均等,使人人充分发挥效能,在保证护理质量的前提下,把人员的成本消耗控制在最低限度。

(4)稳定机动原则:护理排班方式应相对稳定,护士长提前安排好下一周班次后向护士公示并上报护理部,使护士对自己的班次有预见性;常备机动人员,以便随时调配。

(5)公平、公正原则:排班时,护士长应公平、公正对待每一名护理人员,合理安排各班次和节假日值班人员,以加强组织凝聚力,调动护理人员工作的积极性。

2. 方法

(1)固定排班法:每种班次人员固定,有1周制、1月制和3月制等类型。

1)周排班法:是固定排班制中最常见的一种方式,即以一周为一个排班周期,国内大部分医院均采用这种排班方法。一般由病房护士长根据临床实际工作需要和现有病房人力情况进行安排。周排班法的特点是周期短,灵活性较强,护士长可根据工作或人员需要进行动态调整,保证人力资源的合理利用。一些特殊班次,如夜班、节假日可由护士轮流承担。一般护士长会提前安排好下一周的班次。周排班法的缺陷在于每周排班一次,费时费力,且频繁的班次轮转使护士对病人的病情观察和护理缺乏连续性,也对护士的身心健康产生影响。

2)其他固定排班法:包括:①专职夜班制:前夜班1个月、后夜班1个月、机动班1个月,3个月为一个周期;②固定后夜制:各护理单元根据每天后夜班所需护士人数,固定护士承包后半夜,每3个月为一个周期,每班2~3名护士;③固定全夜制:在美国护士排班中常见。公开招聘夜班护士,护士报名选择上夜班的时间段,由护士长统筹安排1年或一段时期内的夜班护理人员,在薪资待遇上适当给予奖励,这样的排班方式可有效解决护士不愿上夜班的问题,同时也减少了对护士生物钟的经常性改变。

(2)周期性排班法:一般以4周为一个周期,并依次循环。其特点是排班模式相对固定,护理人员知道自己在较长时间内的班次情况,对于学习和生活可以提前做好合理安排。另外,4周做一次排班,节省了护士长大量的时间和精力。一般适用于护理人员结构合理稳定、病人数量和危重程度变化不大的护理单元。国外多采用周期性排班,以满足不同护理人员的需求。

(3)功能制护理模式排班法:是根据工业流水线作业的经验设计出的护理分工方法,按功能制护理工作模式进行排班,班次主要包括白班、中班、前夜和后夜班,各班护士工作分工固定,如治疗班、护理班等。其优点是分工明确,工作效率较高;缺点是岗位和职责不分层级,班次不连续,存在一定的护理风险和安全隐患。

(4)整体护理模式排班法:是按整体护理工作模式进行排班。根据病人的病情需要及治疗要求,将不同层级、不同工作能力和工作经验的护士进行分组、分层排班,分别负责一定数量的病人(以不超过8张床位为宜),从入院到出院提供连续的、全程的整体护理服务,每组有一名责任组长。其优点是实现了对护士的分层管理;负责每个病人的治疗、护理和健康教育等工作,为病人提供连续、全程的优质护理服务;对护士实行人性化管理,极大地调动了护理人员的工作积极性和主动性。整体护理模式排班法要求有足够的护理人力可供护士长调配。

（5）自我排班法：是一种由护理人员根据个人需要选择具体工作班次的方法，一般先由护士长确定排班规则，再由护士自行排班，最后由护士长协调确定。这是由护理人员共同参与的一种排班方式，体现了以人为本的思想。这种排班方式兼顾个人和集体双向需要，给护士提供最大的灵活性，保证人员之间的公正与公平，使护士能最大程度参与工作时段的安排和保持良好的工作状态，可提高护士工作满意度，减少离职意愿。但由于人际关系复杂，且需要满足的个人需求较多，管理者要花大量的时间和精力去协调，即使这样，也很难使护士获得公平合理和满意的排班结果。

（6）弹性排班法：是在原有周期性排班的基础上，根据临床护理工作需求实际情况，合理配置各班次护理人力资源，如增加高峰时段人力，减少低峰时段的护理人力。弹性排班能较好地体现以人为本的原则，在保证护理工作质量的同时，也保证了护理人员的合理休息时间。

（7）APN 连续性排班：2010 年以来，我国许多医院开始探索 APN 排班模式，其中 A 指上午班（ante meridiem，A. M.），也即早班；P 指下午班（post meridiem，P. M.），也即中班；N 指晚班（night），或叫夜班。APN 排班模式将一天 24h 分为连续不断的 3 个班次，即 A 班（8：00～15：00）、P 班（15：00～22：00）、N 班（22：00～8：00），三班轮值，对病人病情进行全面整体和连续性的观察与护理。这种排班方式加强了中班和夜班力量，确保护理工作查对和双签名制度的落实，增加病人的直接护理时数，提高了病人的满意度；护士上班集中，避开了上下班交通高峰期。但夜班护士工作时间较长，可能会产生疲劳感，也不适用于护理人力资源不足的科室。

（8）信息化排班：是将现代信息技术与先进的护理管理理念相融合，考虑护士排班的相关因素和约束条件等情况，进行数学建模并通过计算机软件技术进行排班，可以提高护士排班效率。信息化排班模型运用了数学方法和计算机技术，排班时间短、质量高，提高了护士排班工作效率，满足了病人、护士、医院经营管理的需求，保证了排班的公平性，提高了护士的工作满意度，并考虑到劳动法规的约束条件，解决了护士劳动组合优化问题。排班前护士根据需要在相关网页中输入想要参与的班次（如以 4 周为 1 个周期），提交后由计算机自动生成 1 个周期每名护士的排班。目前，我们护士排班仍处于以经验和人工排班为主的阶段，信息化排班还处于探索阶段。

第四节　护理人员的动态管理

护理人员的动态管理是管理动态原理在护理人力资源管理中的有效应用。处于动态变化的社会大系统中的护理人力资源管理系统，应对管理主体、管理对象、管理手段和方法上的动态变化提前做好预判，以保证自身的稳定和可持续发展。护理人员的动态管理包括了护理人员的培训与继续教育、绩效考核和薪酬管理等。

一、护理人员的培训与继续教育

（一）护理人员培训

1. 概念　护理人员培训（nursing staff training）是指医院、护理部通过对护理人员进行一系列有计划、有组织的学习和提升活动,让护理人员获得完成岗位工作所需要的专业知识和技能,开发其潜力,进而提高护理人员现在或将来的工作绩效的过程。2008 年颁布实施的《护士管理条例》对护士接受培训进行了专门的规定,如第十四条,护士有参加专业培训的权利;第二十四条,医疗卫生机构应当制定、实施本机构护士在职培训计划,并保证护士接受培训。新技术、新业务的开展,护理模式的转变以及现代社会对护理人员的高要求,都需要护理人员综合素质不断提高。护理管理者要以动态的、灵活的方式提高护理人员的整体素质。

2. 目的

(1) 适应变革需要,提高护理工作效率:培训可以使护理人员不断更新知识,增强技能,改进护理人员的动机、态度和行为,使其适应社会和护理专业不断发展带来的新挑战与高要求,更好地完成现职工作或胜任更高级别的职务,从而促进护理工作效率的提高,达到进一步提升护理质量的目的。

(2) 增强护理人员对医院的归属感和责任感:研究表明,就企业而言,对员工培训得越充分,对员工具有的吸引力越大,就越能发挥人力资源的高增值性,从而为企业创造更多的效益。医院组织对所属护理人员进行有效的培训,可使护理人员感受到组织的重视,能看到自己在单位的发展前景,从而产生对医院较强的归属感和责任感。同时,培训不仅可以提高护士的技能,而且可以提高护士对自身价值的认识,对工作目标也会有更好的理解。护理人员结合个体特点制定针对性的职业生涯发展规划,培训使护理人员个人素质不断提高,个人潜能得到最大限度的发挥,这有助于实现其个人价值,获得职业发展的成就感。

(3) 促使护理人员认同护理文化:开展培训,要不断地对护理人员灌输护理组织文化和护理专业价值观,培养共同的行为规范、学习习惯和工作态度等,了解医院和护理工作的宗旨、任务和发展目标,提高和增进护理人员对医院护理文化的理解和认同,使之拥有正确的护理职业态度和文化价值观,使护理人员能够自觉地按照惯例工作,从而形成良好、融洽的工作氛围,增强工作满意度和成就感,为护理质量的提升打下良好的基础。

(4) 提高护理人员综合素质,提升专业形象:护士培训是维持和提高护士工作能力的基本手段,帮助护理人员掌握工作的基本方法,同时培训也促使护理人员不断学习新知识、新技能,他们在工作环境中共享知识,运用所掌握的知识和技能优化护理服务过程,促使业务技能和综合素质不断提高。另外,在培训中,往往有涉及护士礼仪规范及人际交往能力的培训,这可以提高护理人员对护理礼仪重要性的认识,不断提升护理人员专业形象,使病人的满意度不断提高。

(5) 维持稳定的护理工作标准:培训的内容包括护理规章制度、工作职责、工作流程和操作规范等,护理人员接受培训可以更好地理解并遵守这些规范性要求,使护理人员按照统一的职业标准提供护理服务,从而保证临床护理服务的连续性和有效性,促进护理质量的提高。

3. 原则

(1) 业务技术培养与人文素质培养相结合:加强业务技术培养是护理人员培养的基础,同时,也要注重人文素质的培养,熏陶和影响护理人员的人生观、价值观和职业道德,促进人文精神的内化,使护理人员的综合人文素质得以全面、协调、持续地发展,从而提高护理人员的人文关怀能力,促进护理人员对服务对象实施生理、心理、社会、文化和环境等方面的整体护理。

（2）基本技能培养与专科技能培养相结合：提高护理人员的基本技能是培训的基本要求，医院在开展全体护士基本技能训练的同时，要结合专科技能发展的要求对专科护理人员进行培训，有计划地进行专科理论和知识讲座，让护理人员在重点专科轮转，培养和锻炼护理人员的业务能力，挖掘护理人员潜力，以培养医院发展中不可缺少的骨干力量，促进护理专科化的发展。

（3）普遍培养与分层培养相结合：医院和护理部门要在全院护士中普遍开展培训，加强基本理论、基本知识和基本技能的培训，全面提升护理人员业务素质和操作水平。另外，培训工作还必须要有所侧重，首先对影响力大的医院护理技术骨干，特别是护理管理人员进行培训。其次，按照护理人员分层使用的原则，对不同能级的护士开展侧重点不同的知识和技能培训，这是分层管理护理人员的基本要求。

（4）按需施教，学以致用：护理人员培训要结合实际需求进行，包括临床护理工作实际需求、职业岗位现状、护士个人发展需求以及护士的年龄、知识、能力等，按需设置培训内容、确定培训形式、灵活选用多元化的培训方法，注重培训效果，使护理人员所学知识技能在临床护理工作中发挥最大效用。

（5）当前需求与长远需求相结合：护理人员培训的主要目的是为了更好地提供护理服务，提高护理质量，为了使护理人员更好地完成本职工作，培训应该结合当前岗位职责和工作内容的需求，培训相应的知识和技能，以应对快速变化的业务技能要求。同时，医学科学技术飞速发展，新知识、新技术不断涌现，要求医院管理者对护理人员的培训要有预见性，结合医院长远发展的需求，使护理人员不断学习，不断接受新的知识和技能，提高专业适应能力，以保持自身和专业发展的可持续性。

4. 流程

（1）需求分析：培训需求分析是指在规划与设计每项培训活动之前，由培训部门、主管人员、工作人员等采用各种方法和技术，对组织及其成员的目标、知识、技能等方面进行系统的鉴别与分析，以确定是否需要培训及培训内容的一种活动或过程。培训需求分析也称为确定培训需求点，它是确定培训目标、培训内容、培训方式的重要依据，是培训活动的首要环节。培训效果在很大程度上取决于培训需求分析是否准确。

培训需求分析可以从岗位任职者个体层次、工作层次、组织层次三个层面上进行，因此，护理人员培训需求分析可以从医院、任务和护理人员个体三个方面进行。护理岗位职责不同，培训需求的侧重点也就有所不同。在培训需求分析中要明确的问题有：①为什么要培训？②谁（人或岗位）需要培训？③需要培训什么？④如何培训？⑤什么时间培训？⑥在哪儿培训？⑦培训的成本是多少？

（2）制订培训计划：在确定培训需求之后，接下来要根据培训需求制订详细的培训计划。培训计划包括的内容主要有培训目标、培训原则、培训对象、培训地点、培训时间、培训形式、培训师资、培训组织人、考评方式、培训经费预算等。

（3）培训实施：即落实培训计划的过程，在执行计划的过程中，可以根据实际情况进行必要的调整。培训实施由准备阶段、实施阶段和总结阶段3个部分构成。医院和护理部门要做好培训过程中的组织、协调和保障工作，确保培训顺利进行。

（4）培训评价：即对培训的有效性进行全面评价的过程，评价内容包括培训过程监控、培训环节和培训效果、培训投入成本与培训效益产出等。

5. 形式　护理人员培训的形式和种类可以按照不同的标准来划分。

(1) 按照培训对象划分：可分为护理管理人员培训、护理专业技术人员培训和全员培训。护理管理人员培训的主要内容有：先进的管理理念、方法、技术，国家相关法律、法规，卫生方针政策，护理相关法律、法规等。护理专业技术人员培训的主要内容有：专业基础理论与技能、新技术、新进展等；全员培训的主要内容有：医院文化，护理文化，规章制度，医疗护理相关法律、法规，护患沟通艺术等。

(2) 按照在职时间划分：可分为岗前培训、在职培训、离职培训。岗前培训是指对新入职护士进行的培训，培训内容一般包括对医院概况的介绍、医院相关规章制度介绍、护理工作制度介绍、护理文化介绍等；在职培训内容要依据护理实际工作的需求来确定；离职培训是医院为了帮助即将离职(包括退休)的护理人员获得再就业能力或适应未来退休生活的一种培训。

(3) 按照培训地点划分：可分为医院内部培训和医院外部培训两种。医院内部培训主要是通过工作轮转(如新入职的护理人员轮科)、工作教导(以老带新)等方式进行；外部培训是指护理人员脱离工作岗位外出进修、短期培训或学术交流等。

(4) 按照是否脱产划分：可分为脱产培训和非脱产培训两种。脱产培训是一种较正规的人员培训方式，医院护理部门根据临床实际工作的需要选派有培养前途的护理骨干，集中时间离开工作岗位，到专门的学校、医院研究机构或其他培训机构学习或接受教育，这种培训有一定的深度和系统性，可以有效地提高护理骨干的专业技术水平，有利于医院的长远发展。但脱产培训的成本高、人数受限。非脱产培训，即在职培训，是指在日常护理工作环境中一边工作一边接受指导、教育的学习过程，护理人员操作技能培训是在职培训的主要内容之一。另外，护士工作岗位轮转也是在职培训的重要方式。

6. 方法

(1) 讲授法：讲授法是护理人员培训的常用方法之一，它可以系统、连贯地传授知识，传递信息密度大，使听者能在较短的时间内获得较多的知识，同时传授面较大、传授效率高，且教师的讲授可给听者留下较为深刻的印象，对听者有感染力。但是，讲授法是单向的知识传授，听者的主观能动性发挥不足；讲授面对的是众多听者，讲授内容可能会缺乏针对性，不能满足护士的个性化需求。

(2) 演示法：主要通过示范性的操作来传授知识和技能。如通过呼吸机使用的演示，使参训人员了解呼吸机的使用和护理方法。演示法形象、具体、直接和真实，能使参训人员获得较丰富的感性认识，激发其学习兴趣，加深对操作技能的理解和掌握，有利于把理论知识与实际事物联系起来，促进理论和实践的有效结合，往往会产生较好的效果。演示一般只适用于操作性技能的培训，适用范围有限，准备工作也较为费时。

(3) 讨论法：在教师的组织和指导下，参与培训的人员围绕某个题目进行讨论，发表自己的看法，互相启发和交流。讨论法有助于培养参训人员的思维能力和语言表达能力，提高其运用理论知识解决实际问题的能力。但讨论法存在耗时较多的问题，需要有良好的组织能力，教师要与参训人员共同确定讨论的题目，并确定讨论的具体要求，组织协调参训人员围绕中心议题，并联系实际进行讨论，最后需进行总结评价，归纳讨论得出的观点，最终使培训对象获得正确的观点和系统的知识，并促使参训人员自主学习和研究。

（4）参观法：即组织参训人员到现场，观察、接触客观事物或现象，如到医院参观先进的设备和设施、观察护理人员某项新技术的操作等，促使参训人员获得新知识、新见解或者巩固、验证已学知识。参观法是护理专业培训常用的方法之一，它能有效地将培训与实际医疗护理实践紧密结合起来，拓宽参训人员的知识面。参观法需要良好的组织和协调能力，对于参观地点的选择也有一定的要求，力求使参训人员开阔视野。在参观过程中以及参观结束后，教师要引导参训人员，把参观获得的感性知识上升为理性知识。

（5）其他方法：在护理人员培训教育中，根据培训内容和需求的不同，还可以选择角色扮演法、案例教学法、远程教育法、情境模拟法、发现学习法、行动学习法等多种方法。

（二）护理人员的继续教育

继续护理教育（continuing nursing education）是继院校教育之后，为正在从事实际工作的护理人员提供的教育方式，是以学习新理论、新知识、新技能、新方法、新信息为主的一种持续终生的在职教育方式。其受教育者是学历和专业技术已达到一定的层次和水平的护理人员。继续教育的目的是为了更新补充知识，开阔视野，改善知识结构，提高创新能力，以适应科技发展、社会进步和本职工作的需要。接受继续教育是护士的一项权利，也是一种义务。

1. 意义　护理人员的继续教育不仅是护理队伍发展的必要途径，也是护理人员自身成长提高的重要捷径，终生教育的观念必将贯穿护理人员的职业生涯。

（1）提高护理人员素质、保证护理质量：医学科技的迅速发展和新健康观念的提出，护理知识与技术的日益更新，要求护理人员必须及时更新观念，不断学习新的知识和技能，用新的知识来解决护理工作中遇到的新问题，提高护理人员素质，保证护理质量，对护理人员乃至医院都具有十分重要的意义。因此，终生学习是每个护理人员的责任和义务。

（2）完善其知识结构，适应护理发展的需要：护理知识的延伸及发展、整体护理的实施，都需要护理人员掌握人文、法律、伦理、心理、人际交流等诸多知识，这些知识的获得都有赖于护理人员的继续教育来完善其知识结构，适应护理发展的需要。

（3）提供持续学习与培训的平台：现代护理学正在朝着专科护士和全科护士的方向发展，由此对护理人员的知识结构提出了更高的要求，护理继续教育为护理人员的知识更新提供了一个持续学习与培训的平台。

2. 内容及其培训层次　继续护理教育可采取分层次、有针对性的培训方式。如按知识技能的复杂程度，将其内容分为三个层次，采取适合的方式和手段对每个层次的知识技能进行培训：①第一层次为简单知识和技能，如基础护理操作、护理基本知识和技能、礼仪知识、语言与行为规范等。针对这一层次知识技能的特点，可采取开会、课堂授课等集中培训以及带教、自学、网络学习等形式，学习结束采用考试的方式检验学习效果；②第二层次为复杂知识和技能，如解决问题的能力、思维能力、应变能力的培养等。采取病案分析、疑难病例讨论、整体护理查房、模拟训练、轮转学习等培训方式，以拓宽护理人员的思维，提高护理人员的综合能力；③第三层次为涉及知识创新和理念转变的内容，如创新能力、归纳分析能力、科研方法等。这一层次知识的培训需长期坚持。可采取参加学术研讨会、撰写论文和调查报告、制订长期计划、实施目标管理等方式进行。

3. 形式　继续护理教育的形式多种多样，由组织和个人根据具体情况决定。

（1）在职培训：在职教育是我国护理人员继续教育的重要组成部分。在职教育与培训一般采取"请进来、走出去"的方法，请知名学者、专家、培训师到医院来讲课，同时以学分管理来督促大家积极参加。院内护士则可以外出进修、参加各种培训、参加学术研讨会等。医院或者科室还可以组织开展各种专业或与专业相关的新知识、新理论、新技术的培训，有些医院设置专门的培训师岗位，负责系统性的培训与考核。其他培训形式还包括学术讲座、专题讨论会、专题讲习班、专题调研和考察、疑难病例护理讨论会、技术操作示教、短期或长期培训等。

（2）学历教育：由于我国护理教育目前仍有中专教育、大专教育体系，且所占份额还比较大，所以护理人员毕业后继续接受学历教育成为普遍现象，如参加全国护士教育自学委员会或各医学院校组织的专业辅导及学历考试，接受脱产、半脱产的成人高等护理教育培训，听电视、广播讲座，上夜校、函授课程等。

（3）网络学习：现代信息技术具有实用、方便、知识更新快等优点，能使护理人员较好地完成继续再教育，有利于提高工作效率。当前，绝大部分护士具有较好的计算机及网络基础知识，为全面推行多媒体计算机辅助教学、充分利用互联网上的护理知识资源奠定了基础。各医院也通过院内局域网建立护理学习网站，为护士提供网络学习的机会，可以更加快捷、方便地为护理人员提供各种信息，方便查阅文献资料，甚至可以开展远程教学。

（4）其他形式：在科研、教学等活动中取得的技术成果等，正式发表出版的与护理业务相关的专著、译著、论文、译文等作品，参加本单位正式立项课题的研究工作，参加各种有计划、有考核的自学活动，参加由相关部门正式批准的办学活动等，这些都属于继续护理教育的形式。

4. 分层管理　针对护理人员结构及特点，采取不同层次、不同要求的分层继续教育。护理人员是由不同学历、职称的人员组成的，其工作经验、知识结构、技术水平、工作能力不同，在护理工作中发挥的作用不同，对护理继续教育的需求也不同。为使继续教育经常化，做到人人参与，教学相长，保证继续教育的效果，须对护理继续教育进行分层管理，充分发挥各层次护理人员的特长和优势。

（1）对护士长、中级职称以上的护理人员，以学习新理论、新知识、新技术和新方法为主，巩固和提高他们的理论知识，使之精通专科护理理论及技术，培养其解决疑难问题、指导危重病人护理的能力，以及制订与实施护理计划、健康教育计划的能力，提高护理查房、护理管理等方面的能力，使其在管理、教学、临床、科研中发挥骨干作用。

（2）对高年资、高学历的护理人员，除了参加各种学术活动、外出进修学习外，他们还应承担教学工作，参与护理科研和论文写作的培训，提高全体护理人员的参与意识，增强其主动学习的自觉性，进一步提高自学能力。

（3）护师是护理队伍的骨干力量，精力充沛，求知欲强，教育培训的重点是护理专业前沿进展等，主要对其进行专科培训，使之熟练掌握专科知识并成为本专科带头人。

（4）低年资的护士，年轻、思想活跃，接受新事物快，其教育重点应放在提高实际操作能力、巩固其专业思想，抓好"三基"与临床实践相结合的培训，使其熟练掌握基本护理操作技术、了解专科护理理论与技能。

（5）聘用和合同制护士的培训，目前大多数医院聘用制和合同制护士人数占相当的比例，对这部分护理人员的培训和教育尤为重要，其教育重点应放在岗前培训及巩固在校所学的护理专业知识，培养他们在护理实践中独立的工作能力，逐步熟悉和掌握基本护理操作技术，了解专科护理理论与技能。

二、绩效考核

（一）概念

绩效考核（performance appraisal）通常也称为业绩考评或"考绩"，是针对组织中每个员工所承担的工作，应用各种科学的定性和定量的方法，对员工行为的实际效果及其对组织的贡献或价值进行考核和评价。绩效考核是组织人力资源管理的重要内容，也是组织管理强有力的手段之一。有效的绩效考核，不仅能确定每位员工对组织的贡献或不足，也能在整体上为人力资源的管理提供决策性的评估资料，从而改善组织的反馈机制，提高员工的工作绩效，同时能够鼓舞士气，也可作为公平合理地奖赏员工的依据。

（二）原则

1. 公平客观原则　公平是确立和推行人员绩效考核制度的前提。只有进行公平考核，才能发挥绩效考核应有的作用。还应注意客观评价原则，应根据明确规定的考评标准进行科学评价，使之具有可靠性、客观性、公平性。

2. 严格考评原则　绩效考核的严格性主要体现在要有明确的考核标准、严肃认真的考核态度、严格的考核制度与严格科学的程序及方法等。绩效考核不严格，就会流于形式，形同虚设。只有进行严格的绩效考核，才能全面地反映工作人员的真实情况，避免产生消极的后果。

3. 全面考评原则　就是要多方面、多渠道、多层次、多角度、全方位地进行立体考评。

4. 单头考评原则　对各级员工的考评，都必须由被考评者的"直接上级"进行。直接上级相对来说最了解被考评者的实际工作表现（如成绩、能力、适应性等），也最有可能反映真实情况。间接上级（即上级的上级）对直接上级做出的考评评语不应当擅自修改。这并不排除间接上级对考评结果的调整修正作用。单头考评明确了考评责任所在，并且使考评系统与组织指挥系统一致，有利于加强经营组织的指挥职能。

5. 结果公开原则　绩效考核的结论应对本人公开，这是保证绩效考核民主的重要手段。这样做，一方面，可以使被考核者了解自己的优点和缺点、长处和短处，从而使考核成绩好的人再接再厉，继续保持先进；也可以使考核成绩不好的人心悦诚服，奋起直追。另一方面，还有助于防止绩效考核中可能出现的偏见以及种种误差，以保证考核的公平与合理。

6. 及时反馈原则　考评的结果（评语）一定要及时反馈给被考评者本人，否则就起不到考评的教育作用。在反馈考评结果的同时，应当向被考评者就评语进行说明解释，肯定成绩和进步，说明不足之处，提供今后努力的参考意见等。

7. 差别评价原则　考核的等级之间应当有明显的差别界限，不同的考评评语在薪酬、晋升、使用等方面应体现明显差别，使考评具有刺激性，鼓励职工的上进心。

8. 结合激励原则　依据绩效考核的结果，应根据工作成绩的大小、好坏，有赏有罚，有升有降，而且这种赏罚、升降不仅与精神激励相联系，而且还必须通过工资、奖金等方式同物质利益相联系，这样才能达到绩效考核的真正目的。

（三）过程

护理人员的绩效考评过程一般可以分 3 个阶段进行。

1. 确定绩效考核的内容、建立绩效考评标准 确定绩效考核内容、建立绩效考评标准是医院的一项重要而基础的工作。绩效考评内容和标准的确定是以岗位分析为基础的，岗位分析的结果决定了绩效考评的内容和标准。一般来说，护理人员绩效考核的内容主要侧重于工作实绩和行为表现两个方面。护理岗位绩效考核的标准要以其具体岗位职责为依据，一般包括两类基本内容：一是明确被评价者应该做什么，即相应岗位的工作职责、工作的质和量以及相关的指标等；二是明确被评价者做到什么程度，相应指标要确定具体的工作要求和工作表现标准描述。同时，在确定标准时，要对每一项评价指标确定权重系数，以反映各个护理工作要素的相对重要程度。在确定考核指标时，要注意指标设定需遵循SMART 原则，即：S(specific)——明确的、具体的。指标要清晰、明确，让考核者与被考核者能够准确地理解目标；M(measurable)——可量化的。一定要设置数字化的量化考核指标。"比较好""还不错"这种词都不具备可量化性，将导致标准的模糊；A(attainable)——可实现的。目标、考核指标，都必须是付出努力能够实现的，既不过高也不偏低。指标的目标值设定应是结合个人、岗位和过往历史情况来设定；R(relevant)——实际性的、现实性的，而不是假设性的；T(time bound)——有时限性的，目标、指标都要有时限性，要在规定的时间内完成，时间一到，就要看结果。

2. 实施绩效考评 具体过程包括制订护理人员绩效考核实施计划，落实考评人员，确定评价对象和时间；选择科学实用的、操作性强的评价工具；由有关人员对被考评对象的实际成绩和表现做客观的记录，并确定不同的指标的等级；评价信息的收集、处理、分析、总结、评价结果反馈等。

3. 确定评语及改进措施 该阶段对被考评员工工作进行综合评定，确定最后的评价等级，并指出其优缺点，制定改进方案，其目的是让医院和护理部门了解护士整体的绩效水平，也让被考核护士了解自己的工作情况，促进管理者与护士一起分析工作中存在的不足，并按照改进方案持续改进和提升。

（四）方法

护理人员绩效考核方法有很多种，要根据组织目标和评价目的以及评价的可操作性等来选择具体的考评方法。

1. 绩效考核表法 也叫作量表法，指按照确定的考核指标形成一份绩效考核评价量表，然后根据评价量表上所列出的指标项目，也即客观标准，将被评价者的业绩与客观标准进行比较。一般量表法的做法是：将一定的分数或比重分配到各个绩效评价指标上，使每一项评价指标都有一个权重，然后由评价者根据评价对象在各个评价指标上的表现情况，根据标准的规定为评价对象确定一个恰当的评语，对评价对象做出评价、打分，最后汇总计算出总分，作为评价对象的绩效评价结果。护理人员一般选择两类指标：一是与工作相关的指标，如工作质量、工作数量、专业知识、工作纪律等；二是与个人特征相关的指标，如职业态度、适应能力、合作精神、可靠性、创造性等。

2. 目标管理法 目标管理法是将护理人员及护理管理者根据医院或科室目标共同协

商制定的个人目标作为评价标准,然后将被评价者工作业绩与此标准进行比较。目标管理法用可观察、可测量的工作结果作为衡量护理人员绩效的标准,是最典型的结果导向型评价方法,即评价护士工作绩效时的关注点从护士的工作态度转移到工作业绩上,强调工作的结果。目标管理法直接反映护理人员的工作内容,结果易于观测,较少出现评价失误,适合对护理人员提供建议,适合对护理人员进行反馈和辅导,可以提高护理人员的工作积极性,增强其责任心和事业心,但由于目标管理法的评价标准是护理人员的个人目标,没有在不同科室、不同护理人员之间设立统一的目标,因此难以对不同护理人员和不同科室间进行工作绩效的横向比较。

上述绩效考核表法和目标管理法均是按照统一的标准尺度衡量相同职级的护理人员的绩效。利用客观尺度进行评价是绩效评价的发展趋势。

3. 排序法 排序法是评价者把同一护理单元中的所有护理人员工作绩效按照从高到低的顺序进行排列并得出结论的方法。排序法的设计和应用成本都很低,设计和使用起来比较简单易行。评价时只需要一个简单的评价表,填制方法也十分简单,不需要投入过多的设计费和培训费用。但由于排序比较评价方法的基础是整体的印象,依据的不是客观的标准,无法通过评价对护理人员的行为进行明确的引导,不适合用来对护士提供建议、反馈和辅导。评价过程主观性、随意性强,容易引发争议,可能造成护理人员之间的恶性竞争,而且当几个人的绩效水平相近时,难以排名,容易发生误差。

4. 等级评估法 等级评估法是根据工作分析,将被考核岗位的工作内容划分为相互独立的几个模块,在每个模块中用明确的语言描述完成该模块工作需要达到的工作标准。同时,将标准分为几个等级选项,如"优、良、合格、不合格"等,考核人根据被考核人的实际工作表现,对每个模块的完成情况进行评估。总成绩便为该护士的考核成绩。

5. 比例分布法 比例分布法是按预先规定的比例将被评价者分配到各个绩效类别上的方法。如将一个病房中最好的 5% 的护士放在优秀等级中,良好的 20% 的护士放在次一等级的小组中,后续依次将 50%、20%、5% 的护士放入平均水平、低于平均水平及最低的等级中。这种方法根据统计学正态分布原理进行,其特点是两边的最高分和最低分者占比很少,处于中间者居多。

6. 描述法 用文字记录事实或叙述事件或写鉴定。在护理人员绩效评价时,主要是用描述性的文字对护理人员的能力、态度、成绩、优缺点、发展潜力和关键性事件等做出评价。这种方法侧重于描述护士在工作中的突出行为,而不是日常业绩。描述法在设计和使用上比较容易,成本一般,实用性非常广,因而适合对任何人的单独评价。但是描述法没有统一的标准,难以对多个评价对象进行客观的、公正的比较,而且与评价者的文字写作水平关系较大,因而描述法可作为各类绩效评价方法必要的补充方法,适用于发展性评价。

7. 关键事件法 关键事件法实际上是描述法的特例,也即描述和记录关键事件。关键事件是指对部门或组织的工作和效益产生积极或者消极的重大影响的护士的某种行为。评价者及时将这些关键事件记录下来作为评价依据,这种描述法叫关键事件法。

8. 360 度绩效评价 360 度考核法(360-degree feedback)是多角度进行的比较全面的绩效考核方法,也称全方位考核法或全面评价法,是指从与被考核者发生工作关系的多方主体那里获得被考核者的信息,以此对被考核者进行全方位、多维度的绩效评估的过程。这些信息的来源包括:①上级:来自上级监督者的自上而下的反馈;②下属:来自下属的自下而上的反馈;③同事:来自平级同事的反馈;④支持者:来自组织内部同级的支持部门的反馈;⑤服务对象:来自护理单元内部和外部的护理对象的反馈;⑥本人:来自评价者本人的反馈。这种绩效考核过程与传统的绩效考核和评价方法最大的不同是它不仅仅把上级的评价作为护理人员绩效信息的唯一来源,而是将在组织内部和外部与护理人员有关的多方主体作为提供反馈的信息来源,通过这种多维度的评价,综合不同评价者的意见,可以得出一个更全面、公正的评价。

9. 关键绩效指标法 关键绩效指标(key performance indication,KPI)是通过对组织内部流程的输入端、输出端的关键参数进行设置、取样、计算、分析,衡量流程绩效的一种目标式量化管理指标。关键绩效指标法是组织绩效管理的基础。在护理人员绩效考核中,首先需要把医院或科室的目标分解为可操作的、具体的工作目标,使护理管理者明确各科室或护理单元的主要责任,并以此为基础,明确所属人员的绩效考核指标,以此指标为依据进行评价。建立明确的切实可行的 KPI 体系,是做好绩效管理的关键。

(五)提升绩效考核效果的措施

1. 绩效考核定位准确 考核的定位问题的实质就是确定通过绩效考核要解决什么问题,绩效考核工作的管理目标是什么,因此,在护理绩效考核中,要明确其管理目标,即及时发现各部门护理绩效现状及存在的问题,确认护理人员的素质与护理岗位任职需求之间的差距,有针对性地采取措施,不断提高护理工作质量。制定绩效目标要尽量具体、可测量、可实现,还要有完成绩效目标的时限。

2. 注重绩效指标的科学性 选择和确定什么样的绩效指标是考核中的一个重要问题,也是比较难于解决的问题。在护理绩效管理实践中,在注重指标体系的全面性和完整性的同时,要注意指标的可操作性,而且应该主要抓住关键业绩指标,将护理人员的行为引向组织的目标方向,加强对护理人员行为的引导作用。

3. 加强绩效考核的客观性 在绩效考核过程中,如果存在过多的主观性和片面性,其结果势必影响绩效考核的可信度与有效度。因此,应客观公正、准确地评价护理人员在过去一段时间内的工作,为护理人员的发展和组织目标的实现提供有效的依据。

4. 建立和有效运行绩效考核沟通与反馈机制 加强与护理人员的沟通,使被考评者知道考核是如何进行的、考核指标是怎样提出来的、考核结果有什么用处,并将考评结果及时反馈给被考评者本人,使其了解自身工作中存在的问题,知道这些问题是什么原因造成的,应该如何改进等,使绩效考核真正对护理人员起到有效的教育作用。

三、薪酬管理

(一)相关概念

1. 薪酬 薪酬(reward)是员工因向所在的单位或组织提供劳务而获得的各种形式的酬劳。其实质是一种公平的交易或交换关系,在这种交换关系中,单位承担的是劳务出卖者的角色,薪酬是劳务的价值的表现。

薪酬的表现形式有两类:一是指货币和可以转化为货币的报酬,如工资、奖金、津贴与补贴、福利等,此项属于外在薪酬的范畴,是外部激励要素;二是指获得的各种非货币形式的满足，如终身雇佣的承诺（职业保障）、安全舒适的办公条件、免费午餐、参与决策的机会、满足个人兴趣和爱好的工作内容、学习成长的机会和条件、引人注目的头衔和荣誉、充分展示个人才华的工作平台等，此项属于内在薪酬的范畴，可对员工起到内部激励效应。

2. 薪酬管理 薪酬管理（reward management）是指一个组织针对所有员工所提供的服务来确定他们应当得到的报酬总额以及报酬结构和报酬形式的过程。在这个过程中，组织或单位就薪酬水平、薪酬体系、薪酬结构以及特殊员工群体的薪酬做出决策。同时，作为一种持续的组织过程，薪酬管理还包括持续不断地制订薪酬计划，拟定薪酬预算，就薪酬管理问题与员工进行沟通，同时对薪酬系统的有效性做出评价，而后不断予以完善的过程。

薪酬管理是人力资源管理活动的重要组成部分，直接关系着员工积极性和组织的人力成本，需要根据组织总体发展战略的要求，通过管理制度的设计和完善，以及薪酬计划的编制和实施，最大限度地发挥各种薪酬形式如工资、奖金和福利等的激励作用，为组织创造更大的价值。在人力资源管理领域中，薪酬管理是较困难的管理任务，对任何一个组织来说，都是一个比较棘手的问题，因为员工对薪酬极为关注和挑剔，而且根据实际情况的不同，薪酬管理没有一个统一的模式。对多数员工而言，他们会非常关心自己的薪酬水平，因为这直接关系到他们的生存质量。为此，组织薪酬管理系统需要同时达到公平性、有效性和合法性三大目标。

（二）薪酬的功能

薪酬的基本功能是满足人们受雇于组织获得报酬的动机，从而使薪酬接受者的行为指向组织期望的目标。具体来说，薪酬包含了以下几种功能：

1. 保障功能 薪酬是保障人力资源生产和再生产的基本因素。护理人员的薪酬水平决定着他们的生存、营养和文化教育的条件。通过劳动，护理人员获得薪酬来维持自身的衣、食、住、行等基本生存需要，以保证自身劳动力的再生产。同时，护理人员还必须利用这些薪酬来养育子女、负担自身的进修学习等，以实现劳动力的再生产和人力资本的增值。

2. 激励功能 在护理管理中，可通过支付给护理人员的薪酬来评价其个人的素质、能力、工作态度及其工作效果等，而合理的薪酬可以促进护理人员产生更高的工作绩效，更高的工作绩效又会为护理人员带来更高的薪酬。薪酬的激励功能的典型例子，如奖金的运用，奖金是对工作表现好的护理人员的一种奖励，对其自身和其他护理人员都有很大的激励作用。

3. 调节功能 薪酬的调节功能主要表现在劳动力的合理配置和劳动力素质结构的合理调整两个方面，需要通过薪酬差别来实现。通过薪酬差别，一方面可以调整组织生产和管理环节上人力资源的数量和质量，实现组织内部各种资源的高效配置，另一方面，通过制定有效的薪酬差距水平，可以吸引更多急需的护理人力资源。

4. 增值功能 与其他劳动一样，护理人员从事护理工作不仅创造了必要劳动价值，同时也创造了剩余劳动价值。因此，就医院组织而言，支付给护理人员的薪酬不仅能补偿护理人员的劳动力消耗，而且还通过病人护理质量的提升，产生了更多的经济效益和社会效益，带来大于成本的预期收益，因此薪酬具有不断增值的效益功能。

5. 管理功能 薪酬具有人力资源管理功能，它可以培养护理人员对医院和科室的归属感。影响护理人员归属感的因素很多，其中一个重要内容就是对护理人员的地位和作用的认可和重视,而医院给予护理人员的薪酬待遇则是这一重要内容的具体体现。

（三）薪酬管理的目的

在护理人力资源管理中,薪酬管理通过公平性、有效性和合法性三大特性得以实现,可达到以下目的:①保证薪酬的市场竞争性,吸引和留住医院所需要的优秀护理人员;②鼓励护理人员积极提高知识和各项技能,并通过积极的努力和贡献得到及时合理的回报;③鼓励护理人员高效率地工作,从而合理有效地控制护理人力成本;④创造医院和科室所希望的护理组织文化和文化氛围;⑤通过建立薪酬激励机制,使医院、科室与护理人员的经济利益结合在一起,谋求共同发展。

（四）护理人员薪酬管理的原则

1. 合法性原则　合法性原则是医院薪酬管理的最基本前提,要求薪酬制度符合国家、省、市、自治区的法律、法规和政策要求,如不能违反最低工资制度、法定保险福利、薪酬指导线制度等规定的要求。

2. 按劳付酬原则　按劳付酬原则是组织薪酬管理的首要原则,医院应该以护理人员所从事的护理工作劳动量作为薪酬分配的主要标准和形式,按照岗位分析结果和护理人员的劳动数量与质量计算薪酬,多劳多得,少劳少得。这里的劳动量是指护士在护理工作过程中体力与脑力的消耗量,不能单纯地理解为劳动时间或劳动结果。

3. 公平性原则　薪酬管理系统要公平,这是最主要的原则。公平原则要求医院薪酬体系中的护士薪酬水平应与护理岗位的工作性质、工作数量与工作质量匹配。

满足公平性原则需要达到三个层次,即分配公平、过程公平和机会公平。①分配公平,是指医院在进行薪酬分配以及人事决策、决定各种奖励措施时,应符合公平的要求。即护理人员获得的薪酬应与其付出成正比;同一医院或科室中,不同职务或岗位的护理人员获得的薪酬与其对医院和科室做出的贡献成正比;同一地区或同等规模的不同医院中类似职务或岗位的护理人员的薪酬应基本相同。如果护理人员认为自己受到不公平对待,将会产生不满。②过程公平,是指医院在决定任何奖惩决策时,其所依据的决策标准或方法应符合公正性原则,程序公平一致,标准明确,过程公开等。③机会公平指医院或科室赋予所有护理人员同样的发展机会,包括在决策前与护理人员互相沟通,决策考虑护理人员的意见,护士长充分考虑下属护理人员的立场,建立申诉机制等。

4. 激励性原则　对达到了某个较高目标或绩效水准或创造出某种护理价值的护理人员给予相应的激励报酬。在进行薪酬分配时,管理者要根据护理人员对医院和部门（科室）贡献大小,使医院内部各类护理工作岗位各级护理人员的薪酬适当拉开差距,使医院的薪酬系统充分发挥激励作用。薪酬激励的本质就是一种薪酬管理方式,它能够调动护理人员的积极性、主动性和创造性、激发护理人员的潜能,激发护理人员不断学习掌握新知识,不断提高业务技能,创造出更好的工作业绩。

5. 竞争性原则　医院要想获得具有竞争力的护理人才,就必须制定出一套对护理人才具有吸引力并在行业中具有竞争力的薪酬制度。其提供的薪酬水平高于市场平均价格,才能在社会上和护理人才市场中具有吸引力,使医院招聘到优秀的护理人才,也才能保留住医院的优秀护理人才。

6. 经济性原则   经济性原则的本质是用适当的薪酬成本给组织带来最大的价值。薪酬管理的经济性原则包括两个层面：一是站在产出角度来看，薪酬能给组织绩效带来最大价值；二是站在投入角度来看，实现薪酬成本控制。因此在设计护理人员薪酬时，除了要考虑薪酬系统的激励性和竞争性等因素外，还要充分考虑医院人力资源的成本问题、医院的运作情况等。因为当人力资源成本在总成本中所占比例较大时，员工加薪就会导致人力资源成本比重明显加大，可能会超过医院自身的实际承受能力。同时，还要关注员工为单位创造的价值，员工绩效水平对单位的市场竞争力有着极其重大的影响。

（五）护理人员薪酬设计

1. 含义   薪酬设计是制定有关组织员工薪酬给予的制度、方案或方法，是对薪酬水平的定位。护理人员薪酬设计应根据医院运行实际情况，并紧密结合医院的战略和文化，科学、系统全面地考虑内、外环境各种因素，并及时根据实际情况进行修正和调整，遵循按劳分配、效率优先、兼顾公平及可持续发展的原则，充分发挥薪酬的激励和引导作用，为医院的生存和发展起到重要的制度保障作用。一个设计良好的薪酬体系直接与组织的战略规划相联系，能促进员工的工作积极性，从而提高组织的竞争力。薪酬体系的设计应该补充和增强其他人力资源管理模块的作用，如人员选拔、培训和绩效评价等。

2. 基本原则   一个科学的薪酬体系必须满足以下 3 个基本原则：

（1）外在竞争性：是指组织内员工的收入水平与外部薪酬水平相比具有竞争性，薪酬水平应定位于较高的层次，外在竞争性使医院可以吸引和保留优秀的护理人才。

（2）内在公平性和合理性：主要是指薪酬收入高低相对公平和合理。薪酬水平制定时除了要体现客观公正性外，还要使护理人员感受到主观公平感。

（3）战略文化特性：是指结合医院发展战略需要订立相应的薪酬政策。如设立奖励性的薪酬系统，奖励那些为实现组织战略目标做出突出贡献的个人或团队，最大限度地发挥薪酬对组织战略的支持作用。

薪酬设计除遵循以上三大基本原则外，还应注意遵循薪酬与绩效的相关性、激励性、可承受性、合法性、可操作性、灵活性和适应性等原则。

3. 设计步骤与方法   科学设计薪酬体系和制度的过程一般需要经过以下步骤：

（1）岗位分析：护理工作岗位分析是确定薪酬的基础。医院应结合服务目标，对医院护理服务范围和护理工作项目进行分析，明确岗位职能和职位关系及岗位所需护理技能，在此基础上，由护理人力资源管理部门及各科室主管合作编写出职位（岗位）说明书，为确定薪酬水平提供基本依据。

（2）岗位评价：比较医院内部各个护理工作岗位的相对重要性，得出护理岗位等级序列；进行薪资调查，建立统一的岗位评估标准，消除由于各岗位实际工作要求和工作内容的不同所导致的职位难度差异，使不同职位之间具有可比性，为确保工资的公平性奠定基础。岗位评价是岗位分析的自然结果，同时又以职位（岗位）说明书为依据。护理人员工作岗位评价是在确定各具体岗位内容的基础上对岗位薪酬因素进行比较、分析和衡量。

（3）薪酬调查：薪酬调查的对象最好是选择与自身有竞争关系的医院或条件相同的类似医院，重点考虑护理人员的流失去向和招聘来源。薪酬调查的数据，要有上一年度的薪资增长状况、不同薪资结构对比、不同职位和不同级别的职位薪资数据、奖金和福利状况、长期激励措施以及未来薪资走势分析等。薪酬调查是确定具体护理岗位人员薪酬水平的重要依据。

（4）薪酬定位：在分析相同条件医院各护理岗位人员的薪酬数据后，需要做的是根据医院状况选择不同的薪酬水平。需要明确的是，由于各岗位价值不同，其对应的薪酬水平也应有所区别。确定薪酬水平时应注意遵循薪酬体系设计的原则。

（5）结构分析：即进行薪酬结构设计。薪酬结构即薪酬的组成部分，包括了工资、奖金、福利、保险、红利、佣金等所占的比例和份额。薪酬结构设计重点关注薪酬水平等级的多少、不同薪酬水平之间级差的大小以及决定薪酬级差的标准。医院薪酬结构的设计反映了医院的分配理念、对不同职务和能力的重要性及其价值的看法。在确定护理人员的报酬时，要综合考虑3个方面的因素：一是其职位等级；二是个人的技能和资历；三是个人绩效。在工资结构上与其相对应的，分别是职位工资、技能工资和绩效工资。

（6）实施修正：在医院运营成本中，人员薪酬所占的比例非常大，管理者应注意有效地控制人力成本。因此，医院在确定护理人员薪酬调整比例时，应预先对总体薪酬水平做出准确的预算，一方面要控制人力资源成本，另一方面，又要满足医院护理人员的需求，二者之间要进行权衡，适时调整和修正薪酬计划和实施方案。

第五节　护理人员职业生涯规划

职业生涯规划是当前人力资源管理领域中一项极其重要的内容和崭新的发展方向，做好这项工作可实现促进组织发展与员工个人职业生涯发展双赢的结果。通过有效的护理人员职业生涯规划管理，使护理人员在组织内部实现个人目标，使护理人员获得职业满意度，这对组织的生存和发展有很大促进作用。

一、相关概念

1. 职业　职业（career）是一个人在其生涯历程中选择从事工作的行为过程。但就其内涵而言，职业不是简单的工作（job），它更多的是指一种事业。因此，职业问题不是简单的工作问题，就职业本意而论，它至少包括两个方面的含义：首先，职业体现了专业的分工，没有高度的专业分工，也就不会有现代意义上的职业观念，职业化意味着要专门从事某项事务；其次，它体现了一种精神追求，职业发展的过程也是个人价值不断实现的过程，职业要求个人对它有忠诚度。

2. 职业生涯　职业生涯是指一个人终生的职业经历模式，包括了个体获得职业能力、培养职业兴趣、选择职业、就职，到最后退出职业劳动的完整职业发展过程。从个人的角度看，职业生涯就是个人对自己的需求、理想、愿望与个人实际能力、技术、动机等特征做出事实评价的过程，而从组织的角度看，职业生涯相当于员工的成就、社会的认可等。

3. 职业生涯规划　职业生涯规划（career planning），简称职业规划，又叫职业生涯设计，是指个人与组织相结合，在对个人性格特点、兴趣爱好、成长环境、从业经历等因素进行深入分析的基础上，确定个人短期和长期的事业发展目标，明确可以达成目标的职业或岗位选择范围，制订相应的工作和教育或培训行动计划，从而增加有限的职业资源的效率和收益,增强对职业生涯的自我控制力和管理能力,最终获得持久、高效、平衡的职业发展。

职业生涯规划包括以个体为主导的自我职业生涯规划和组织层面为辅的对员工职业生涯规划管理两个方面。从个体角度分析,职业生涯规划的内涵正如著名管理专家诺斯·威尔指出的那样,它是个人结合自身情况和眼前制约因素,为自己实现职业目标而确定行动方向、行动时间和行动方案。从组织角度分析,职业生涯规划是组织与员工共同构建职业发展通路,通过工作历程,使员工与组织的职业岗位需求相匹配、协调和融合,以达到满足组织及成员各自需求,彼此受益的目标。因此,职业规划的核心是个人职业发展目标、职业发展可获得机会与组织或部门现实岗位需求三者有机结合的设计过程。

二、意义

护理人员进行职业生涯规划,制订一份好的职业规划方案,对护士个人职业生涯的发展和组织职业发展均具有指导意义。

（一）对护理人员个体的意义

（1）可以促使护理人员分析自我,以既有的成就为基础,确立人生的方向,思考奋斗的策略。这一点可以帮助护理人员在其择业或职业起步阶段,做到成功就业,同时加快适应工作的进度,提高其工作满意度。

（2）可以帮助护理人员安排自己的职业生涯,在工作和生活中有所突破,塑造充实的自我。

（3）护理人员可以准确评价自身的特点和强项,扬长避短,在职业竞争中发挥个人优势,发现新的职业机遇。

（4）护理人员可以评估个人目标和现状的差距,不断提升个人实力,获得前进的动力,获得长期职业发展优势。

（5）可以使护理人员准确定位职业方向,并针对职业方向定位,分阶段制订明确的、可实现的目标与计划,最终实现自身的职业理想。

（6）有助于护理人员重新认识自身的价值并使其增值。通过自我评估,知道自己的优缺点,然后通过反思和学习,不断完善自己,使个人价值增值。

（7）职业生涯规划通常建立在个体的人生规划上,因此,做好职业生涯规划有助于护理人员将个人生活、事业与家庭联系起来,让生活充实而有条理。

（8）当护理人员在职业发展过程中遇到瓶颈时,良好的职业生涯规划能很快帮助护理人员走出困境,并最终获得事业的成功。

（二）对组织的意义

通过护理人员和医院及科室的共同努力与合作,医院科室与护理人员共同做好职业生涯规划,使护理人员的职业生涯目标与医院科室发展目标一致,使护理人员的发展与组织的发展相吻合,有助于充分发挥护理人员的潜能,给优秀护理人员一个明确而具体的职业发展引导,从人力资本增值的角度实现组织价值最大化。

三、基本原则

职业生涯规划原则是个人和组织在职业生涯设计和规划时应把握的方向和准绳。护理人员在制定职业生涯规划时,需遵循以下原则:

1. 清晰性原则 制定职业生涯规划时,需要有明确而适合的目标,考虑目标时必须清晰明确,实现目标的步骤应该直截了当。目标和措施越简明具体,越容易实现,从而不断促进个人的发展。

2. 变动性原则 人才的成长需要经验的积累和知识的积淀,在制定目标或措施时,需要一定的稳定性,但人的发展目标并不是一成不变的,应该具有一定的弹性和缓冲性,当内、外环境条件发生改变时,护理人员应审时度势,依据环境的变化调整自己的发展规划。

3. 一致性原则 是指在职业生涯规划过程中,要保持3个方面的一致性,即主要目标与分目标一致、目标与措施一致、个人目标与组织发展目标一致。将个人特长和组织需要相结合,找准个人和组织需要最佳结合点,以保证个人和组织共同发展,达到双方利益的最大化。

4. 挑战性原则 制定职业生涯规划的目标与措施时,要有一定的高度,对现在的自己有一定的挑战性,能促使自己努力达成最终目标。这样的目标才有激励作用,完成目标时才能带来成就感。

5. 激励性原则 制定职业生涯规划要充分考虑自己的性格、兴趣和特长,使职业规划的目标与内容成为自身的内在驱动力,从而对自己产生内在激励作用。

6. 合作性原则 当个人的职业规划目标内容与组织内其他人的目标内容具有合作性与协调性时,组织内部人员可以相互合作,起到整体的放大效应。

7. 全程化原则 拟定职业生涯规划时必须考虑职业生涯发展的整个历程,做全程的考量。

8. 具体化原则 职业生涯规划各阶段的路线划分与安排,必须具体可行,这样才能促使自身在一定的时间节点有效完成各阶段的目标。

9. 实际性原则 实现职业生涯目标的途径很多,在做规划时必须考虑自己的特质、所处的社会环境、组织环境以及其他相关的因素,选择确定可行的途径。

10. 可评量原则 规划的设计应有明确的时间限制或标准,可以进行量化考评,易评价,易检查,使自己随时掌握执行状况,并为规划的最终实现提供参考依据。

四、职业生涯具体规划实践及过程

(一) 做好职业生涯规划的准备工作

护理人员在进行职业生涯规划实践时,需要进行相应的准备。做好职业生涯规划应该分析三个方面的情况:

1. 分析自己适合从事的职业或工作 研究自己适合从事哪些职业或工作是职业生涯规划的关键和基础。回答这个问题,要考虑以下各方面的因素:

（1）本人所处的职业发展阶段：职业生涯是一个人长期的发展过程，在不同的发展阶段，个人有着不同的职业需求和人生追求。职业生涯发展阶段的划分是职业生涯规划研究的一个重要内容。对于具体阶段的划分，不同的专家、学者有不同的观点，应用最广泛、最常见的理论是唐纳德·萨珀(Donald E. Super)的生涯发展阶段理论。20 世纪 80 年代，萨珀系统地提出了有关生涯发展的观点，他把职业生涯的发展看成是一个持续渐进的过程，由童年时代开始一直伴随个人的一生。萨珀将人生职业生涯发展过程划分为成长、探索、建立、维持和衰退 5 个阶段，即：①成长阶段(0～14 岁)。成长阶段属于认知阶段，在这个阶段，孩童开始发展自我概念，学会以各种不同的方式来表达自己的需要，且经过对现实世界不断地尝试，修饰他自己的角色。这个阶段的任务是：发展自我形象，发展对工作和世界的正确态度，并了解工作的意义。②探索阶段(14～25 岁)。探索阶段属于学习打基础的阶段，该阶段的青少年，通过学校的活动、社团休闲活动、打零工等机会，对自我能力及角色、职业做了一番探索，因此选择职业时有较大弹性。这个阶段发展的任务是：使职业偏好逐渐具体化、特定化并产生职业偏好。③建立阶段(25～44 岁)。建立阶段属于选择、安置阶段。由于经过上一阶段的尝试，不合适者会谋求变迁或做其他探索，因此该阶段较能确定整个事业生涯中较适合自己的职位，并在 31 岁至 40 岁开始考虑如何保住该职位并固定下来。这个阶段发展的任务是整合、稳固并求上进。④维持阶段(45～65 岁)。维持阶段属于升迁和专精阶段。个体仍希望继续维持属于他的工作职位，同时会面对新的人员的挑战。这一阶段发展的任务是维持既有成就与地位。⑤衰退阶段(65 岁以上)。衰退阶段属于退休阶段。由于生理及心理机能日渐衰退，个体不得不面对现实，从积极参与到隐退。这一阶段往往注重发展新的角色，寻求不同方式以替代和满足需求。萨珀生涯发展阶段如表 5-3 所示。

表 5-3　萨珀生涯发展阶段

生涯阶段	年龄范围/岁	阶段主要任务
成长阶段	0～14	认知
探索阶段	15～25	学习打基础
建立阶段	26～44	选择、安置
维持阶段	45～65	升迁和专精
衰退阶段	>65	退休

护理人员职业生涯各阶段划分主要以年龄为界，结合萨珀的职业生涯发展阶段理论，护理人员的职业生涯可以分为早期、中期、后期 3 个阶段：①职业生涯早期阶段。时间段一般指从业 5～8 年，护士年龄大约为 22～30 岁。这一阶段，主要是指护士从学校进入工作环境，并在工作环境中逐渐社会化，实现从学生到护士的转变，并为新的组织所接纳的过程。②职业生涯中期阶段。又分为成长期和拓展期两个阶段。成长期也称为"创立期"，约指从业 9～15 年，护士年龄一般为 31～40 岁，如果在职业生涯早期护士个人能顺利地找准职业动机，进行自我定位，那么在这个阶段就能较顺利地发展。拓展期，也称为"维持期"，时间段一般指从业 16～25 年期间，护士年龄大约为 41～50 岁。这是在业务成熟、社会关系网稳定的基础上开始寻找新的突破的时期。③职业生涯后期阶段。此阶段大约发生在从业 25 年后，年龄在 50 岁以上。在这一阶段，护士个人的工作、生活和心理状况都将发生显著的变化，与以前大不相同。护理人员职业生涯发展阶段详见表 5-4。

表 5-4　护理人员职业生涯发展阶段

护士职业生涯阶段	年龄范围/岁	从业年限/年	阶段主要任务
早期	22～30	5～8	学生到护士的社会化转变
中期			
成长期	31～40	9～15	职业定位,自我发展
拓展期	41～50	16～25	业务熟练,自我突破
后期	>50	>25	发挥余热,准备退休

（2）自己的职业倾向：不同的人有不同的人格特征,不同的人格特征适合从事不同的职业,因此,护理人员在进行职业生涯规划之前,先要了解自己的职业倾向。职业倾向即职业类型,约翰·霍兰德(John Holland)将人的职业性向(类型)分为 6 种,包括实践性向、研究性向、社会性向、常规性向、企业性向和艺术性向。每一种职业性向适合于特定的若干职业。通过一系列测试,可以确定一个人的职业性向,然后就可以从对应的若干职业中选择。

（3）自己的技能：即自身的本领,包括专业、爱好、特长等。如果某人具有某项突出的技能,而这项技能可以为其带来收入,做职业生涯规划时就应当将其作为一个重要因素加以考虑。

（4）本人的职业锚：职业锚/动机(career anchor)是职业生涯规划时另一个必须考虑的要素。当一个人不得不做出职业选择的时候,他无论如何都不会放弃的那种职业中至关重要的东西或价值观就是职业锚。职业锚是人们选择和发展职业时所围绕的中心。每一个人都有自己的职业锚,影响一个人职业锚的因素有天资和能力、工作动机和需要以及人生态度和价值观。除天资外,其他各项因素受后天努力和环境的影响,所以,职业锚是会变化的。这一点,有别于职业性向。

（5）自己的职业兴趣：在做职业生涯规划时,还要考虑本人的职业兴趣,例如,喜欢和人打交道,喜欢穿休闲服装上班,不喜欢整天做案头工作等。

2. 分析自己所在单位或部门提供的岗位以及职业通路　除了研究本人适合从事哪些职业或工作之外,还要考虑所在的单位或部门可能提供哪些岗位,从中选择那些适合从事的岗位。如果在本单位或本部门没有适合的岗位,或者说,本人所在的单位不可能提供适合自己的工作岗位,就应该考虑换岗位或换工作了。管理者有责任指导下属员工做职业生涯规划,并且给出员工适合的职业通路,最终做到人尽其才,使员工尽其所能发挥效力。

3. 分析未来社会发展迫切需要的职业类型　做职业生涯规划时,还要把目光投向未来。在自己适合从事的职业中,自己的工作十年后的发展结果是什么,自己职业的未来社会需求是增加还是减少,自己在未来的社会中的竞争优势,是随着年龄的增加而不断加强还是逐渐削弱。

在综合考虑上述三个方面的因素后,就能够给自己做职业生涯规划了。

（二）职业生涯规划实操

1. 自我剖析与定位　自我剖析与定位是职业生涯规划的基础和前提。通过剖析,了解自己的职业发展优势和局限,在此基础上形成自己的职业发展定位,对护理人员而言,职业发展定位可以包括专科护士、护理教师、护理管理人员、护理科研人员等。

可以采用以下 5 个问题的思考模式对自我进行剖析和定位,这是许多职业咨询机构和心理学专家进行职业咨询和职业规划时常常采用的一种方法。

第一个问题"我是谁？"：自己进行的一次深刻的自我反思，对自己有一个比较清醒的认识，把优点和缺点都一一列出来。

第二个问题"我想干什么？"：这个问题是对自己职业发展的心理趋向的提问。每个人在不同阶段的兴趣和目标并不完全一致，有时甚至是完全对立的，但随着年龄和经历的增长，目标逐渐固定，并最终锁定自己的终身理想。

第三个问题"我能干什么？"：这个问题是对自己能力与潜力的全面总结，一个人的最根本的职业定位还要归结于他的能力，而他职业发展空间的大小则取决于其潜力。应该从几个方面着手去认识、了解一个人潜力，如对事的兴趣、做事的韧性、临事的判断力以及知识结构是否全面、是否及时更新等。

第四个问题"环境支持或允许我干什么？"：这种环境支持在客观方面包括人事政策、企业制度、职业空间等；主观方面包括同事关系、领导态度、亲戚关系等，两方面的因素应该综合起来看。环境支持要建立在自己的能力之上。护理人员通过内、外环境分析确认适合自己职业发展的机遇与空间环境，以便准确把握自己的奋斗目标和方向。

第五个问题"自己最终的职业目标是什么"：当明晰了前面4个问题，就会从各个问题中找出对有关职业目标实现有利和不利的条件，列出不利条件最少的、自己想做而且又能够做的职业目标，那么对自己最终的职业目标就会有了一个清晰明了的设想。最后，将自我职业生涯计划列出来，建立个人发展计划书档案，通过系统的学习、培训，实现职业理想目标。

2. 职业生涯目标与路线的设定　职业生涯路线是指一个人选定职业后从什么方向实现自己的职业目标，是向专业技术方向发展，还是向行政管理方向发展。比如，有的人号召力强，有较强的组织管理能力和活动协调能力，那么就可以朝护理管理者方向努力；有的人功底深厚，逻辑思维能力强，具有创新精神，那就可以立足护理科研；有的人有良好的临床决策能力、评判性思维能力、敏锐的观察能力，对病人充满耐心和热情，就可以朝着临床护理专家的方向努力。

在设定职业生涯目标与路线时，还要考虑职业生涯规划的时限，面对发展迅速的信息社会，仅仅制定一个长远的规划显得不太实际，因而，有必要根据自身实际及社会发展趋势，把理想目标分解成若干可操作的小目标，灵活规划自我。一般说来，以5～10年左右的时间为一规划段落为宜。这样就会很容易跟随时代需要，灵活易变地调整自我，太长或太短的规划都不利于自身成长。具体可分两种方式：一是根据自己的年龄或年限划分目标，如25～30岁职业规划、2010—2020年职业规划；二是以职业线路中的职位、职务阶段性变化为划分标准，制订不同时期的努力方向，如5年之内向主管护士职称冲刺，10年内成为副主任护师。

3. 制订行为计划和措施　职业目标的实现有赖于个人各种积极的具体行为与有效的策略和措施。在确定了职业生涯的终极目标并选定职业发展的路线后，行动便成了关键的环节。这里所指的行动，是指落实目标的具体措施，主要包括工作、培训、教育、轮岗等方面的措施。对应自己的行动计划，可将职业目标进行分解，即分解为短期目标、中期目标和长期目标，其中短期目标又分为日目标、周目标、月目标、年目标，中期目标一般为3～5年的目标；长期目标为5～10年的目标。分解后的目标有利于跟踪检查，同时可以根据环境变化制订和调整短期行动计划，并针对具体计划目标采取有效措施。职业生涯中的措施主要指为达成既定目标,在提高工作效率、学习知识、掌握技能、开发潜能等方面选用的方法。行动计划要对应相应的措施,要层层分解,具体落实,细致的计划与措施便于定时检查和及时调整。

4. 评估与回馈　影响职业生涯规划的因素很多,有的变化因素是可以预测的,而有的变化因素难以预测。在此状态下,要使职业生涯规划行之有效,就必须不断地对职业生涯规划执行情况进行评估。首先,要对年度目标的执行情况进行总结,确定哪些目标已按计划完成,哪些目标未完成。然后,对未完成目标进行分析,找出未完成原因及发展障碍,制定相应解决障碍的对策及方法。最后,依据评估结果对下年的计划进行修订与完善。如果有必要,在谨慎考虑之后也可考虑对职业目标和路线进行修正。

五、护理人员职业生涯规划管理

护士职业生涯规划管理是从医院需要的角度出发,根据组织发展对护理职业岗位的需要,对组织、部门和护理人员个人的职业生涯进行设计、规划、执行、评估、反馈和改进的综合过程。职业生涯规划管理包括职业生涯自我管理和职业生涯组织管理。职业生涯自我管理是指在医院组织环境中,由护理人员自己主动实施的用于提升个人竞争力的一系列方法和措施。职业生涯组织管理是指由医院或部门(科室)组织实施的,旨在开发护理人员的潜力,留住优秀护理人员,使其自我实现的一系列方法。职业生涯规划管理的核心是要做到人职匹配。按照护理人员职业生涯发展阶段理论,对其管理也分为 3 个阶段。

(一)职业生涯早期阶段的管理

1. 阶段特征　这一时期的护理人员,正处于青年时期,精力旺盛,具有积极向上的精神,他们对护理工作充满热忱,家庭的压力少,学习热情也比较高,对自己的专业技能提高有着较为强烈的追求,这一时期的护理人员在不断地积累经验,学习各科室专业技能,建立人际关系,寻找最适合的科室,逐渐地适应工作和环境,但也存在迷失自我、职业定位不确定的可能性。

2. 管理策略　对于管理者来讲,主要应做到以下几个方面:①掌握职业技能,学会如何工作。做好本职工作是护士的基本任务和重要责任。要通过从事大量的基础性工作和常规性工作获得处理问题的能力。所以,要从小事做起,事事认真,不自恃学历高而不屑于做一些基础性的工作。②克服依赖心理。不要总是希望得到高年资护士的帮助,要学会主动地开展工作。当然,也要避免急于求成。③正确面对困难。对于刚开始工作的护士来说,当出现差错时,不要有自卑心理,应该主动地承认错误,认真分析出现差错的原因。比如差错是粗心导致的,还是因为缺乏经验,要找出原因并改正错误。④适应新的组织环境,要有一定的情商,学会与同事、领导相处,寻找个人在团队中的位置,建立新的人际关系。

从组织管理的角度出发,护理管理者对这一时期的护士应加强合理的岗位引导,做好合适的岗位配置,整合护士个人和组织资源,解决护理人员理想与现实的冲突,引导护理人员将自身的发展目标与组织的发展目标结合起来。

3. 阶段发展完成的标志

(1) 找到一个相对合适的科室,能够独立或协作完成各项治疗护理任务;

(2) 熟悉所属医疗机构的运行机制;

（3）开始在相关护理杂志发表论文；

（4）建立起新的社会关系网；

（5）达到护师（主管护师）的职业要求；

（6）取得更高的学历。

（二）职业生涯中期阶段的管理

1. 成长期

（1）阶段特征：护士个人职业能力稳步提高，责任心增强，已基本适应了职业环境，焦虑不安、无所适从的情绪有所缓解，抵抗挫折能力也得到了提高，能够接受比较重要的工作任务，能比较周全地思考、处理问题，已成为工作中的骨干，并参与到教学和管理工作中。但也存在诸如工作家庭矛盾冲突加剧、竞争压力加大等问题。

（2）管理策略：护士本人应重新进行自我定位，合理兼顾事业与家庭，抽出时间参加继续教育学习，扩展自己的知识面，进行适当的心理调适与休整，给自己回顾、思考、总结的机会，以维持工作、家庭生活和自我发展三者之间的均衡。而从组织管理角度出发，护理管理者应给下属护理人员提供必要的情感支持，创造和谐、公平的竞争环境，并为其提供晋升机会，助其实现事业的成功。

（3）阶段发展完成标志

1）精通本科室的业务，能独立完成临床教学任务；

2）参加过省级、国家级的学术交流，发表较高水平的论文；

3）参加过相关书籍的编写工作；

4）拥有可靠的获取本专业信息的渠道；

5）具备主管护师（副主任护师）的职业能力，部分人员成为护士长、总带教老师等；

6）取得更高的学历。

2. 拓展期

（1）阶段特征：该阶段护士都已经是不同程度的资深护理人员，他们拥有丰富的临床工作经验，事业上和生活上都经历了许多风雨，人生体验丰富，在家庭、事业中的地位远比前两个阶段牢固，但是精力与进取心已远不如从前了。这一时期护理人员存在的主要问题是职业倦怠，他们已熟悉工作环境和组织运转机制，护士常常会有职业倦怠感。从职业生涯管理的角度来说，由于长期从事同样的工作，如果找不到新的兴奋点，工作对于护士来说已不再富有挑战性，护士对工作的进取心下降，生活重心将发生转移，从以事业为中心，转向以家庭、自我为中心。

（2）应对策略：护理人员个体要保持积极、乐观进取的心态，重新认识环境，评估自我，寻找新挑战，保持职业新鲜感，使自己能更快乐地生活和工作。护理管理者应针对此阶段护士的职业特点，合理用人，扬其长，避其短，进行工作轮换，提供新的、富有挑战性的工作，以激发其工作热情和积极性。

（3）阶段发展完成标志

1）成为临床护理专家，达到副主任护师或主任护师的职业水平；

2）发表高质量的、引起业内重视的论文；

3）出版学术专著；

4）获得省级、国家级甚至更高级别的奖励；

5）部分人晋升为护理部主任或护理副院长。

（三）职业生涯后期阶段的管理

1. 阶段特征　处于职业生涯后期阶段的护士，可以说成功与失败都已经历过，不再有过多的奢望与追求，安于现状，照顾家庭已成为他们最大需求。这一时期存在的主要问题是角色转换。处在职业生涯后期的护士，各方面的能力都会出现不可避免的衰退，体力、学习能力以及整体的职业能力都呈现下降趋势。处于领导地位的管理者往往会逐渐被年轻人所取代，权力与责任也将随之减弱、消失，对于临床一线的核心骨干护理人员，他们的中心地位和作用也逐步丧失。

2. 应对策略　凭借几十年的工作经验、技能、智慧以及良好的社会人际关系，处于此阶段的护士应为年轻人树立榜样，担当良师益友的角色，继续在职业工作中发挥自己独特的作用。护理管理人员要采取措施保护下属护理人员的职业情感，维护其归属感和自我价值，促使其在工作中发挥余热。

3. 阶段发展完成标志

（1）做好退休的思想准备；

（2）完成权力和责任的交接；

（3）调整心态，接受和发展新的社会、职业角色。

（曹宝花）

第六章

领　导

领导是管理过程中的职能之一,领导职能的主要作用是通过领导者的行为和领导方式,激励组织中的人员完成组织目标。科学地执行领导职能,获得最佳的领导效益,发挥最优的护理组织效能,提高护理组织凝聚力,实现护理组织目标,这是护理领导者工作的重要任务。

第一节　概　　述

一、基本概念

(一)领导的概念

"领导"有动词和名词两种词性含义。作为名词,领导指领导者,即承担领导职责、实施领导过程的人。作为动词,领导指领导行为过程,即指挥、带领、引导和鼓励部下为实现目标而努力的过程。管理学中的领导职能指的是领导行为过程。

管理学界对领导的定义各不相同,传统的管理理论认为领导是组织赋予一个人的职位和权力,领导以此率领下属实现组织目标。但多数管理学家认为领导是一种行为和影响力,如美国著名管理学家哈罗德·孔茨等人将领导定义为"领导是一种影响力,是引导人们的行为,从而使人们情愿地、热心地实现组织或群体目标的艺术过程"。

从领导的定义看,领导过程是一种双向的动态过程,领导包括 3 个基本要素:①领导必须有领导者和被领导者的参与:领导者是领导行为的主体,被领导者是领导者执行职能的对象;②领导的本质是人际影响力:领导者在与其所领导的群体或组织的人员发生联系时,领导者拥有对被领导者的影响力,领导活动正是由被领导者表现出领导者所期望的行为所组成的；③领导的目的是实现组织目标：领导者在领导过程中必须考虑组织成员的个人目标，在实现组织目标的同时实现个人意愿（目标）。

（二）领导与管理

1. 领导与管理的联系与区别　人们习惯认为领导就是管理，其实领导与管理是两个不同的概念。领导是管理的主要部分，但领导又可以从管理中独立出来，二者既有共性、联系，又有区别。二者的共性体现在行为方式和权力构成上：在行为方式上，两者都是在组织内部通过影响他人的协调活动实现组织目标的过程；在权力构成上，两者都是组织层级的岗位设置的结果。二者的联系是：领导科学是管理科学的一个分支体系，领导与管理在实现组织目标方面具有一致性，二者之间相互完善，相互补充。一般认为领导的功能是推进变革，而管理的功能是维持秩序，二者的主要区别体现在工作范围、工作对象、工作内容和工作结果四个方面，如表6-1所示。

表6-1　领导与管理的主要区别

项目	领　　导	管　　理
工作范围	管理工作的一部分	计划、组织、领导和控制工作
工作对象	人（团队和个人）	人、财、物等多种生产要素
工作内容	注重对人的影响和引导，重视人的需求、情感、兴趣、人际关系等方面的内容，强调柔性	注重具体的生产过程、正式的规章制度，强调刚性
工作结果	引起变革，形成有效的改革能动性	维持组织秩序，在一定程度上实现预期计划

2. 领导者与管理者　从上述领导与管理活动的联系和区别可以看出，领导者与管理者也既有联系，又有区别。二者的联系是：二者都是通过一定的方法，使他人与自己一起共同实现目标，都拥有改变他人行为的力量。二者的主要区别如表6-2所示。

表6-2　领导者与管理者的主要区别

项　目	领　导　者	管　理　者
产生途径	被组织或组织成员任命，或从群体内部自然产生，不用正式权力来影响他人	被组织或组织成员任命的，其影响力来自于他所在的职位所赋予的正式权力
工作重心	管理工作策略、方向的制定和行为的引导	管理工作的计划、执行、控制和调整
工作行为方式	着重为什么要做	着重如何进行管理工作，强调按既定的方针、策略采取具体措施进行管理

在理想的情况下，所有的管理者都应是领导者，即都应成为拥有管理权力并能影响或促使组织成员努力实现既定目标的人。但现实中具有职权的管理者并不一定是真正意义的领导者，这类管理者也许在计划、组织、控制等职能方面做得非常出色，但不能有效地发挥对他人的领导作用，没有群众心甘情愿的服从，就不可能是名副其实的领导者。管理学意义上的领导者，是指能影响他人并拥有管理制度权力的人。

二、领导者的影响力

一个人的心理与行为与他所处的环境及所受到的客观刺激是紧密联系的。而影响力就是指人在与他人的交往活动中能够影响并改变他人心理和行为的一种能力。领导者的影响力是指领导者有效地影响和改变被领导者的心理和行为的能力。它在引导下属完成工作任务中起着决定性的作用，是领导者实施领导和管理的重要前提条件。

（一）领导者影响力的来源

影响力是领导者实现目标的手段。领导者要实现特定的目标，在某种意义上，必须借助其不同程度的影响力，有效运用各种影响力来影响下属的个体或群体的行为。领导者对下属及组织的影响力来自两个方面：一是正式权力，也称职位权力，包括法定权力、奖赏权力、强制权力；二是非正式权力，也称个人权力，包括专家权力、参照权力（图6-1）。

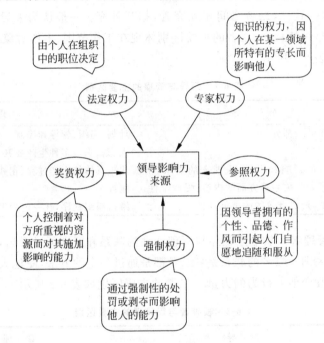

图 6-1　领导影响力的来源

1. 法定权力　法定权力是指个人在组织中因其管理职位而拥有的合法权力，被组织、法律、传统习惯以及组织内、外成员所接受和认可。由于法定权力与管理职位密切相关，从一般意义讲，法定权力就是职权。例如，护理部主任拥有对全院护士的人事调配权及岗位管理权，这是因为组织赋予了护理部主任特定的职权。

2. 奖赏权力　奖赏权力是指对资源进行分配与利用的权力，以鼓励下属的积极性。实施方式包括物质性和非物质性的奖赏，主要有提薪、奖金、鼓励、表扬、授予荣誉称号等。例如，医院领导层为鼓励护理人员的积极性，表彰优秀护士并授予先进工作者等荣誉称号；护理部对工作表现优异的护士给予外出进修、专科护士培训等学习的机会。领导者控制奖酬的资源越多，其拥有的奖赏权力就越大。

3. 强制权力　强制权力指领导者通过精神、感情或物质上的威胁，强制他人服从的能力。强制权力的实施手段主要有批评、处分、解聘等。例如，护士长制定奖惩制度，对违反工作制度或操作规范的护士扣发劳务津贴；护理部对违反规章制度或考核不合格的护士施以罚款。强制权力是惩罚性的,给人以不良刺激,易引起下属怨恨和仇视,应谨慎使用。

4. 专家权力 专家权力是指个人因拥有某些专业知识或特殊技能而产生影响他人的能力。这种权力来源于个人在某一领域中所掌握的信息和拥有的专业特长,能够指导他人,解决相应的问题。例如,专科护士长或专科护士对科内其他护士的专业知识和技能的培训及考核。专业知识越重要,掌握的人越少,则相应的专家权力就越大。

5. 参照权力 参照权力又可称为模范权、感召权,是指因具有他人喜欢、仰慕的人格特征而产生的力量,比如品格、毅力、气质等个人素质能吸引希望拥有同样魅力特征的追随者,赢得被领导者发自内心的信任、支持、尊重和服从。

(二)影响力的种类

领导者的影响力按其性质可分为权力性影响力和非权力性影响力两类。与职位有关的影响力属于权力性影响力,与个人权力有关的影响力属于非权力性影响力。这两种影响力的基础和构成因素不同,其特征也不同,但对领导者来说都很重要。

1. 权力性影响力 权力性影响力又称强制性影响力,是指领导者通过正式、合法手续赋予的职位所获得的对被领导者心理和行为产生影响的影响力。权力性影响力与领导者所拥有的各种职权有直接关系,其核心是权力的拥有,这种由外界赋予领导者的影响力对被领导者具有强迫性和不可抗拒性。例如,节假日病区执行弹性排班,护士长根据病区工作情况安排备班护士,并要求备班护士24小时手机开机保持联系通畅。这是由权力性影响力所具有的强迫和不可抗拒的性质所决定的。权力影响力的影响因素分为传统因素、职权因素和资历因素。

(1)传统因素:传统观念在不同程度上影响着人们的思想和行为,长期的社会生活让人们对领导者形成了一种历史观念,认为领导者不同于普通人,下级服从上级、群众服从领导的社会生活惯例在人们头脑里积淀,使被领导者在观念上事先对领导有一种自然服从感。这种影响力在领导者还没有确定之前就已经存在,不论何人,一旦被赋予领导职位就自然地获得这种影响力。

(2)职权因素:权力性影响力同时是一种社会影响力,处于一定职位的领导者,由于组织授权,使其具有强制下级的力量,如奖惩权、物资分配权、人事安排权等。领导者职位越高、权力越大,其影响力也越大。职位权力是组织赋予领导者的力量,是下级对领导产生的敬畏感,与领导者本人素质没有直接关系,所以其影响力难以久远。任何人只要处于领导职位,都能获得这种影响力。

(3)资历因素:资历指领导者的资格和经历。资历的深浅在一定程度上决定着领导者的影响力。它源于领导者长期积累形成的经验以及曾经担任过的领导职务、领导地位、领导经历产生的声望。资历越深的领导者,担任现职的资历因素影响力越大。如10年以上的专科护士长在一线管理岗上资历较深,往往使科室的护士产生一种敬重感,她的言行容易使护士从心理上信服。

2. 非权力性影响力 非权力性影响力又称非强制性影响或自然影响,与权力无关,是指领导者本人的品格、作风、知识、能力、业绩以及行为榜样等形成的自然影响力。它既没有正式规定,也没有合法权力形式的命令与服从的约束力,但其影响力比权力性影响力广泛持久得多。在它的作用下,被领导者更多地表现为顺从和依赖。非权力性影响力的影响因素主要有品格因素、知识因素、才能因素和感情因素。

(1) 品格因素：一个人的品格主要包括道德品行、个性特征、工作生活作风等方面。领导者的品格渗透和体现在个人的一切言行中，涉及领导者对工作、劳动、公物、集体、他人和自己的态度体系以及习惯化的行为方式。古今中外，人们都非常重视领导者的品格。具有优秀品格和人格能力的领导者对下属会有较大的感召力和吸引力，能吸引人、促使人去模仿，使下属产生敬爱感，因此其影响力也较大。反之，如领导者品格不高尚，不论其职位多高，权力多大，其影响力都会降低，下属往往只是表面服从，而内心却是反感的。因此，护理领导者需要注重自身品格的修养，维持良好的人格魅力，做到坦率诚实，开诚布公，平等待人，处事公正，宽宏大量，能团结反对自己意见的人。

(2) 知识因素：知识是人最宝贵的财富，知识本身就是科学赋予人的一种力量。在技术飞速发展的社会，依赖丰富的知识和技术力量实现组织目标十分重要。知识丰富的领导者对发展的信息掌握更多，能根据客观规律办事，抓住问题的实质和关键，对下属的指导有更强的针对性，更易取得下属的信任和配合，成功的可能性更大，因此具有较大影响力。这种信任就成为领导者影响下属的有利条件。工作领域知识面狭窄的领导者，缺少与人沟通的共同语言，其影响力也会随之降低。

(3) 才能因素：才能是在一定知识水平基础上，在实践活动中形成的各种能力的独特组合，是领导者在组织业务活动方面的专长、造诣或驾驭控制组织达成目标的才干。领导者自身的才能主要反映在工作成败和解决实际问题的有效性方面。这是领导者影响力大小的主要因素。领导者的才能高，不仅意味着业务活动能力强，为成功实现组织目标提供了重要保证，还能对下属施加影响力，受到下属的敬佩，增强下属实现目标的信心，使下属自觉接受领导者的影响。

(4) 感情因素：感情是指人们对外界事物的心理反应。它与领导者的个性修养、人际关系、格局密切相关。有效的领导者性格随和，待人和蔼可亲，与下属建立良好的感情关系，除了关心下属任务的完成，同时也非常关心下属的家庭和生活，能在自己的权力范围内合法、合理、合情地满足下属的正当需要，下属会发自内心的服从和接受，从而对下属产生巨大的影响力，激起下属为组织目标心甘情愿奋斗的热情。相反，如果领导者与下属的关系淡漠或紧张，只会强制要求下属完成工作任务，就会拉大双方的心理距离，降低领导者的影响力。

（三）权力性影响力和非权力性影响力的关系

1. 区别　权力性影响力和非权力性影响力的基本区别如表 6-3 所示。

表 6-3　权力性影响力和非权力性影响力的区别

项　目	权力性影响力	非权力性影响力
来源	来自权力，有强制性	不具有强制性，无约束力
形式	外推力	内在感染
影响者的表现	被动服从	主动随从，自觉服从

权力性影响力由领导的职位、权力和资历等组成，其核心是"权"，具有如下特征：①职权是法定的权力，因此这种影响力带有一定的强制性；②职权是由外界赋予的，因而这种影响力是外来因素；③职权的大小、变更既带有法定性，又带有领导体制的规定性，因此，权力性影响

力既受组织的调控,又受社会各种机制的制约;④被影响者的心理与行为表现为被动服从。

非权力性影响力是领导者的行为和素养的体现,其核心是"威",具有如下特征:①管理者自身的行为和素养自然地引起被领导者的敬佩感、依赖感和服从感,不带强制因素;②行为和素养是由领导者本身所具有的,以内在感染形式潜在地发挥作用;③领导者可个人根据工作需要以及自身情况进行自我调适;④被影响者的心理与行为表现为主动随从和自觉服从。

2. 联系 在领导影响力中,权力性影响力和非权力性影响力相互关联,相互渗透:①非权力性影响力是领导影响力的基础,它制约或影响权力性影响力的发挥,在领导者的影响力中占主导地位,起决定作用。②权力性影响力运用得当,对非权力性影响力起到增力作用。要提高领导者的影响力,做到有效领导,关键在于领导者不断提高自己的非权力性影响力。

(四) 护理管理者提高影响力的途径

护理管理者正确理解领导影响力的构成,合理使用权力性影响力与非权力性影响力,从而提高其领导影响力。

1. 提高非权力性影响力 护理管理者需要加强思想道德修养,提高思想品德,加强临床实践锻炼,提高护理管理才能,刻苦学习护理及相关学科知识,提高知识素养,加强与下属的情感沟通,增强感情,从而不断提高非权力性影响力,使护理人员自觉服从领导者的管理,以便更好地调动护理人员积极性和创造性。

2. 正确使用权力性影响力 提高权力性影响力的关键是护理管理者应以身作则,恪尽职守,要依法行使职权。护理管理者既要做好领导与服务,又要善于科学管理,使权力性影响力得以充分发挥。

三、领导的作用

领导在引导、鼓励和影响组织中个体和群体为实现组织目标而努力奋斗的过程中,需发挥以下作用:

1. 指挥引导,有利于组织目标的实现 管理工作中的各项职能,如各项计划的制订和实施、组织机构的设立和运行,以及实行有效的质量控制等都要依靠组织中的各级各类人员来完成。但由于成员个人知识、能力、信念等方面的差异以及外部各种因素的影响,容易对组织目标、专项技术和客观情况等方面产生不正确的理解和认识,从而发生偏离组织目标的现象。领导工作就是要引导组织中的全体人员有效地领会组织目标,引导组织中各级各类人员的各项活动,从而确保组织目标实现。

2. 激励鼓舞,有利于调动人的积极性 组织中的每一个成员都具有各自不同的需求、欲望和态度。领导工作就是需要围绕组织目标的实现,将组织成员对各种需求和欲望的追求作为个人目标激发出来,不断地转化为强烈的工作动机和积极的工作行为,让每个人的工作潜能得到最大程度的发挥,使组织成员在追求个人目标的过程中,为实现组织目标做出积极的贡献。因此,领导工作的作用在很大程度上表现为调动全体组织成员的积极性,使之以高昂持久的士气和不断的努力自觉地为组织做出贡献。

3. 沟通协调,有利于个人目标与组织目标相结合 组织运行状况如何,很重要的决定因素就是组织目标与个人目标的结合程度。通过领导、沟通、协调、组织工作,各部门工作人员承担必要的义务,自觉地让个人目标服从组织目标,放弃一些不符合客观实际的目标。同时，领导者也要创造一种氛围，在实现组织目标的前提下，在条件许可的范围内尽量满足个人的需求，使组织人员对组织产生一种信任感，从而为实现组织目标做出更大的贡献。

护理领导者在组织中的地位只有通过组织成员的追随与服从才得以确立。组织成员之所以追随和服从其护理领导者，是因为他们的领导者能够满足其愿望和需求。在领导过程中，护理领导者正是通过巧妙地将组织成员个人愿望和需求的满足与护理组织目标的实现统一起来以达到领导的目的。这种巧妙的结合过程，即护理领导者对被领导者进行指挥引导、激励鼓舞和沟通协调的过程，也是护理领导工作的基本内容。

第二节　领导理论

一、领导特质理论

从 20 世纪 30 年代开始，心理学家着重研究有效领导者身上所具有的品行、个性、素质、修养，形成了领导特质理论。领导特质理论又称领导品质理论，是以研究领导者个性特征为主要内容的一种领导理论。该理论的基本出发点是：能否成为成功的领导，主要取决于他们是否具有领导的特质。研究者希望通过领导特质的研究，找出领导所具有的规律性的、普遍性的共同特质，进而总结出领导的特质规律，解决什么样的人适合当领导的问题。因此，该理论有助于选拔和培养领导人才，并可在此基础上确定进行什么样的教育培训能够培养出胜任领导工作的人。

领导特质理论经历了传统领导特质理论阶段和现代领导特质理论阶段。传统领导特质理论认为领导者所具有的品质或特性是与生俱来的，天赋是一个人能否充当领导者的原因，只要是领导者就一定具备超人的品质或特性，这是"伟人论"的主要观点。传统特质理论可以启发人们看到领导者确实有某些独特素质，但该理论有明显的缺陷：一是强调素质的先天性，否定了后天环境的作用；二是有些个性特质因素互相矛盾。现代领导特质理论则认为领导是个动态过程，领导者所具有的品质或特性是在后天的实践中逐渐形成的，是可以通过实践或专门的教育和训练造就的。

（一）吉赛利领导特质理论

美国心理学家埃德温·吉赛利（Edwin Ghiselli）在对美国 90 个企业的 306 名管理人员调查研究的基础上，采取因素分析方法，提出了有效的领导者应具备的 8 种个性特征和 5 种激励特征，并将这些素质按对有效领导的重要性进行了总结（表 6-4）。8 种个性特征是：①督察能力：指导监督别人的能力；②才智：语言与文字方面的才能；③自信心：自我评价较高，自我感觉好；④决断能力：决策判断能力较强，处事果断；⑤适应性：善于与下属沟通信息，交流感情；⑥首创精神：具有开拓创新的愿望和能力；⑦成熟程度：经验、工作阅历较为丰富；⑧性别：男性与女性有一定的区别。5 种激励特征是：对事业成就的需求；对自我实现的需求；对工作稳定的需求；对物质金钱的需求；对地位权力的需求。

吉赛利的研究，由于有严密的科学性而受到推崇。研究结论指出了这些个性特征的相对重要性：才智和自我实现与能否成功关系重大，而对地位权力的需求和性别特征与管理成功与否没有多大关系。

表 6-4 领导个人特征价值表

重要程度	重要价值	个 性 特 征
非常重要	100	督察能力（A）
	76	对事业成就的需求（M）
	64	才智（A）
	63	对自我实现的需求（M）
	62	自信心（P）
	61	决断能力（P）
次重要	54	对工作稳定的需求（M）
	47	适应性（与下属的关系亲近）（P）
	34	首创精神（A）
	20	对物质金钱的需求（M）
	10	对地位权力的需求（M）
	5	成熟程度（P）
不重要	0	性别（P）

说明：括号中的 A 表示能力特征；P 表示个性特征；M 表示激励特征。

（资料来源：贾名清.管理学[M].南京：东南大学出版社，2012：253；周健临.管理学教程[M].上海：上海财经大学出版社，2001：257）

（二）鲍莫尔领导条件品质论

美国普林斯顿大学的威廉·鲍莫尔（William J. Baumol）教授从满足实际工作需要和胜任领导工作的要求方面研究领导者应具备的能力，他针对美国企业界的实况，提出了领导者应具备的 10 个条件：①合作精神：能赢得人们的合作，愿意与其他人一起工作，对人不是压服，而是沟通和说服；②决策能力：依据事实而非想象来进行决策，有高瞻远瞩的能力；③组织能力：善于组织人力、物力和财力；④精于授权：能抓住大事，把小事分给部属去完成；⑤善于应变：能适应环境的变化，而不墨守成规；⑥敢于创新：对新事物、新环境、新观念有敏锐的洞察能力；⑦勇于负责：对上下级以及整个社会抱有高度的责任心；⑧敢担风险：要敢于承担改革、创新时遇到的风险，并有创造新局面的雄心和信心；⑨尊重他人：重视和采纳别人的合理意见或建议；⑩品德高尚：在品德方面受到下属和社会人士的敬仰。

（三）斯托格迪尔领导个人因素论

美国俄亥俄州立大学的拉尔夫·斯托格迪尔（Ralph M. Stogdill）教授归纳了 6 种类型的领导特质：①身体特征：仪表出众、精力充沛等；②社会背景特征：社会经济地位、学历等；③智力特征：判断力、果断性，知识渊博，口才好；④个性特征：适应性、进取心、自信、独特的创造力等；⑤工作方面的特征：追求成就、事业心、责任感等；⑥社会特征：良好的人际关系，善于合作，积极参加各种活动等。

斯托格迪尔把领导者的特征总结为：强烈地被责任和任务所驱动，在追求目标方面强烈而持久，在解决问题时大胆创新，在社会情境中追求行动的主动、自信和独到的见解，愿意接受决策和行为的结果，有能力影响他人的行为，能够为现实中的目标建立社会交互系统。此外，斯托格迪尔还认为，拥有一些品质和技能能够增强领导的有效性，但它们不能保证领导的有效性；拥有一定品质的领导者可能在一种情境下是有效的，但在另一种情境下却是无效的；两个拥有不同品质的领导者可能在同一情境下都是成功的。

领导特质理论有其局限性，主要表现在两个方面：一是在领导特质理论中用于表达心理特征的概念内涵不清，在实际操作中难以观察和测量，如成熟程度、主动性和自信心等，因此难以形成稳定的体系。二是忽略了领导行为和环境条件对领导有效性的作用，领导特质理论没有把领导特征看作是一个与外界因素相互联系、相互制约的有机整体，忽视了实践因素对领导有效性的影响。

领导特质理论为领导者培养个人特征提供了一定的方向。护理管理者可以根据现代医院管理的要求，提出管理者素质的标准，开发相应的专门训练方法，培养相关个性特征，指导管理者在工作中不断地发展和完善自我。护理管理者能够具备以上领导特征，无疑有利于护理工作的开展。

二、领导行为理论

从 20 世纪 40 年代开始，研究人员逐步开展了领导者工作作风和领导行为对领导有效性影响的研究，形成了领导行为理论。领导行为理论是研究领导者的风格和领导方式的理论。该理论的重点在于：确定领导者应具有什么样的领导行为以及哪一种领导行为的效果最好。行为科学家和心理学家考察成功的领导者做了些什么，是怎样做的，优秀的领导者与较差的领导者的行为有何区别等，以试图找出有效的领导行为模式。因此，该理论从领导者的行为特点与绩效的关系来寻找最有效的领导风格，有助于提高对各种具体领导行为的预见性和控制力，改进工作方法和领导效果，以下介绍几种具有代表性的理论。

（一）卢因领导方式理论

最早对领导风格进行研究的是美国的德裔社会心理学家库尔特·卢因（Kurt Lewin）。他通过试验研究了不同的领导风格对下属群体行为的影响。根据领导者控制或影响被领导者方式的不同，将领导工作方式划分为 3 种，即专制型领导、民主型领导和放任型领导（表 6-5）。

表 6-5　勒温的三种领导方式特点比较

项目	专制型领导	民主型领导	放任型领导
权力分配	权力完全集中于领导者个人手中	权力在团队之中	权力分散在每个员工手中，领导者采取无为而治的态度
决策方式	独断专行，从不考虑下属成员的意见，所有的决策都由领导者自己决定	团队讨论决定，所有做出的决策都是由领导者及其下属共同讨论而制定的，领导者加以鼓励和协作	下属成员具有完全的决策自由，领导者几乎不参与
对待下属的方式	领导者介入到具体的工作任务中，对下属的工作加以干预，不让下属知道工作的全过程和最终目标	下属可自由选择与谁共同工作，任务的分工由团队决定，下属了解工作的目标	为下属提供必要的信息和材料，回答下属员工的提问

（资料来源：段圣贤.管理学基础[M].北京：北京理工大学出版社，2013：173）

1. 专制型领导　又称专权型或独裁型领导,专制型领导将一切权力完全集中于自己手中,所有决策均由领导者自己做出,下级没有决策权,只能接受其命令,领导者和下级也很少接触。专制型领导者具有以下几个特点:①独断专行,不考虑别人的意见,所有的决策都由领导者自己决定;②除工作命令外,不告诉下级任何消息,下级没有任何参与决策的机会,而只能察言观色,奉命行事;③主要依靠行政命令、纪律约束、训斥和惩罚维护领导者的权威,只有很少的奖励;④领导者事先安排一切工作的程序和方法,下级只能服从;⑤领导者很少参加群体的社会活动,与下级保持相当的心理距离。这种领导行为,权力高度集中,管理的中心主要在工作任务和技术方面。

2. 民主型领导　民主型领导者实行参与领导,权力交给团队,喜欢组织团队成员共同讨论工作计划和目标,鼓励他们积极表达自己的意见,在工作过程中关心他人,尊重他人,把自己看作群体的一员。民主型领导者具有以下几个特点:①所有的决策是在领导者的鼓励和协作下由团队讨论而决定的,而不是由领导者单独决定,做出的决策是领导者及其下属共同智慧的结晶;②分配工作时尽量考虑每个人的能力、兴趣和爱好;③对下属的工作不安排得很具体,使个人有相当大的自由权、较多的选择性和灵活性;④主要应用个人权力和威信使人信服,而不是靠职位权力和命令使人服从,比如谈话时多使用商量、建议和征求的口气,很少下命令;⑤领导者积极参加团体活动,与下级无任何心理上的距离。因此,领导者和下级有较为协调的双向沟通。领导者从人际关系方面考虑管理,认为下级只有在受到激励后才会主动工作,并富有创造力。

3. 放任型领导　放任型领导的领导者将权力放手交给每个群体成员,给予下级高度的自由,不采取任何后续跟进工作,下属有完全的决策权。他既不评价或进行管理活动,也不关心群体成员的需要和态度,尽可能放任群体自行管理。放任型领导者具有以下几个特点:①对工作缺乏积极性和主动性,极少运用权力;②在决策过程中放弃领导职责,一切措施由成员自我摸索、自行确定;③只布置工作任务,在工作中放任自流,完全凭借成员个人的自觉性,既不监督执行情况,也不评估工作成果。

勒温研究了不同领导方式对群体绩效的影响,结果发现,上述 3 种极端的领导方式比较少见,很多情况是混合式的。专制型领导方式虽然通过严格的管理能够达到目标,但组织成员消极态度和不良情绪增加;放任型领导方式工作效率最低,只能达到组织人员的社交目标,但完不成工作目标;民主型领导方式工作效率最高,不但完成工作目标,而且组织人员之间的社交关系融洽,工作有创造性,积极主动性高。

(二)领导行为四分图理论

1945 年,美国俄亥俄州立大学商业研究所掀起了领导行为研究的热潮,心理学、社会学和经济学研究者对组织的 1000 多种领导行为做了一系列深入研究后,将领导行为的内容归结为两个方面,即以关心人为重和以关心工作为重,从而归纳出两类主要领导行为:关心型领导和任务型领导。

1. 关心人为重　关心型领导,领导者以人际关系为中心建立相互信任的气氛,注重建立上下级之间的友谊、尊重和信任的关系,尊重下属的意见,给下属较多的工作主动权,注意满足下属的合理需要,平易近人,平等待人,关心下属,作风民主。

2. 关心工作为重　任务型领导,领导者以工作任务为中心,注重利用各种组织资源实现组织目标。为了实现工作目标而设计组织机构,明确责权关系和沟通方法,制定工作程序、工作方法和制度,从而引导和控制下属的行为。严格要求员工维持一定水平的工作绩效,强调组织目标的按期实现。

该理论认为关心人为重和关心工作为重并不是一个连续带的两个端点,这两方面常常是同时存在的,只是强调的侧重点不同,领导者的行为可以是这两个方面的任意组合,即可以用两个坐标的平面组合来表示,最终形成四种类型的领导行为,这就是领导行为四分图,也称二维构面理论(图 6-2)。

其中,横坐标表示对工作关心的强弱,纵坐标表示对人关心的强弱。高任务低关心人的领导者最关心的是工作任务;低任务高关心人的领导者较为关心与下级的合作,重视互相尊重和互相信任的气氛;低任务低关心人的领导者对人对工作任务都不关心;高任务高关心人的领导者对人对工作任务都比较关心。

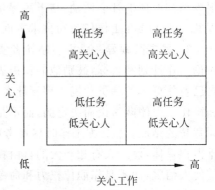

图 6-2　领导行为四分图

该理论认为,高任务高关心人的领导效果最好,低任务低关心人的领导效果最差,"双高"模型的领导行为比其他 3 种领导行为更能够使组织人员取得较高的工作绩效和工作满足感,理论上来说是最佳的,但实践中并非都能做到。

（三）管理方格理论

1964 年,美国得克萨斯大学的行为科学家罗伯特·布莱克(Robert R. Blake)和简·莫顿(Jane S. Mouton)在美国俄亥俄州立大学学者提出的四分图的基础上提出了管理方格理论,并构造了管理方格图。他们将关心人和关心工作的程度各划分为 9 个等分,形成 81 个方格,从而将领导者的领导行为划分成许多不同的类型。在评价管理人员的领导行为时,应按他们这两方面的行为特点寻找交叉点,这个交叉点就是其领导行为类型。纵轴表示对人的关心程度,分为 9 级;横轴上表示对工作的关心程度,也分为 9 级。其中 5 种典型的领导行为如管理方格理论图所示(图 6-3)。

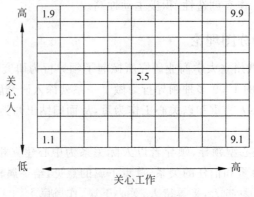

图 6-3　管理方格理论图

1. 团队型管理 9.9型方式,这种类型的领导者既关心工作也关心人,努力使组织的目标与个人的需要最有效地结合起来。这种方式的领导者既高度重视组织的各项工作,又能通过沟通和激励,使群体合作,让下属人员共同参与管理,使工作成为组织成员自觉的行动,形成信任和尊重的关系,从而获得高的工作效率。

2. 权威型管理 9.1型方式,这种类型的领导者是非常独裁的,领导者对生产任务和作业效率高度重视,但不大关心人。他们主要借助权力组织人们完成任务,独断专行,压制不同意见。这种领导者在短期内能提高生产效率,但由于不关心人,不注意提高下属的士气,因而生产效率不能持久。时间一长,人们会牢骚满腹,工作效率自然会下降,因而又被称为独裁的、重任务型的管理者。

3. 中间型管理 5.5型方式,该类型的领导行为对人的关心度和对工作关心度虽然都不算高,但是能保持基本平衡。这种方式的领导者既对工作的质量和数量有一定要求,又强调通过引导和激励下属去完成任务,但是这种领导行为往往缺乏进取精神,满足于现状。

4. 俱乐部型管理 1.9型方式,这种类型的领导者只关心人,而很少甚至不关心工作。这种方式的领导者工作重点在于建立友好的人际关系,重视和体谅下属,以多方面满足人们的需要来换取人们的支持和拥戴,但这种领导行为在竞争激烈的现代社会生活中很难立足,因为他很少考虑如何协同团队努力实现组织目标,不利于工作效率的提高。

5. 贫乏型管理 1.1型方式,该类型领导者对工作和人都极不关心。这种方式的领导者只做一些维持自己职务的最低限度的工作,满足于只要工作不出差错就行。这种管理方式效果最差。但如果下属素质很高,全部为自我实现型的高成熟度的成员时,此种领导方式也是可行的。

管理方格理论为管理者正确评价自己的领导行为,培训管理人员,并使之掌握最佳的领导方式提供了有效的指南。根据上述领导类型的分析,可以得出结论:作为一个领导,既要发扬民主,又要善于集中;既要关心组织任务的完成,又要关心员工的正当利益。只有这样,才能使领导工作卓有成效。

领导行为理论在特征理论的基础上有较大发展,为护理管理者评价自己和他人的领导方式提供了依据,护理管理者将关心护士和关心护理工作在一定程度上结合起来不仅是必要的,也是必需的,而且会产生较好的效果。但该理论仍有其局限性,人们发现领导者的成功因素远比具有某些特征和行为更为复杂,上述介绍的几种领导行为理论,都存在忽视环境因素对领导有效性影响的问题。

三、领导权变理论

20世纪60年代之后,领导理论研究者开始强调组织的环境对领导有效性的影响,从组织所处的环境去探索如何使领导行为与环境相互适应,进而提高领导的有效性,产生了领导权变理论,也称领导情境理论。该理论的出发点是:领导效率的高低受具体情景和场合的制约,任何领导方式都要与环境因素相适应。权变理论有助于领导者在不同的具体情况下,采取相应的领导行为,实施适应性领导。以下是权变理论中比较有影响的几种理论。

(一)菲德勒的权变理论

美国华盛顿大学的心理学家和管理学家弗雷德·菲德勒(Fred E. Fiedler)在大量研究

的基础上，对领导方式与领导情境的关系做了独创性的论述。他从1951年起进行了长达15年的调查，提出了"有效领导的权变模式"，认为任何领导方式都可能是有效的，关键在于领导风格必须与环境或情境相适应。

1. 领导方式函数 领导的有效性有赖于领导者本身的条件、被领导者的条件、环境的条件这三个因素的交互关系。

用公式表示为：$S = f(L、F、E)$

其中：S 代表领导方式有效性；L 代表领导者特征；F 代表被领导者特征；E 代表环境。菲德勒认为各种领导方式都可能在一定环境内有效，这种环境是多种外部与内部因素的综合作用体。

2. 菲德勒权变理论的内容

（1）确定领导风格：菲德勒认为影响领导成功的关键因素之一是个体的基础领导风格。他设计了"最难共事者问卷"（least preferred co-worker questionnaire，LPC）（表6-6），试图用该方法发现领导者的领导方式。通过领导者对最不喜欢、最难共事的同事的评价打分来反映和测试领导者的领导风格。被测试者要先回想一下自己共事过的所有同事，并找出一个最不喜欢的同事，在16组形容词中按1～8等级对他进行评估。如果被测试者对这个同事的评价大多用有敌意的词语，LPC值较低，则该领导趋向于工作任务型的领导方式，即低LPC型；如果评价大多用有善意的词语，LPC值较高，则该领导趋向于人际关系型的领导方式，即高LPC型。换言之，以人际关系为主的领导者会将与组织成员建立关系放在第一位，以工作任务为主的领导者则相反。

表 6-6　菲德勒设计的 LPC 调查问卷

评价要素	评价等级	评价要素	评价结果
快乐	8 7 6 5 4 3 2 1	不快乐	
友善	8 7 6 5 4 3 2 1	不友善	
拒绝	1 2 3 4 5 6 7 8	接纳	
有益	8 7 6 5 4 3 2 1	无益	
不热情	1 2 3 4 5 6 7 8	热情	
紧张	1 2 3 4 5 6 7 8	轻松	
疏远	1 2 3 4 5 6 7 8	亲密	
冷漠	1 2 3 4 5 6 7 8	热心	
合作	8 7 6 5 4 3 2 1	不合作	
助人	8 7 6 5 4 3 2 1	敌意	
无聊	1 2 3 4 5 6 7 8	有趣	
好斗	1 2 3 4 5 6 7 8	融洽	
自信	8 7 6 5 4 3 2 1	忧郁	
高效	8 7 6 5 4 3 2 1	低效	
郁闷	1 2 3 4 5 6 7 8	开朗	
开放	8 7 6 5 4 3 2 1	防备	

（资料来源：张卓.管理学：原理与实践.北京：电子工业出版社，2015：166）

（2）确定情境：菲德勒权变理论中的领导环境包括以下三个方面，即职位权力、任务结构和上下级关系，这是确定领导有效性的关键要素。

1）职位权力：是指领导者所处的职位具有的权威和权力的大小，或者说领导的法定权、强制权、奖励权的大小。如果领导者对下属的工作任务分配、职位升降和奖罚等有决定权，群体成员遵从领导的程度越高，属于职位权力强；反之，则属于职位权力弱。

2）任务结构：是指任务的明确程度和下属承担的任务结构的明确程度。如果任务常规、具体、明确，下属责任心强，则任务结构明确性高；反之，当任务复杂，无先例，没有标准程序，则属于任务结构明确性低或不明确。

3）上下级关系：是指被领导者对领导者接受的程度。如果下级对上级尊重，并且乐于追随，双方高度信任，互相支持，则属于相互关系好；反之，则属于上下级关系差。

菲德勒根据领导环境的 3 个关键要素，分析了对领导效果最有利和最不利的环境因素。将领导者与成员关系或好或差，任务结构或明确或不明确，职位权力或强或弱 3 项权变变量综合起来，得到 8 种不同的情境类型（图 6-4）。不同的环境类型适合的领导风格不同，每个领导者都可以从中找到自己所在的情境。菲德勒指出，上下级关系越好，任务的结构化程度越高，职位权力越强，则领导者拥有的控制力和影响力也越高；反之领导者拥有的控制力和影响力就越小。

（3）领导者与情境的匹配：图 6-4 表明，在最有利（编号 1、2、3）和最不利（编号 8）的情况下，有效的工作成就和领导者的任务型作风相关；在一般情况下（编号 4、5），领导的工作成效和领导者的人际关系型作风相关。因此，任务导向的领导者在非常有利和非常不利的情境下工作更有利，关系导向的领导者在中等有利的情境下工作更好。这些研究结果表明，某一领导风格，不能简单地区分优劣，因为在不同条件下都可能取得好的领导绩效。换言之，在不同情境下，应采取不同的领导方式。

上下级关系	好				差			
任务结构	明确		不明确		明确		不明确	
职位权力	强	弱	强	弱	强	弱	强	弱
情境类型	1	2	3	4	5	6	7	8
领导所处的情境	有利				中间状态		不利	
有效的领导方式	任务导向				关系导向		任务导向	

图 6-4 菲德勒权变理论领导类型与领导情境的对应关系

（二）领导连续统一体理论

1958 年，美国学者罗伯特·坦南鲍姆（Robert Tannenbaum）和沃伦·施密特（Warren H. Schmidt）提出了连续统一体理论，他们认为领导行为应看成一个连续的统一体。在专制和民主领导两种极端的领导方式之间，存在着许多领导行为方式，它们与极端领导方式一起构成连续体，具体采用哪种方式取决于组织环境。

该理论认为，领导方式多种多样，按领导者授予下属自主权程度划分，专制型领导与民主型领导之间存在 7 种过渡的领导方式，分别是：①独裁型，由领导者做出决策并宣布实施；②推销型，由领导者"推销"决策；③报告型，由领导者提出决策并允许提问；④咨询型，由领导者提出可修改的暂行计划；⑤参与型，由领导者提出问题征求意见做决策；⑥授权型,领导者规定界限让群体做决策;⑦民主型,领导者允许下属在规定范围内发挥作用。在"连续体"上(图 6-5),从左至右,领导者职权的运用逐渐减弱,而下属享有的自由则逐渐增强,从以工作为重逐渐变为以关系为重。偏向于独裁一端的领导者似乎较重视工作关系,并注意用权力去影响下属,而偏向于民主一端的领导者较重视群体关系,注意给下属一定的工作自由。

从图 6-5 可以看出,依据领导者授予下属权力的程度不同,决策的方式不同,呈现了一系列领导方式。因此,领导方式不能固定不变,不能机械地只从专制领导和民主领导两种方式中选择,而要根据情况或环境的变化采取适当的领导方式。

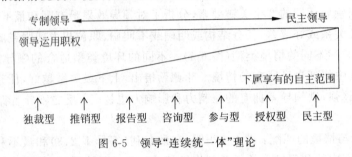

图 6-5　领导"连续统一体"理论

（三）领导生命周期理论

该理论是由美国俄亥俄州立大学心理学家科曼(A. Korman)在 1966 年首先提出,后经管理学者保罗·赫塞(Paul Hersey)和肯尼斯·布兰查德(Kenneth Blanchard)发展而成。该理论的基本观点是,人们在考虑领导行为有效性的时候,应当考虑下属成熟度的因素,能否依据下属的成熟度水平选择正确的领导方式,在一定程度上决定了领导者的成功与否。在被领导者渐趋成熟时,领导者的行为要作相应的调整,以适应其下属成熟的程度,这样才能取得有效的领导。例如护士的工作能力按能级区分为不同的层次,护理管理者必须敏感地觉察和接受这种差异,要考虑护士的成熟程度并选择正确的领导方式。

成熟度是指下属的成就动机,承担责任的意愿和能力,以及个人或小组具有与工作相关的学识和经验等,即个体完成某一具体任务的能力和意愿的程度。包括工作成熟度和心理成熟度。工作成熟度是指个人的知识和技能,工作成熟度高的人具有无须别人的指点就能完成工作的知识、能力和经验。心理成熟度是指个人做事的愿望或动机,有较高的心理成熟度的人能自觉地去完成工作,而无须外部的激励。

1. 成熟度等级划分　生命周期理论认为每一个人都要经历一个从不成熟到成熟的发展过程,即不成熟—初步成熟—比较成熟—成熟 4 个阶段。赫塞和布兰·查德把成熟度中的 4 个等级,分别用 M1、M2、M3、M4 来表示。

(1) M1:下属缺乏接受和承担任务的能力和愿望,他们既不能胜任工作,又缺乏自信;

(2) M2:下属愿意承担任务但缺乏足够的能力,他们有积极性但没有完成任务所需的技能;

(3) M3:下属具有完成领导者所交给的任务的能力,但没有足够的动机;

(4) M4:下属能够而且愿意去做领导要他们做的事。

如图 6-6 所示,上半部分构成模式曲线,其中横坐标为工作行为,纵坐标为关系行为,下半部分用来表示下属的成熟度,形成关系行为、工作行为和成熟度组成的三维领导理论。工作行为是指领导者和下属为完成工作而形成的交往形式,关系行为是指领导者给下属以帮助和支持的程度。

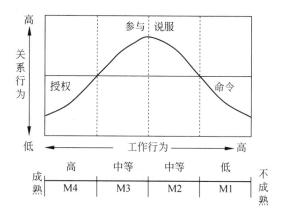

图 6-6　领导行为与下属成熟度匹配关系

2. 领导风格分类　根据下属的成熟度和组织所处的环境,赫塞和布兰·查德提出了领导生命周期理论的 4 种领导方式:命令型、说服型、参与型、授权型。

(1)命令型(高工作—低关系):强调直接指挥,适用于下属成熟度为 M1 时。例如刚刚走上工作岗位的新护士上班时,需要比较明确的指示,此时以单向下达任务的沟通方式为主,领导者要给予明确而细致的指导、督促和检查。

(2)说服型(高工作—高关系):领导者既给下属以一定的指导,又注意保护和鼓励下属的积极性,适用于下属成熟度为 M2 时。例如新护士工作一段时间后,知识和经验逐渐增长,工作环境也比较熟悉,虽然工作技巧尚不成熟,但是已经从不能自我控制逐步走向自我控制。领导者既要保护护士的积极性,交给其一定的任务,又要及时加以具体的指点以帮助其较好地完成任务。

(3)参与型(低工作—高关系):领导者与下属共同参与决策,领导者支持下属,促进其搞好内部的协调沟通。适用于下属成熟度为 M3 时。例如护士进入工作成熟期,已经积累了一定的工作经验和技巧,领导者最好给予员工更多自主权,引导其参与护理相关的工作,可通过及时的肯定和表扬,以及一定的帮助和鼓励来建立信心。

(4)授权型(低工作—低关系):领导者几乎不加指点,由下属自己独立地开展工作,完成工作,适用于下属成熟度为 M4 时。随着护士性格与业务更加成熟,领导者可以充分授权,让其独立自主地组织护理工作,领导者可采用授权方式,只抓主要的决策和监督工作,给护士明确目标和工作要求,具体行为由护士自我控制。

生命周期理论认为,领导的有效性在于必须将组织内的工作行为、关系行为和下属的成熟程度结合起来考虑。随着下属由不成熟走向成熟,领导行为应按下列程序逐步推移:高工作—低关系,高工作—高关系,低工作—高关系,低工作—低关系。对不同成熟度的护士,应采取不同的领导方式,才能获得最为有效的领导,否则将影响领导的效果。

(四)路径-目标理论

路径-目标理论是由加拿大多伦多大学的教授马丁·埃文斯(Martin G. Evans)于 1986

年首先提出的，由其同事、组织行为学教授罗伯特·豪斯（Robert House）和华盛顿大学教授特伦斯·米切尔（Terence Mitchell）予以补充和发展。该理论认为领导者的工作是帮助下属实现他们的目标，并提供必要的指导和支持，以确保各自的目标与群体或组织的总体目标相一致；领导者的效率取决于他激励下属达成组织目标的能力和使下属在工作中得到满足的能力。路径-目标理论关心两大主要问题：一是下属如何建立工作目标和工作方法、途径；二是领导者所扮演的角色，即如何帮助下属完成工作的路径-目标循环。

1. 领导方式分类 该理论认为领导者是灵活的，同一领导者可以表现出不同的领导风格，该理论提出了4种领导方式供同一领导者在不同环境下选择使用。

（1）指示型：让下属明确任务的具体要求、工作方法、工作日程，而决策都由领导者做出；

（2）支持型：在下属需要时提供支持和帮助，领导者平易近人，关心下属的福利，公平待人，与下属友善相处；

（3）参与型：与下属商量，征求下属的建议，允许下属参与决策；

（4）成就导向型：提出有挑战性的目标，要求下属有高水平的表现，鼓励下属并对其能力表示充分的信心。

2. 情境因素 实现以下属为核心的领导活动，必须考虑下属的具体情况，主要表现在两个方面：一是下属的个人特质，如护理技能高低不一样，责任心强弱不一样，年龄大小、任职时间长短不一样，都会产生不同的结果；二是下属需要面对的环境因素。路径-目标理论提出以下两类情境因素：

（1）下属的个人特点：主要包括下属对自身能力和控制欲望的认知，当下属认为自己能力不强，则指示型领导方式最适合；下属相信外因决定事情成败，也可采取指示型领导方式；对于具有独立性和强烈控制欲的下属，则参与型领导方式会对其有积极影响。

（2）工作环境的特点：主要包括任务、结构、职权、制度和工作群体的特点。当下属从事机械重复性的、没有挑战性的工作，支持型领导方式能够为下属提供工作本身所缺少的"营养"；当要求下属履行模棱两可的任务，成就导向型领导方式效果最好；对于正式职权规定得很明确的下属，他会更欢迎非指示型的领导方式；如果工作群体不能为个人提供支持，支持型的领导方式就更有效。

根据路径-目标理论，在确定领导方式时，要综合考虑环境因素和下属因素，以确保组织目标的实现。领导权变理论强调护理管理者必须具有一定的适应能力，以更好地适应变化的临床情境，管理层领导也可根据实际情况选用合适的护理管理者。护理领导行为的好坏是相对的，优秀的护理管理者会经常修正自己的领导行为，以适应医院与社会的需要。

四、激励理论

心理学将激励定义为通过刺激激发有机体的行为动机，并朝预定目标行动的活动过程。从护理管理的角度来理解，激励就是调动护士的工作积极性，以提高其工作绩效。激励理论是关于如何满足人的需要、激发人的积极性的理论。从20世纪20年代以来，管理学家、心理学家及行为学家从不同角度研究了如何激励人的问题，按各自研究重点与行为关系的不同，激励理论大致分为内容型激励、过程型激励和行为改造型激励。

（一）内容型激励理论

内容型激励理论也称需要激励型理论,是以人的需要为出发点,着重研究激发人们行为动机的各种因素。研究是什么因素引起、维持并引导某种行为去实现目标。这类理论从静态的角度探讨激励问题,研究任务主要是了解人的各种需要,确定这些需要的主次顺序,以及满足每种需要的激励方式等。内容型激励理论主要包括:马斯洛的需要层次理论(详见第二章第三节)、奥尔德弗的 ERG 理论、麦克利兰的成就需要理论、赫兹伯格的双因素理论(详见第二章第三节)。

1. 奥尔德弗的 ERG 理论

(1) 主要内容:美国耶鲁大学的克雷顿·奥尔德弗(Clayton Alderfer)在马斯洛需要层次理论的基础上修正提出的一种新的人本主义需要理论。奥尔德弗认为,人存在 3 种核心需要,即生存(existence)需要、关系(relation)需要和成长(growth)需要,因此这一理论被称为 ERG 理论。生存需要指维持生存的物质条件,相当于马斯洛提出的生理与安全需要;关系需要指人维持人际关系的欲望,相当于马斯洛提出的爱与归属需要;成长需要指追求自我发展的欲望,相当于马斯洛提出的尊重与自我实现需要。

奥尔德弗的理论在内容方面并不是把马斯洛的需要层次理论简化为三大类,其特点是不强调层次的顺序,多种需要可以在同一时间发挥作用,而且一种需要得到满足后,既有可能进展到更高层次的需要,也有可能不进展;某些需要,尤其是关系需要和成长需要,如果有提供满足这种需要的良好条件,其强度可能会提高。

(2) 主要观点:多种层次的需要可以同时具有激励作用,所以人们可能同时受赚钱的欲望(生存的需要)、友谊(关系的需要)和学习新技能的机会(成长的需要)等多种需要的激励。ERG 理论并不是僵化地对待各种层次的需要,人们可以同时去追求各种层次的需要,ERG 理论蕴含了一个"挫折-退化"的观念,即在高层次需要得不到满足时,人们会转入低层次需要,而不是停留于原来的层次。奥尔德弗认为,人们从不满足于平稳状态,总是在高需要和低需要之间波动。例如,如果一个人社会交往需要得不到满足,可能会增强他得到更多金钱或更好的工作条件的愿望。

(3) ERG 理论在护理管理中的应用

1) 了解和满足护士各方面的需要:护理管理者在工作中对护士的需要要进行综合分析,并考虑护士的个性心理特点,逐步地、合理地解决其问题。

2) 建立完善的保障系统:建立公平、合理的薪酬激励机制,创造安全、舒适的工作环境,满足护士的合理需要。

3) 构建和谐的人际关系:以人为本,为护士提供一个较为宽松和谐的工作人际关系,包括上下级、护士间、护士与其他医务人员之间的关系。

4) 注意"挫折-退化"现象:特别注意在护士有些需要不能满足或一时得不到满足时,应向护士解释清楚,做好思想引导工作,并提供有效的激励方式。

2. 麦克利兰的成就需要理论

(1) 主要内容和观点:美国哈佛大学教授戴维·麦克利兰(David McClelland)认为,在生理需要得到基本满足的前提下,人的高层次需要有 3 种,即权力需要、情谊需要和成就需要:①权力需要是指影响和控制别人的一种欲望和驱动力。权力需要较强烈的人喜欢负责和竞争,并希望取得较高的社会地位,权力需要是决定管理者取得成功的重要因素;②情谊需要也称为合群需要,是指人们追求他人接纳和友谊的欲望。情谊需要强烈的人一般善于与他人协作与配合,希望得到他人的赞同,忠实可靠,服从群体规范;③成就需要是指根据自己设置的目标追求成功的一种内驱力。成功的管理者往往需要很高的成就需要,他们一般事业心强,有进取精神,喜欢挑战性的工作,能制定明确目标,愿意承担责任和风险,把工作成就看得比金钱更重要,认为克服困难并取得成就是一种最大的乐趣,而报酬仅仅是衡量成就的一种工具。

人们的行为动机由这3种需要的不同程度的组合而决定,这3种需要不仅可以并存,而且可以同时发挥激励作用。个体在逐步追求和实现这些需要的过程中具有了自己特有的生活经历,因此在不同的个体身上,这3种需要有不同的强度组合,从而形成每个人独特的需要结构,影响其追求与行为。具有高成就需要的人对组织具有重要意义,这样的人越多越好,要尽量提高组织中这类人的比例。麦克利兰还发现,成就需要的动机可以通过训练或培训而激发。成就需要理论对于把握管理人员的高层次需要具有积极的参考意义。

（2）成就需要理论在护理管理中的应用

1）激励要因人制宜:对于高权力需要的护士,护理管理者可以通过授权来提高其工作积极性;对于高情谊需要的护士,应该营造良好人际关系氛围;对于高成就需要的护士,需要营造具有激励作用的工作环境,分配其具有挑战性的工作任务。

2）重视3种需要并存:不同个体身上这3种需要有不同的强度组合,分析每个人独特的需要结构,充分发挥激励作用。

3）注重培养成就需要:卓越的业绩由高成就需要者创造,因此激发护士的成就需要对一个护士群体的发展非常重要。高成就需要的护士完成任务时,护理管理者应及时给予工作效果的反馈,确认其工作的进步与成就,在给予适当物质奖励的同时,要注重精神方面的奖励。

（二）过程型激励理论

过程激励理论是研究需要如何引起人的动机,由动机引起行为,并由行为导向目标的理论,它从激励过程的各个环节出发来探索如何激发人的积极性。该类理论是从动态的角度来研究激励问题的,主要任务是了解对人的行为起决定作用的某些关键因素,掌握这些因素之间的关系,达到预测或控制人的行为的目的。过程型激励理论主要有:弗鲁姆的期望理论、亚当斯的公平理论等。

1. 弗鲁姆的期望理论

（1）主要内容和观点:期望指个体对特定活动可能导致的特定结果的信念。期望理论是美国心理学家维克托·弗鲁姆（Victor H. Vroom）于1964年提出的一种激励理论,其理论基础是,人之所以能够从事某项工作并达成组织目标,是因为这些工作和组织目标有助于达成自己的目标,满足自己某方面的需要。人们在预期其行动将会有助于达成某个目标的情况下,才会被激励去做某些事情。因此,人们受激励的程度取决于努力后所取得成果的价值以及目标实现可能性的概率。

期望理论的内容,可用公式表述为:

$$激励力(M) = 效价(V) \times 期望值(E)$$

其中,激励力(motivation,M)是指调动人的积极性、激发人内部潜力的强度,它能说明动机的作用程度;效价(value,V)是人对某一目标的重视程度与评价高低,即被激励对象对成果的偏好程度;期望值(expectancy,E)是指特定活动导致既定目标实现的概率大小,即被激励对象主观估计达成目标的可能性。这一公式表明,动机的激发力量取决于被激励者的目标价值以及估计实现这一目标的可能性。当人们对某一行动成果的效价和期望值同时处于较高水平时,就有可能产生较大的激励力。高激励水平可以产生高工作动机,根据期望理论,护士投入工作努力的程度,往往取决于护士获得所期望结果可能性的大小和对护理专业的喜爱程度。

期望理论所遵循的基本逻辑是个人努力会带来良好的绩效评价,良好的绩效评价会带来组织奖励,组织奖励会满足个人目标实现的愿望。其中,存在着 3 种关系,即努力-绩效关系、绩效-奖励关系、奖励-个人目标关系(图 6-7)。这三种关系既是个人对个人努力、个人绩效、组织、个人需要关系认知的基本思维逻辑,也是调动其工作积极性的 3 个条件。因此,要想取得良好的绩效效果,必须处理好这三者的关系。

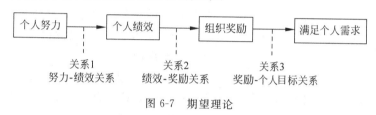

图 6-7　期望理论

1) 努力-绩效关系:个人认为通过一定努力达到预期绩效的可能性。如果个人认为通过自己的努力达到预期绩效的概率较高,就会有信心,就有可能激发出很高的工作热情;反之,则可能失去工作动力,导致消极行为。

2) 绩效-奖励关系:个人相信一定水平的绩效会带来所希望的合理的组织奖励。如果个人认为取得绩效后能够获得相应的奖励,就有可能产生工作热情;反之,则可能没有积极性。

3) 奖励-个人目标关系:组织奖励对个人的吸引程度。进行奖励时要针对护士的不同需要,采取不同形式的奖励。

(2) 期望理论在护理管理中的应用

1) 确定适宜目标,激发期望心理:护理管理者要帮助护士理解组织目标的意义、组织目标与个人的关系,提高护士完成领导所安排工作的效价。

2) 提高期望值,增强自信心:护理管理者要通过指导、帮助、训练和安排学习的方法提高护士实现既定目标的可能性,从而提高其期望概率。

3) 激发护士的工作动机,处理好下列 3 种关系:①努力与绩效的关系;②奖励与绩效的关系;③奖励与满足个人需要的关系。

2. 亚当斯的公平理论

(1) 主要内容和观点:公平指人们的贡献(投入)多少应与其所得报酬相当。公平理论也称平衡理论或社会比较理论,是美国心理学家斯达西·亚当斯(Stacy Adams)于 1965 年提出的,该理论着重探讨个人所做的贡献与他所得的报酬之间的平衡关系的一种理论,侧重于研究工资报酬分配的合理性、公平性对员工积极性的影响等。

公平理论的内容,可用"贡献率公式"表示：$O_A/I_A(>,=,<)O_B/I_B$

其中：O_A 表示自己对个人工作成果的报酬的感觉；O_B 表示自己对参照对象工作成果的报酬的感觉；I_A 表示自己对个人工作中所付出的代价的感觉；I_B 表示自己对参照对象工作中所付出的代价的感觉。

需要说明的是,工作成果的报酬包括薪金、晋升、对工作成绩的认可、领导的赏识、人际关系的改善等回报；工作中所付出的代价包括时间、经验、努力(包括体力、脑力支出与精力的付出)、知识、对组织的忠诚和责任心等投入。

根据参照对象的不同,公平比较的方式有两种：一是横向比较,即将自己工作付出的代价和所得的报酬与他人工作付出的代价和所得的报酬进行比较；二是纵向比较,即将自己现在工作付出的代价和所得的报酬与自己过去工作付出的代价和所得的报酬进行历史比较。一般来说,比较结果有 3 种可能：

1) 当个人主观感觉上述公式为"$O_A/I_A=O_B/I_B$"时,会保持这种对工作的努力和付出；

2) 当个人感觉上述公式为"$O_A/I_A>O_B/I_B$"时,则感到自己得到了过高的评价,意味着得到过高的报酬,而付出的努力相对较少,便自觉地增加自己的付出,自动多做些工作；

3) 当个人感到上述公式为"$O_A/I_A<O_B/I_B$"时,个人感到组织付给自己的报酬不合理,就会要求增加收入,消极怠工及减少工作时间,甚至离职。

因此,公平理论认为,当一个人做出了成绩,并取得了报酬之后,不仅受其所得的绝对报酬的影响,而且更受相对报酬的影响,每个人都会不自觉地把自己所得的报酬以及自己所付出的劳动,与他人所得的报酬及他人付出的劳动进行社会比较。如果它们相等,就认为是公平的,就会成为激励力量,能激发员工的积极性。如果人们认为自己受到不公正对待,他们就会承受心理压力,这种压力将激发他们采取以下做法以消除不公平感觉：①曲解自己或他人的付出或所得；②采取某种行为使得他人的付出或所得发生改变；③采取某种行为改变自己的付出或所得；④选择另外一个参照对象进行比较；⑤辞去他们的工作。

(2) 公平理论在护理管理中的应用

1) 科学考评,合理奖励：各级护理管理者要尽力做到公正无私地对待每一位护士,改革不合理的奖金分配制度、工资制度、人事制度等,力求制定公平的奖酬体系。努力创造公平、民主的组织氛围,最大限度地避免和纠正不公平的做法,激发护士的工作积极性。

2) 正确诱导,改变认知：护理管理者必须及时发现护士存在的不公平的心理心态,如果护士的不公平心理是由于自身不正确的比较引起,则要做好这方面的思想教育工作,对护理人员进行心理认知引导,使其树立正确的公平观。

3) 各有依据,适当分配：护理管理者应根据适当的条件选取公平的度量标准,例如护士薪酬制定的依据,不同学历的护士刚进入工作群体中需要依据其学习经历,不同职称的护士需要考虑其年资因素,不同能级层次的护士需要考虑其过往贡献等,尽量做到公平管理。

（三）改造型激励理论

改造型激励理论可用于引导护士改正错误的行为,强化正确的行为。改造型激励理论的代表理论主要包括斯金纳的强化理论、亚当斯的挫折理论以及海德、韦纳的归因理论。

1. 斯金纳的强化理论

(1) 主要内容和观点：美国哈佛大学心理学教授伯尔赫斯·斯金纳（Burrhus F.

Skinner)于1957年提出了强化理论,通过操作性条件反射实验得出结论,认为人的行为可分为3种:①本能行为,即人生来就有的行为;②反应性行为,即环境作用于人而引起的反应;③操作性行为,即人为了达到一定目的而作用于环境的行为。操作性行为可来自环境刺激反复作用的结果。强化理论认为,通过不断改变环境的刺激因素可以增强、减弱或消除某种行为,引起行为改变。管理者可以通过强化手段,营造一种有利于组织目标实现的环境和氛围,使组织成员的行为符合组织的目标。

（2）强化的类型:可分为正强化、负强化、消退、惩罚4种类型。

1）正强化:是指对符合组织目标的行为及时加以肯定或奖励,使这些行为得到巩固、保持和加强的过程。在护理管理过程中,对护士直接或间接地对目标的实现做出贡献的行为,都应及时地给予肯定和奖励。

2）负强化:是指通过终止某个令人不愉快的结果,或摆脱某种不利的情况,从而使某种积极行为得以增强,是良好行为导致不良刺激消失的过程,如护士因为努力按时完成工作任务,就可以避免护士长的批评,所以就一直努力按时完成任务。

3）消退:是指对某种不良行为不予理睬,采取视而不见的态度,让行为发出者感到这种行为得不到承认,因而慢慢地终止该行为。管理者对某些不良行为采取消退措施,使该不良行为被判定为无价值,进而使该不良行为出现的频率降低,有时会取得比负强化更好的效果。

4）惩罚:是指将令人不愉快的后果强加给个人,以防止类似行为再度发生。通过批评、降薪、降职、罚款等强制性、威胁性的结果,从而减少乃至消除这种行为重复发生的可能性。惩罚可能引起怨恨和敌对。

（3）强化方式:修正行为要求领导者采用恰当的强化方式,强化方式可分为以下几种。

1）连续强化和间断强化:连续强化是指每次特定行为发生之后均给予强化。让下属领会某件事情最快捷的方法就是连续强化,只要发生期望的行为就予以强化。间断强化指不是每次发生特定行为之后均给予强化。

2）定期强化和不定期强化:定期强化是指下属的积极行为保持一定时期后,给予一次强化。定期强化的时间间隔越短,强化效果越好。不定期强化是指强化的时间间隔不是固定的,而是随机的。

（4）强化理论在护理管理中的应用

1）积极运用正强化方式促使护士形成良好行为:在护理管理实践过程中,护理管理者可以适当地用某种有吸引力的结果,如认可、奖赏、加薪和职位提升等手段对护士某一良好行为进行奖励和肯定,期望在类似条件下重复出现这一良好行为。

2）适当运用负强化方式促使护士消除不良行为:在护理管理实践过程中,护理管理者通过正确地运用某种带有强制性的、威胁性的手段,例如批评、降薪、扣奖金等,来消除护士某种不良行为重复发生的可能性。但需注意当众的斥责会使护士感到屈辱,并可能引起工作团队内全体护士对护理管理者的不满。

3）酌情运用自然消退方式消退护士不受提倡的行为:在护理管理中,护理管理者还可以对护士某种不提倡的行为不采取任何措施,既不奖励也不惩罚,最终达到该行为的自然消退。

4）正确选择强化方式:不同的强化方式所产生的强化效果是不一样的,护士的年龄、性别和背景文化不同,需要就不同,不同强化方式的效果则不同。因此,护理管理者在进行强化时,不仅要注意强化的内容,也要注意强化的方式。

2. 亚当斯挫折理论

(1) 主要内容和观点:挫折是指人们在从事有目的的活动过程中,遭遇各种障碍和干扰,使其需要和动机不能获得满足时的情绪状态。挫折理论是由美国心理学家亚当斯提出的,主要揭示人的动机和行为受阻而未能满足需要时的心理状态,以及由此导致的行为表现,力求采取措施将消极行为转化为积极和建设性行为。

(2) 挫折的原因:挫折理论认为引起挫折的原因有两种:①主观原因,与个人的内在条件相关,如身体、性格、个人动机、情绪、意志、心理等;②客观原因,与外界自然环境、社会环境相关,如劳动条件、领导作风、人际沟通、劳动保障、择业政策等。

(3) 受挫行为表现:同样的挫折环境,不同的人有不同感受,因人而异的原因主要是由于人的挫折容忍力不同。挫折容忍力是指人受到挫折时免于行为失常的能力,即经得起挫折的能力。对于同样的挫折情境,不同的人会有不同的容忍力,引起某一个人挫折的情境,不一定是引起其他人挫折的情境。对同一个人来说,对不同的挫折,其容忍力也不相同,如有的人能容忍生活上的挫折,却不能容忍工作中的挫折,而有的人则恰恰相反。挫折容忍力与人的生理、社会经验、抱负大小、对目标的期望以及个性特征等有关。

面对挫折的行为反应类型,通常分为两种:消极防御型和积极防御型。

1) 消极防御型:包括 6 种方式:①文饰:即寻找一些对自己有利的、听起来合理但不一定符合事实的理由,使自己得到内心的某种安宁。②压抑:通过将痛苦的记忆和经历遗忘来减轻不适。③推诿:把自己做错的事情怪罪于他人,减轻自身负疚感。④逃避:远离受挫环境,努力从其他事情中寻找乐趣。⑤攻击:将愤怒的情绪发泄到构成挫折的人或物上,也可能发泄到与构成挫折无关的人或物上,以减轻愤怒情绪和痛苦。⑥退缩:努力使自己适应产生痛苦的情境,但会失去信心,自暴自弃。

2) 积极防御型:包括 4 种方式。①认同:即效仿他人获得成功的经验和方法,增强信心。②升华:即化悲痛为力量,加倍努力取得成功。③另辟蹊径:通过改变目标、战略和途径,用新的成功补偿过去的挫折。④合理宣泄:即将消极的情绪通过合理的方式发泄出来,以减轻痛苦。

在护理管理中,有的护士由于某些失误而出现护理差错,受到护理管理者批评或扣发奖金,如果积极应对,护士会吸取教训,优化工作流程,重新积极奋起;但如果消极应对,就可能会发泄不满情绪,甚至采取吵闹等攻击性行动,当攻击无效时,又可能暂时将愤怒情绪压抑,对护理工作采取冷漠的态度,得过且过。人受挫折后还可能产生一些远期影响,如丧失自尊心、自信心,自暴自弃,精神颓废,一蹶不振等。在护理活动中,护士受到挫折后,所产生的不良情绪状态及相伴随的消极性行为,不仅对护士的身心健康不利,而且也会影响病人的安全,甚至导致医疗事故的发生。因此,护理管理者应该重视护理管理中护士的挫折问题,采取措施防止挫折心理给护士本人和安全护理带来不利影响。

(4) 挫折理论在护理管理中的应用

1) 正确引导,分析挫折原因:护理管理者要帮助受挫护士分析挫折原因,及时给予关心、劝慰和鼓励,使其重振精神,以利工作持续改进。

2) 提高护士挫折容忍力:通过培训提高护士工作能力和技术水平,增加个人目标实现的可能性,培养正确的价值观、人生观,提高其挫折耐受程度。

3) 正确对待受挫者:受挫护士的行为不理智时,护理管理者要有容忍的态度,弄清事实真相,以理服人,为他们排忧解难,使其尽快从挫折情境中解脱出来。

4) 采取必要的应对挫折的方法:改变受挫护士对挫折情境的认知,以减轻挫折感。开展心理保健和咨询活动,消除或减弱挫折心理压力,提倡和鼓励受挫护士向亲属和朋友倾诉心中的焦虑、痛苦,以释放消极情绪。

3. 归因理论

(1) 主要内容和观点:归因是指观察者为了预测和评价人们的行为并对环境和行为加以控制,而对他人或自己的行为过程进行因果解释和推论。归因理论由美国心理学家弗里茨·海德(Fritz Heider)提出,后来很多学者对该理论有所贡献,美国心理学家伯纳德·韦纳(Bernard Weiner)的归因理论是其中最有影响的理论。归因理论认为不同的归因会直接影响人的工作态度和积极性;对过去成功和失败的归因,会影响未来的期望和行为。归因理论主要研究人的行为受到激励的真正原因。

(2) 归因的类别:依据对行为原因和结果的分析,归因主要分为两类。

1) 对行为发生的归因:海德认为影响人们行为的原因有两种:①外部原因,即来自个人以外的外界环境,如社会环境、社会舆论、运气、工作难易程度等;②内部原因,即来自个人本身主观条件,如兴趣、信仰、态度、性格、动机、情绪、能力、努力等。如果把行为的原因归于个人,则个人要对其行为结果负责;如果把行为的原因归于环境,则个人对其行为结果可以不负责任。

2) 对行为结果的归因:韦纳对行为结果的归因进行系统研究,将影响活动的成败因素归纳为 4 种:①能力,即是否能够胜任某项工作;②努力,即是否在工作过程中尽力而为;③任务难度,即任务的困难程度如何;④机遇,即成败是否与运气有关。

人们把成功和失败归因于何种因素,对以后的工作态度和积极性有很大影响。例如,如果把成功归因于内部原因,则会使人感到满意和自豪;归因于外部原因,则会使人产生惊奇、幸运和感激的心情。如果把失败归因于内部原因,则会使人产生内疚和无助感;归因于外部原因,则会使人产生气愤和敌意。

(3) 归因理论在护理管理中的应用

1) 了解和分析归因倾向:护理管理者需要了解不同护士对自身行为结果的归因倾向,深入地分析以掌握他们的态度和行为趋向,以利于进行正确的引导。

2) 积极引导成功的归因:要积极地引导护士,使其有正确认识,成功归因于自身的努力和能力,而不是只靠运气或任务难易度,以增强护士的职业自信心,充分调动他们的工作积极性。

3) 正确引导失败的归因:改变护士将失败归因于自己的能力和任务难度,引导其归因于自身努力不够,防止护士对完成任务失去信心,避免失败给护士带来过大的负性影响。

通过学习激励理论,有助于理解领导行为是如何充分调动护理人员的积极性的。通过科学而有效的激励手段可以激发护士的潜能和动机,提升护士的工作满意度,进而提高工作绩效,提高管理水平和效果,实现更有效的护理组织目标。内容型激励理论主要强调通过满足护士的不同需要达到激发其行为的效果,管理者应提供能够激发护士动机的激励因素。过程型激励理论主要强调护理管理者需要设置合理的激励目标,营造公平的组织环境,通过对护士进行合理而正确的引导，激发护士的潜能，使护士看到自我价值，提高护士在工作中的积极性、主动性和责任感。改造型激励理论主要强调护理管理者应采取有效的强化手段、建立合理的奖惩系统，重视护士的挫折问题及其对自身行为结果的归因倾向，以保持护士的工作热情并激励他们继续保持高的工作效率，以更有效、更完美的方式实现组织目标。

第三节　领导的方式和艺术

一、授权

（一）授权的概念和过程

1. 授权的概念　授权是指领导者在不影响原来工作责任的情形下授予下属一定的权力，使下属在一定的监督之下，在执行过程中行使相当的自主权、行动权。授权者对被授权者有指挥监督权；被授权者对授权者负有报告与完成任务的责任。

任何一个管理者，其时间、精力、知识和能力都是有限的，一个人不可能事必躬亲，不可能承担实现组织目标的所有任务。护理管理者可通过适当授权，使其能力在无形中延伸，增加自己的工作成果。作为管理者，必须知道如何有效地借助他人的力量去实现组织的目标。

2. 授权的过程　理解授权过程是领导者成功实施委托式领导的前提。授权过程如图 6-8 所示，共分 5 个阶段。

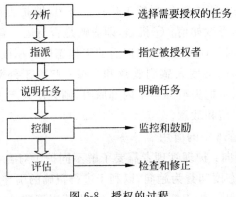

图 6-8　授权的过程

（1）分析：由授权者选择可以并且应该授权的任务。

（2）指派：选择授权的对象及确定权力范围。这有助于授权者指派适当的被授权者并尽可能确切地布置任务。

（3）说明任务：通过分享决策信息的做法，使被授权者感觉到自身的重要性以及明确要达到的目标。适当的任务说明必不可少，因为授权者不能要求下属对模糊不清的任务负责。

（4）控制：授权者在授权过程中对被授权者有监控权，有权对被授权者的工作进行情况和权力使用情况进行监督检查。此阶段是以辅导为目的而不是以干预为目的的控制。

（5）评估：根据检查结果，调整所授权力或收回权力。评估的内容包括被授权者的工作效果以及为了提高绩效，双方要做出的改进的内容。

（二）授权的意义

1. 贯彻分级管理原则　任何组织的总体目标需要层层分解为岗位目标，由各层次人员共同努力才能得以实现。管理者将实现各层次目标要完成的工作交给相应层次的人员，同时授予其相应的权利，做到明责授权，事权分清，使得各层次之间的关系合理有序，即可实现分级管理，提高管理效率，加强组织整体力量。

2. 合理分配管理者的精力　管理者需要全局观念和战略眼光，把握全局，把精力放在主要问题和关键问题的处理上，通过适当授权将一些常规性的、有章可循的工作交给能胜任的下属去做，可以较好地避免管理者精力分散，同时可以密切上下级关系，加强协作。能否准确把握轻重缓急，有无勇气大胆授权，是领导工作有无成效及成效大小的关键所在。

3. 调动下属积极性的需要　授权是调动员工工作积极性的有效方法之一。授权使下属拥有自主权、行动权，下属感到自己被信任，因而会积极把握机会，发挥个人的主动性、积极性和创造性，努力工作，充分展示自己的才华，自觉为组织目标奋斗。

（三）授权的原则

授权要符合管理活动的规律，正确的授权能够提高工作效率，授权需要遵循以下原则：

1. 适当授权　管理者要根据工作任务的性质、难度，兼顾下属的工作能力等条件，选择适当的任务进行授权。管理者一旦授权不当，或造成大权旁落，或造成下级的权小责大，都会使组织的活动受到干扰，影响目标实现。

2. 信任授权　管理者授权是否有效，在很大程度上取决于对下属的信任程度。要充分信任下属，避免想授权又不敢授，授权后又干涉下属行使权利，授权后随即又收回等现象。

3. 量力授权　管理者向下属授权，应当依自己的权利范围和下属的承受能力而定。既不能超越自己的权利范围，又应注意下属的承受能力，不能负荷过重或授权不足。否则会影响被授权者能力的发挥。量力授权是授权过程中最难做的事情，它是一门精细的领导艺术。

4. 责权同授　管理者授权并非卸责，同时，也必须明确被授权者的职、责、权，将权利和责任一并授予对方。这样不仅可以有力地保证被授权者积极主动地完成所承担的任务，而且可以避免上下级互相推卸责任或争功透过。带责授权的责任，包括两个方面：一是被授权者在行使权利过程中要遵循规律并承担责任。二是被授权者对活动结果负有责任。管理者在授权时，需要将这两种责任交代清楚，让下属明白自己的权利和责任限度，做到权责一致。

5. 可控授权　管理者授权不是放权，授权过后，必须进行控制。授权者必须能够有效地对被授权者实施指导、检查和监督，真正做到权利能放、能控、能收。

6. 宽容授权　管理者应当宽容下属的失败，不过分追究下属的责任，而要同下属一起承担责任，分析原因，总结教训。当然宽容不是迁就，不能不讲原则，降低工作标准。

（四）授权的类型

1. 刚性授权　即对所授权力、责任、完成任务的要求、时间，均有明确规定与交代，被授权人必须严格遵守,不得有任何逾越。对一些重大事项宜采用刚性授权方式,尤其是对团队的授权,刚性原则是第一位的,有助于提高效率和工作满意度。

2. 柔性授权 即对任务列出大纲或轮廓,让被授权人有较大的自由做随机应变的处理,适用于事情复杂多变、领导对情况也不甚清楚、被授权人又精明强干的情况。如护理部主任制订年度工作计划,护士长根据计划内容对科室年度计划进行制定和实施。

3. 惰性授权 即管理者将简单琐碎的某些事务性工作,或自己不必亲自处理的繁杂事务,交由下属处理。如护士长将病区办公用品的申领及保管交给办公班护士负责。

4. 模糊授权 与柔性授权有些相似,只是给予被授权人的权力限度和权力容量比较模糊。管理者明确规定下属应达到的目标,但不规定实现目标的手段,被授权者在实现目标过程中有较大的自由空间和创造余地。

（五）授权的方法

1. 目标授权法 管理者根据下属需要达到的目标而授予下属权力的一种方法。管理者将组织目标分解,由各层次各部门成员分别负责,并相应地授予权力和责任。这种授权可以避免授权的盲目性和授权失当,使下属齐心协力,共同努力。如护士长在病房护理质量管理中设质量控制小组,如基础护理、专科护理、文件书写、急救药物与仪器、感染控制等各个小组,制定相应的质量评价标准,设定相应的目标值,使每个质量控制小组都清楚在日常工作及管理中要达到的目标。

2. 充分授权法 管理者将完成任务所需要的组织资源交给下属,并准许其自行决定行动方案。充分授权能极大地发挥下属的积极性、主动性和创造性,并能减轻管理者的工作负担。通常用于工作重要性较低,工作完成效果对全局影响不大的任务的授权。

3. 不充分授权法 管理者要求下属就重要程度较高的工作,做深入细致的调查研究并提出解决问题的全部可能方案,或提出一整套完整的行动计划,经过管理者选择、审核后,批准执行,并将部分权力授予下属。采用不充分授权时,管理者和下属需在方案执行前,统一认识,保证授权的有效性。

4. 弹性授权法 当工作任务复杂,管理者对下属的能力、水平没有把握,或环境条件多变时,适宜采用弹性授权法。管理者可以根据实际需要,对授权的范围和时间予以变动。授权变动时,管理者要给予下属合理的解释,以取得理解。比如,实行单项授权,即把解决某一特定问题的权力授予某人,随着问题的解决,权力即予以收回;实行定时授权,即在一定时期内将权力授给某人,时间到期后,权力即刻收回,这种授权方法有很大的灵活性。

5. 制约授权法 管理者的管理跨度大,任务繁重,精力不足时,将某项任务的授权,分解成两个或若干部分,分别授权不同的个人和部门,并使之相互制约,可以有效地防止工作中的疏漏。

6. 逐渐授权法 授权前对下属严格考核,充分了解下属的品德和才能。当管理者对其不完全了解时,就可以逐步授权,先在小范围内授权,根据工作成效逐步扩大,避免失误造成较大的损失。例如,护士长在选拔总带教护士时,可先设立"总带教助理"职务,考察一段时间,评价其工作能力,胜任者将担任为病区总带教一职。

7. 引导授权法 管理者在授权时,应充分肯定下属行使权力的优点,充分激发其积极性,同时要指出他的不足,给予适当的引导,防止偏离目标。特别是下属出现失误时,管理者更要善于引导,提供支持,帮助纠正失误,尽可能减少损失。例如,护士长让高年资护士负责新职工的入职带教,高年资护士在带教方法出现不当时,护士长应及时指出其不足之处,适当引导,助其顺利完成带教任务。

(六)授权的注意事项

1. 授权规范化　授权之前将下属需要的职、权、责、利规范化、制度化,既保持相对的稳定,也要根据形式的变化和工作需要适当调整,防止下属的越权和滥用职权。

2. 充分调动下属的积极性　授权后管理者要引导下属树立共同对工作负责的理念,鼓励下属大胆用权,充分发挥自己的能动性,积极主动地工作,最大限度地发挥人才优势。

3. 保持沟通渠道通畅　授权后要及时监督、指导、反馈下属的工作状况,保证信息传递渠道通畅,使下属明确要求、责任和权力范围,管理者能及时得到下属的意见和想法,确保信息畅通,使工作顺利开展。

4. 积极承担责任　授权不等于推卸责任,管理者在充分信任下属的基础上勇于承担责任,解除下属的后顾之忧,才能让下属放心大胆地工作。

总之,授权是领导艺术之一,护理管理者授权时应严格遵守授权原则,授权后管理者仍应承担责任,灵活把握实际情况,当下属不能履行职责时,应将权力收回,管理者是否果断正确的授权是衡量管理者领导艺术水平的重要标志之一。

二、沟通协调

(一)沟通

1. 沟通的概念　沟通是指人与人之间的信息传递、交流、理解,以期获得反应效果的过程。在领导活动过程中,沟通是指领导者与被领导者、领导部门与被领导部门之间互相联络、互通信息和加强关系以便达到行动上的配合和一致的机制。

沟通的内涵体现在以下三个方面:①沟通的双向传递:沟通的信息不仅需要传递,还需要被理解,如果信息和想法没有被传递,则意味着沟通没有发生。理想的沟通,应该是经过传递后被接收者感知到的信息与发送者发出的信息完全一致。②沟通的传递渠道:语言沟通和非语言沟通是基本的传递渠道。③沟通需要反馈:沟通是一个循环往复的交流过程,"发送者"与"接收者"都只是相对的概念,如果发送方得不到反馈信息,则会以为此沟通过程存在障碍而转向其他沟通途径或者停止沟通。

2. 沟通的过程　完整的沟通过程包括7个要素:发送者、接收者、信息、渠道、噪声、反馈和环境。沟通过程是指信息的发送者将信息按照一定的程序进行编码后,通过信息沟通的渠道传递给信息接收者,信息的接收者将收到的信息进行解码处理,然后再反馈给发送者的过程。此外,信息的传递过程还会受噪声的影响,这里的噪声是指信息传递过程中的干扰因素,包括内部和外部的干扰。沟通的过程如图6-9所示。

(1)发送者:发送者是信息的来源,是希望将信息传递给另一方的组织或个人。

(2)接收者:接收者是发送者的信息传递对象,是接受信息、解释信息并给出反馈的组织或个人。

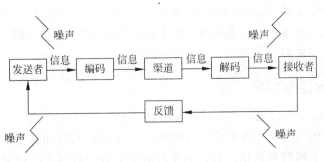

图 6-9　沟通的过程

（3）信息：信息就是发送者所要传递的内容，由发送者要与接收者分享的思想和情感组成。说话的时候，语言是信息；写作的时候，文字是信息；绘画的时候，图案是信息。

（4）渠道：指传输信息的媒介载体。沟通渠道有很多，可以是口头沟通，如面谈、电话交谈等，也可以是书面沟通如电子邮件、公文告示等，还可以是借助各种不同媒介如电视、报纸、网络等。

（5）反馈：是指信息接收者对信息发送者的信息做出的反应，可以检验信息沟通的效果。

（6）噪声：噪声是沟通过程中的干扰因素，妨碍有效沟通。

（7）环境：指沟通发生的情境，它影响沟通的每一个要素。

3. 沟通的功能　沟通就是管理者为实现领导目标而上下左右互通信息、交换情况以求得思想认识上统一和行动上相互呼应配合的保障活动。沟通对整个领导活动起"轴承"的作用。它是领导过程中具有特殊人际功能和组织功能的重要环节。一般认为，沟通具有信息传递、情感交流、行为调节的功能。

（1）信息传递：信息传递对决策很有帮助，同时能保证上传下达的有效性。例如，作为护士长，要及时地向科护士长、护理部主任主动汇报科室的工作进展、人员动态、临床管理问题等，并及时将护理部制定的规范、流程等传达给科室护士。

（2）情感交流：感情是人们团结、合作的基础，护理管理者与护士之间以诚相待，感情真挚，才能和谐默契，轻松愉快，工作事半功倍。如果互相猜忌，感情疏远，就会闹别扭，增加工作困难，工作事倍功半。因此，沟通是增进感情的重要途径。

（3）调节行为：有效的沟通还具有调节行为的功能。护理管理者将护理工作的目的、计划以及在某些问题上的观点、看法传达给护士们，并通过沟通取得共识，最终将影响护士行为的改变，将护士群体行为统一到实现组织目标上来。

4. 沟通的基本类型

（1）按照沟通方式的不同，可将沟通分为口头方式沟通、书面方式沟通、非语言方式沟通和电子媒介沟通。

1）口头方式沟通：口头沟通是最常见的交流方式，是以口语传递信息的沟通方式。常见的口头沟通包括演说、正式的一对一的讨论或小组讨论、非正式讨论以及传闻或者小道消息的传播等，具有灵活、生动和反馈迅速的特点。

2）书面方式沟通：书面沟通指的是用文字作为信息媒介来传递信息的沟通方式，包括备忘录、信件、组织内部发行的期刊、布告栏、传单以及其他任何传递书面文字或符号的手段,书面沟通正式、规范,具有严肃性、权威性,能够保证信息交流准确,便于长期保存。

3) 非语言方式沟通:非语言沟通是指通过人的动作和行为来传达信息的沟通方式。虽然绝大部分非语言沟通都是无意识的或者下意识的,但它反映了我们所接受或发送的大部分信息。非语言沟通主要包括语音、语调、表情、目光、身体姿势等肢体语言。

4) 电子媒介沟通:电子媒介沟通包括电子邮件沟通、电话沟通、双向视频沟通、传真机沟通等。现代电子媒介方式的沟通也各有优缺点:电子邮件沟通最大的优点是方便、快捷;电话沟通的互动性很强,信息交流双方可以及时提出建议、表达感情并得到有效的反馈,但是电话交流没有图像功能,在沟通的丰富程度上有所欠缺;双向视频沟通克服了电话沟通的缺点,并有效地拉近空间的距离,节约沟通时间。例如,护士长建立科内人员公共邮箱或微信群,及时传达医院或科内的通知,已成为目前医院管理中重要的沟通媒介之一。

(2) 按照组织系统的不同,可将沟通分为正式沟通和非正式沟通。

1) 正式沟通:正式沟通是指组织内部,依据正规组织程序、按权力等级链进行信息传递和交流。主要包括按正式组织系统发布的命令、指示、文件,组织内部上下级之间或同事之间因工作需要而进行的正式接触。正式沟通的优点是在组织的层次系统内进行,约束力强,能保证有关人员或部门按时、按量得到规定的信息,易于保密,缺点是信息在沟通链条上层层传递,可能造成信息失真,同时沟通速度较慢,形式较刻板。例如,科主任传达医院周会会议精神给科室医务人员,护士长向护士传达护理部例会内容等都属于正式沟通。

信息在不同人之间以不同方向流动就形成了沟通模式。正式沟通模式有 5 种:链式、Y 式、轮式、环式和全通道式。各种沟通模式如图 6-10 所示。

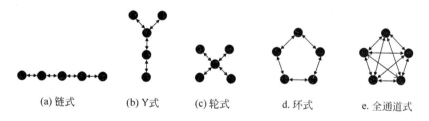

(a) 链式　　(b) Y式　　(c) 轮式　　d. 环式　　e. 全通道式

图 6-10　5 种沟通模式

"链式"沟通:单一途径的垂直沟通,这种垂直的链式沟通反映了组织内管理层次、职权的从属关系。其特点是速度较快,但沟通面较窄,不容易统一认识,凝聚力也较差。

"Y 式"沟通:在链式沟通的基础上发展起来的,其效率特征与链式沟通网络基本相同。其特点是兼顾链式和轮式两者的优点,但由于有一个筛选加工环节,容易造成部分信息失真,也不利于士气的提高。

"轮式"沟通:组织结构中领导与参谋机构、职能机构之间进行信息沟通的模式。其特点是有一个沟通中心,和各成员均可相互沟通,所以比较准确及时,但存在同中心以外沟通不足的缺点。例如,以护理部为中心,下设若干科护士长,如大内科、大外科、急诊急救科等,科护士长可以随时向护理部汇报各科工作情况,护理部做出的某些决策也可由科护士长再传递给科室。

"环式"沟通:表示一个由五人构成的沟通网络。在这个沟通网络中,组织分为三个层次:第一级主管与两个二级主管联系;第二级主管则与第三级联系;第三级之间存在着横向联系。其特点是小组成员地位平等,都能充分参与,有利于调动大家的积极性,但精确性不够高。

"全通道式"沟通：是环型沟通网络的进一步发展，与沟通圈内所有人进行信息交换，这是一种不具层次结构的开放式沟通途径，其特点是小组各成员可以相互沟通，沟通比较充分和民主，缺点是沟通速度慢，不适用于大范围的沟通。

以上5种沟通网络，各有优缺点。护理管理者应从各自实际情况和要求出发，灵活地、创造性地选择适合各自需要的沟通网络，在护理实践中加以发展和创新。

2）非正式沟通：是指以社会关系为基础，传递与组织内部规章制度无关的信息的活动。例如，同事之间的聊天、传播谣言、传播小道消息等都是非正式沟通。由于不必受原则、规定的限制，因此组织内的非正式沟通常常比正式沟通要普遍。非正式沟通的优点是沟通形式不拘，灵活方便，内容广泛，速度很快，常能提供大量通过正式沟通渠道难以获得的信息。非正式沟通的缺点是难以控制，传递的信息不确切，可能会造成很坏的影响，破坏组织的凝聚力和稳定性。

（3）按照沟通方向不同，可将沟通划分为下行沟通、上行沟通和平行沟通。

1）下行沟通：是指信息发出者以团体或组织中某个层次管理者身份向其下属单位（层次）传递信息，是自上而下的沟通，如护理部对下属各护理单元发出指示、发布命令、下达计划等。管理者也常常利用下行沟通，来评价下属的工作业绩，提出改进意见，如科护士长对某病房发生的护理不良事件中存在的问题，提出整改意见。如果组织的结构包括有多个层次，通过层层转达，向下传递的信息往往被歪曲，甚至遗失，而且过程迟缓。

2）上行沟通：是指由信息发出者向上级传递信息的过程，是自下而上的沟通。很多组织花大力气建设上行沟通渠道，以激发个人的积极性和创造性。例如，召开护生座谈会、设立意见箱、进行护理服务态度调查等。

3）平行沟通：是指组织结构中同一层次的部门或人员之间所进行的信息传递和交流，这种沟通也称为横向沟通。平行沟通既可以在部门内部产生，如责任护士之间的沟通；也可以在部门之间产生，如病区护士长之间的沟通。平行沟通的目的在于获得对方的配合或帮助以及寻求积极的反馈意见。但在正式的沟通体系中，平行沟通比较少，大多数的平行沟通属于非正式沟通。

（4）按照沟通的互动性划分，可将沟通划分为单向沟通和双向沟通。

1）单向沟通：是指在沟通过程中，信息发送者和接收者两者之间的位置不变的单方向的信息传递，如演讲、报告、上课、下指令等。信息呈单向流动，双方无论语言或情感上都没有反馈。单向沟通的优点是速度快，信息发送者的压力小，能够保证信息的权威性。但是接收者没有参与感，容易产生挫折、埋怨和抗拒，不利于双方的情感交流，且由于缺乏反馈，信息接收率较低，难以把握沟通的实际效果。适用于任务急、工作简单、无须反馈的情形。

2）双向沟通：是指在沟通过程中，发送者和接收者两者之间的位置不断交换，且发送者是以协商和讨论的态度面对接收者，信息发出以后还需及时听取反馈意见，必要时双方可进行多次重复商谈，直到双方共同满意为止，如交谈、协商、谈判、讨论等，双方信息沟通通过反馈环节形成循环往复的过程。双向沟通的优点是信息的传递有反馈，准确性较高。接收者参与感较强，有利于保持良好的气氛和人际关系，有助于沟通彼此的意见和建立感情。但是，这种沟通方式比较耗时，速度较慢，由于发出的信息随时可能遭到接收者的挑剔，因而对发送者的心理压力较大，要求较高。

一般来说,例行公事、有章可循、无可争论的情况下可以采用单向沟通;处理新问题、上层组织的决策会议等,双向沟通的效果比较好。组织如果只重视工作的速度与成员的秩序时,宜采用单向沟通;如果要求工作的正确性高,重视成员的人际关系,则宜用双向沟通。从管理者个人来讲,如果经验不足,无法当机立断,或者不愿下属指责自己无能,想要树立权威,采用单向沟通方式比较有利。

5. 改善沟通的技巧

沟通是建立人际关系的重要手段,在组织中任何一个人都可能是信息的发送者或接收者,因此护理管理者需要深刻了解组织的信息沟通系统。护理管理者接触的人越多,越不容易确定每个人所获得的信息是否正确,特别是与其他部门、病人、家属接触时,护理管理者依靠沟通技巧来建立良好的人际关系。

(1)增进和下属的感情:下属有小的进步立即表扬,对下属的生活和家庭给予一定的关爱,有利于增进管理者和下属的感情。

(2)让下属参与解决问题:请下属帮助解决一些小问题,不但可以有效地运用宝贵的资源,而且可以营造一起合作、共同参与的气氛。

(3)注重非语言信息:非语言信息包括沟通者的面部表情、语音语调、目光、手势等信息,非语言信息往往比语言信息更能打动人。

(4)率先表明自己的看法:当有难题要应付时,下属都会希望看到领导的表态,以引领他们正确的应对。

(5)把握交流时间和频率:交流时间长不如短,次数少不如多。多交流显得亲热,交流时间不要太长,频繁短时间接触下属,容易拉近上下级关系,使下属知道领导在注意、关心自己。

(6)学会倾听:倾听是沟通行为中的核心过程,倾听能激发对方的谈话欲,促进更深层次的沟通。善于倾听,深入探测到对方的心理以及语言逻辑思维,才能更好与之交流,从而达到沟通的目的。

(二)协调

1. 协调的含义　协调是管理者为了更好地实现领导目标而采取不同的方法和手段协同各方面的力量,以达到相互配合,形成最大合力和支持力的具体过程。通过协调能消除同一组织系统内的各种矛盾,能够减少或消除行动上的紊乱,能够为领导工作的顺利开展和成功创造良好的环境。

2. 协调的作用　协调是现代领导实践的重要环节,凡领导活动都离不开协调。在领导过程中,协调的作用主要有以下两个方面:

(1)协调是领导职能实现的重要条件:部门在执行领导职能、达成工作目标的过程中,必然会存在各种各样的矛盾,影响组织系统思想的统一和行动的一致。这些矛盾往往是因追求个人和部门的利益而产生的,如果不能妥善处理,就有可能影响工作,对单位建设和个人发展都不利。领导者必须学会协调的方法和艺术,确保领导职能的实现。

(2)协调是提高领导工作效率的重要保证:协调与领导工作效率的关系非常密切,加强协调是提高效率的一个行之有效、事半功倍的好办法。通过协调,一可以理顺部门之间的关系,减少决策失误;二可以理顺人际关系,创造良好工作环境;三可以更好地处理工作中的矛盾，减少摩擦，提高领导工作效率。

3. 协调的类型 根据领导活动中协调对象和内容的不同，领导协调主要分为两种类型：一是领导工作关系协调，包括分配任务协调、工作时间协调、人力资源协调和工作内容的协调；二是领导人际关系协调，是以领导活动中涉及的人际关系为对象和内容的协调，具体包括上下级之间关系的协调、同级领导或组织之间关系的协调、领导成员之间关系的协调、领导者与下属间相互关系的协调。

4. 协调的原则

（1）整体原则：立足全局协调，协调的结果无损或有益于全局利益。因为，管理者需要耐心地说服被协调者割舍、放弃、牺牲局部利益。管理者在协调活动中要有明确的目标，协调活动始终围绕协调目标进行。

（2）求实原则：领导者在协调活动中要从实际出发，尊重客观事实，遵循事物发展的客观规律，实事求是地进行协调。管理者在协调前必须认真做好调查研究，准确地了解和掌握事实的真相，拥有充分、真实的信息，尊重客观事实进行协调。

（3）兼顾原则：考虑上下、兼顾左右、联系前后进行协调。协调工作必须从全局出发，同时需要兼顾各方，使协调活动中的各个方面、各个环节相互衔接，相互照应，相互调适，保证协调系统的有序性。

（4）求同原则：努力从被协调的各方中寻求共同点，在此前提下，允许各方保留其不同点，保留其差异性。因此，管理者应注意两点：一是要在坚持原则的基础上寻求协调系统诸要素的共同点；二是要允许协调系统诸要素不同点的存在，保留其差异性。

（5）合作原则：参与协调的各方在协调过程中，都能按照协调目标的要求，彼此互相支持、互相补充。协调的目的在于促成组织的凝聚力，为此，协调过程必须倡导合作。

（6）公正原则：公平公正。公正的协调才有说服力和效力。管理者在执行协调任务时，都要力求公正。协调的结论要明晰、准确、具体，便于各方操作。

5. 协调的内容、方法与技巧

（1）与上级协调

1）内容：主要包括上级领导的战略目标、工作思路、重大的改革、创新计划；需要上级协助解决有关执行工作所需的资源、条件；单位领导、管理人员的调配等。管理者必须审时度势，分析工作中需要与上级沟通协调的部分，与上级协调好，准确领会领导的意图，并且形成思路，做出安排，才能有效地发挥组织的优势，实现组织的目标。例如，护理队伍由于护士休病、产假等原因导致人力资源紧张，护理部需跟医院领导以及人力资源部协调，希望增加新护士招聘名额，以利于临床护理工作的顺利进行。

2）方法与技巧：首先，学会当好下属。成为一个能让上级接受和满意的下属，是与上级协调的基础。在上下级关系中，好的下属至少有4个标准：①能够非常爽快地接受上级的命令和指示，在理解上级意图的基础上，落实执行方针与制度。②积极提出合理化建议，而不要以抱怨的方式发泄出来，但合理化建议要适度，不能强迫上级采纳或答复。③适当报告，主要是指沟通的频度和方法要适当，报告分定期和随时报告；另外，要根据具体情况，适当采取当面报告、书面报告、电话报告和网上报告等形式。④诚恳地接受上级的批评和指正。

在与上级协调时，要特别注意以下4点：①选择适当的协调时机。②准确领会上级领导意图,尤其是当组织进行人事安排和资源配置的时候,要思考领导的意图。③当与上级出现矛盾分歧时,要有以大局为重的观念来处理意见分歧,切忌自以为是,固执己见。④注意适时反馈。

(2) 与同级协调

1) 内容:与同级协调,既要做好分工负责的本职工作,又要与其他部门密切配合,以团结协作为条件,以利于组织整体目标实现为宗旨。例如,病房的物资、仪器设备、水电设施方面出现的各种故障和问题,均需与各部门协调解决。

2) 方法与技巧:包括四个方面:①协调必须随时进行。领导者应从制度上重视与同级管理部门的沟通,防止出现部门之间推诿的现象。②提倡协作精神。同级协调应秉持平等协作的精神,同级领导之间应相互尊重,遇事充分交换意见,多做商量,工作中彼此协助,相互配合。③明确各部门自主开展协调工作的权限,坚持组织和个人的正当权益,兼顾协调对象的利益。④冲突真正发生之后,回避和压制的方法都不可取,只有及时沟通协调才是最有效的解决办法。

(3) 与下级协调

1) 内容:决策之前征求下属部门和人员的意见和建议,实施之后解决下属同级部门或组织之间出现的纠纷,并积极关注下属的个人工作期望和实际困难,予以协调。例如,护士长在更新工作流程或改进工作方法之前,先征求下属护士的意见,了解护士接受的意愿,并进行优化。

2) 方法与技巧:包括三个方面:①深入与下属沟通,是掌握真实情况、了解下属愿望的基本方法,是化解对立抵触情绪的基本途径。②重视下属在协调中的参与作用。被领导者是领导活动中的重要组成部分,领导者应平等地与下属协商问题,并尽可能用集体的力量来解决问题。③在向下级布置工作时,要注意聆听下级的意见。领导者谈话要少而精,征求意见时要明确、具体。

三、激励

(一)激励的概念

激励是激发、鼓励的意思,是利用某种外部诱因调动人的积极性和创造性,使人产生一股内在的动力,向所期望的目标前进的心理过程。

激励的实质包括两个层面的含义:一是对人们内心活动状态的激发;二是领导者遵循人的心理和行为规律,运用有效的激励方法,最大限度地激发下属的积极性、主动性和创造性,以保证组织目标实现。

(二)激励的机制

环境影响需要,需要产生动机,动机支配行为,行为趋向目标是人的行为激励的一般规律。具体来说,就是在一定客观环境的影响下,人们就会有某种需要,当人们产生某种需要而未得到满足时,就会产生一种紧张不安的心理状态,形成人的内在驱动力,即动机。在动机的支配下,人开始选择行为并实现某个目标。一旦达到目标,需要就得到了满足,紧张不安的心理就会消除。在此基础上,人又会产生新的需要,激发新的动机,引起新的行为,去实现新的目标。可以说，环境、需要、动机、行为、目标这五者之间存在密切的联系。

（三）激励的作用

1. 激发出下属的巨大潜能，提高其工作动力、效率和业绩 积极性是人在工作时一种能动的、自觉的心理和行为状态，这种状态可以促使智力和体力的能量充分地释放，并导致一系列积极的行为，例如，提高工作效率、超额完成任务、良好的服务态度等。哈佛大学专家威廉·詹姆士（William James）曾经做过一个试验。这个试验表明，在没有激励措施的情况下，下属一般仅能发挥工作能力的 20%～30%，而当他受到激励后，其工作能力可以提升到 80%～90%，所发挥的作用相当于激励前的 3～4 倍。

2. 引导和推动下属的心理和行为协调一致，为实现组织目标做出贡献 个人目标及个人利益是其行为的基本动力，它们与组织的目标有时是一致的，有时是不一致的。当二者发生背离时，个人目标往往会干扰组织目标的实现。激励的功能以个人利益和需要的满足为前提，引导护士将个人目标统一于护理组织的整体目标，激发和推动护士为完成工作任务而努力，促使护士个人目标与护理组织整体目标的共同实现。

3. 有助于增强组织的凝聚力，促进组织内部各组成部分的协调统一 为保证护理组织整体有效、协调的运转，除了必需的良好的组织结构和严格的规章制度外，还需采用激励的方法，分别满足护士的物质、安全、尊重、社交等多方面的需要，以鼓舞护士的士气，协调人际关系，进而增强护理组织的凝聚力和向心力，促进各护理单元、部门之间的密切协作。

（四）激励的类型

1. 物质激励

（1）概念：以调整物资分配的量和质作为激励手段，鼓励护士工作。物质需要是人的基础需要，衣、食、住、行等条件的改善对调动人的积极性有着极为重要的意义。物质激励通常包括颁发奖金和奖品、晋升工资、享受优厚的物质待遇等，这些具体的物质激励都属于"正刺激"。对于减少物质分配量，如扣发奖金、降低工资待遇和其他物质待遇，这些则属于"负刺激"。

（2）方法

1）奖金激励：以金钱作为一种激励手段。护理管理者需要认识到薪金和奖金只有真实反映护士个人的工作业绩时，金钱才能成为一种有效的激励方法，否则，即使支付了奖金，也不会产生很大的激励作用。

2）实物奖励：除货币性的工资与奖金之外，其他的物质奖励如配发电脑、手机等物品。

3）知识激励：以及时提供必要的知识和信息作为激励手段。知识激励主要包括向各级护理人才提供必要的知识更新和信息获取的机会，如定期输送护理人员到高等院校和各类培训机构深造，参加各种科技知识讲座，加强与各类专家、学者的接触，去往先进地区的医院参观学习，阅读有关文件、资料和书籍等。

（3）注意事项

1）物质激励应与相应制度结合起来：制度是目标实现的保障，因此，物质激励效应的实现也要靠相应制度的保障。护理领导者应通过建立一套制度，创造一种氛围，以减少不必要的内耗，使护理组织成员都能以最佳的效率为实现组织的目标多做贡献。例如，物质奖惩标准在事前就应制定好并公之于众,而不能靠事后的一时冲动,想起来则奖一下,想不起来就作罢,这样的奖励将达不到激励的目的。

2) 物质激励必须公正,不搞平均主义:一个人对他所得的报酬是否满意不是只看其绝对值,而是进行社会比较或历史比较,会看相对值。护理人员通过比较,判断其是否受到了公平对待,护理人员的感受会影响其情绪和工作态度。为了做到公正激励,必须对所有护士一视同仁,按统一标准奖罚,不偏不倚,否则将会产生负面效应。平均分配奖励等于无激励,不分好坏的"皆大欢喜"的物质奖励,将影响物质激励的效果。

3) 物质奖励要及时:在实践中,物质奖励不及时,即使耗费不少,而预期的目的并未达到,职工的积极性不高。例如给护理人员发放奖金,很多医院仅仅依靠年终一次性发放奖金的方法,不知不觉地陷入了不及时奖励陷阱之中,无法取得预计的激励效果。

2. 精神激励

(1) 概念:调整精神激励传递的量和质以调动护士的工作积极性。精神激励形式多样,授予先进模范称号、颁发奖状、宣传报道先进事迹、晋升职务等;此外还包括在关键时刻向下属传递一句打动人心的话、一个表示赞许的微笑等,这些属于正面精神激励,而通报批评、处分、开除工作等,属于负面精神激励。

(2) 方法

1) 目标激励:护理目标是护理凝聚力的核心,它体现了护士工作的意义,能够在理想和信念的层次上激励全体护士。每个人都希望能在工作中充分发挥自己的能力,从而体会自我价值的实现感和成就感。在护理管理工作中,如果护理管理人员能将护理组织目标与护士个人目标结合起来,这将有利于提高护士的工作积极性。

2) 工作激励:日本著名企业家稻山嘉宽在回答"工作的报酬是什么"时指出"工作的报酬就是工作本身"。这表明了工作本身具有激励力量。为了更好地发挥护士工作的积极性,护理管理者要多考虑如何才能使护理工作本身变成更有内在意义和挑战的事情,使护士在护理工作中产生自我实现感。

3) 参与激励:现代护理人力资源管理的实践经验和研究表明,现代的护士都有参与管理的要求和愿望,创造和提供一些机会让护士参与医院和科室管理是调动他们积极性的有效方法。通过参与,形成护士对医院的归属感、认同感,可以进一步满足护士自尊和自我实现的需要。

4) 荣誉激励:从人的基本心理需要看,人人都希望得到他人的尊重,由此产生光荣感和自豪感。荣誉激励就是通过给予表现优秀的护士荣誉称号、口头夸赞、表扬等方式,使护士获得心理上的满足,并以此激发其工作积极性。此外,这一激励措施还能激发未获得荣誉称号护士的荣誉需要,取得良好的榜样激励效果。

5) 考评激励:对所属护理人员的工作及各方面的表现进行考核与评定。通过考核和评比,及时指出护士的成绩、不足及下阶段努力的方向,从而激发其工作的积极性、主动性与创造性。为了让考评激励发挥最大的作用,护理管理者在考评过程中必须注意制定科学的考评标准,设置正确的考评方法。

6) 竞赛与评比激励:竞赛与评比对动机有激发作用,使动机处于活跃状态;通过竞赛和评比,使组织与个人的目标更加明确,护士的心理内聚力增强,团体间的竞赛评比,还能缓和团体内的矛盾,增强集体荣誉感,激发积极性,提高工作效率。

3. 情感激励

（1）概念：指护理领导者要加强与护士的感情沟通，尊重护士，使护士始终保持良好的情绪以激发护士的工作热情。在心境良好的状态下，护士工作思路开阔，思维敏捷，解决问题迅速。因此，情绪具有激发动机的功能。

（2）方法

1）关爱激励：护理管理者对护士的关爱体现在日常的一些细小环节中，比如平时工作中除了关心护士的工作任务是否完成外，还要关心护士的家庭生活、个人问题等，让护士感觉到护理领导对自己的关爱，从而激发工作动力。

2）信任激励：护士大多希望得到护理领导的信任，当这种需要得到满足时，信任便成为一种激励力量。因此在护理管理过程中，护理领导应该充分信任护士的工作能力，虚心听取他们的意见，接受他们合理化的建议，从而激发护士的责任感和自豪感。

3）尊重激励：自尊心是人们潜在的精神能源、前进的内在动力。人有自我尊重、自我成就的需要，人总是会竭力维护和努力争取自己的尊严。如果护士的自我尊重需要得到满足，就会对自己充满信心，护理领导只有学会尊重护士，与护士建立良好的人际关系，才能使他们的自尊心得到满足，才能更好地激励他们的工作积极性。

综合以上激励方法，各有其特定价值和用途。在实际运用时，它们都和实绩有密切的联系。各级护理管理者应该根据不同的对象、不同的情况，从中选择最有效的一种或多种激励手段，加以灵活运用，唯有这样，才能取得最理想的激励效果。

（五）激励的原则

1. 注重实绩 注重实绩就是以下属的实绩为依据，给予适当的激励。工作实绩是人才价值的具体体现。通过实绩既可以看出人才的基本素质和劳动态度，还可以看出人才创造的实际成果。而单纯的劳动态度，除了表明劳动者是否肯干外，并不能说明其付出的劳动是否能转化成有效价值。因此，根据劳动态度发"辛苦奖""照顾奖"是难以使多数下属心悦诚服的。只有根据工作绩效发"成果奖"，才能使每个人都觉得公平合理。当然，在具体评估一个人的实绩时，情况十分复杂，要做到准确、合理地评估实绩，必须做许多艰苦细致的定量、定性分析工作。

2. 鼓励拔尖人才 在用人行为中，领导对技艺超群、成就卓越的优秀人才给予必要的肯定和奖励，这一用人原则就叫鼓励拔尖原则。鼓励一个拔尖人才，等于培养一批杰出人才。鼓励拔尖原则和用人战略中的实绩原则存在明显的"交叉"部分，但是，它通常只适用于正在脱颖而出的拔尖人才这一特定的被使用对象。

3. 赏罚分明 激励下属必须正确评价下属工作中的是非功过。对下属工作中的功过要赏罚分明。对成绩卓著者，要给予奖赏；对渎职失职者，要给予处罚；对违纪者，要给予纪律处分；对犯法者，要绳之以法。赏罚分明，才能明是非、知功过，伸正气、灭歪风，激励先进、鞭策后进。

4. 物质激励与精神激励相结合 物质激励是基础，精神激励是根本。人不仅有物质的需要，而且还有名誉、地位和成就等方面高层次的精神需要。只有既重视物质激励，又重视精神激励，在现实工作中把两者有机地结合起来，才能真正起到良好的激励效果。

5. 正激励与负激励相结合 通常而言，正激励就是对下属符合组织目标的期望行为进行奖励,负激励就是对下属违背组织目的的非期望行为进行惩罚。正、负激励都是必要的和有效的,不仅直接作用于当事人,而且还会间接影响到其他人。领导者激励下属必须坚持以正面激励为主,通过积极的、正面的激励保持下属队伍的蓬勃朝气和浩然正气,形成团结向上、奋发有为、开拓进取的良好局面。

6. 激励个体与激励群体相结合　个体是群体的组成单位,处理好激励个体与激励群体的关系有助于正确发挥个体与群体的作用。如果只注重对群体的激励,可能造成平均主义。如果长期将重心放在少数个体身上,又可能影响大家的积极性。因此,只有使个体激励与群体激励相互结合,才能取得更大的综合性激励成效。

7. 根据个体差异实行差别激励　在制定和实施激励措施时,一定要充分考虑个体差异,做到因人而异、对症下药,只有这样才能收到良好效果。导致下属个体差异的因素有很多,既有来自其个性方面的主观因素,也有来自工作方面和社会生活方面的客观因素,具体说包括工作性质、工作条件、工作环境、工作报酬、福利待遇、工作兴趣、文化背景、性格特点、个人发展、人际关系和领导行为等。注意这些因素,将能极大减少激励的盲目性和形式主义。

8. 坚持正确的激励顺序　要实现有效激励,还必须讲究不同激励运用或实施的顺序。一般而言,在实施激励时,一定要先满足低层次的需要,然后再不断满足高层次的需要。同时,还应该做到先激励个体,而后再激励群体;此外,可先用单一的激励方法或手段,然后再采用更多的或综合的激励方法和手段。这样实施激励更切合人性和情理,更能产生叠加激励效应。

(徐中芹)

第七章

控　制

在现代管理系统中,管理的对象如人力资源、财力资源、信息资源等资源要素的配置形式多种多样,同时也受时间和环境的影响,组织内部运行和结构有时也会发生较大变化。处在这样一个复杂多变的系统中,组织如果缺少有效控制,将会出现混乱,甚至偏离组织的计划和目标。控制是管理职能之一,控制的目的就是度量绩效和修正措施,从而顺利完成组织目标和各项计划。控制和计划在管理职能上首尾相连,又循环不息。

第一节　概　　述

一、控制的相关概念

(一) 控制的概念

控制(control)是管理者按照既定的目标和标准对组织和成员进行衡量、监督、检查和评价,及时发现偏差并采取纠正措施,使他们按原定计划开展工作,或适当地调整计划,以使组织目标得以实现的活动过程。护理管理中的控制是护理管理者对护理工作的调节和控制过程。为了实现护理目标,护理管理者要对护理过程进行有效的控制,以保证实际工作与计划相一致。控制的基础是信息反馈,一切信息的收集和传递都是为了控制,任何控制都依赖信息反馈机制来实现。

(二) 控制的内涵

1. 控制是一个过程　控制包括了管理人员为保证实际工作与计划和目标一致所采取

的一切活动。

2. 控制是一种组织调节行为 控制是通过监督检查和纠正偏差来实现的,实际是一个发现问题、分析问题和解决问题的过程。

3. 控制具有目的性 控制的目的是确保目标和计划能够顺利实现。有效的控制不仅包括纠正实施计划过程中的偏差,还应包括对计划和目标的调整。当外界环境和内部因素发生较大变化而使原有的目标和标准不能适应新的形势时,管理者需要依据实际情况对原有的计划和目标进行调整,以使组织的各项工作开展更符合实际需要。

(三)控制的意义

1. 控制是保证组织目标实现的重要职能 管理者可以通过控制工作监督和检查组织活动的各个环节,掌握组织工作的运行情况,及时发现并纠正偏差,保证组织工作的顺利进行和组织目标的实现。

2. 为更好地修改和完善计划提供依据 计划是针对未来的,而未来是不确定的,组织内部和外部的环境总在变化。管理者通过预测未来制订的计划可能不完全准确、全面,在实施中也会出现未能预料的情况。为了防止计划执行中出现的偏差与既定目标计划的背离,必须建立有效的控制系统,对组织活动进行合理管控。控制工作能帮助管理人员及时了解实际情况的变化,并根据现实情况对计划进行必要的修改和完善。

3. 在管理的各项职能中起关键作用 有效的管理具有 5 个基本职能,控制工作通过纠正偏差的行动与其他 4 个职能紧密结合,使管理过程形成一个相对完整的系统,通过这个系统周而复始地循环运转,能够确保组织工作顺利开展,更好地实现预期目标。控制工作对衡量计划的执行进度、揭示计划执行中的偏差以及指明纠正措施等均非常重要。

4. 使组织能够及时把握机遇或正确面对威胁 控制有助于管理者及时了解组织环境的变化并快速反应,减少环境的不确定性给组织带来的影响。组织环境的复杂多变性决定了组织在运行过程中可能会遇到这样或那样的变化,这些变化可能会给组织的发展带来机遇,也可能会威胁到组织的发展。通过控制工作,管理者可以及时获得相关信息,准确把握环境的变化,以便更好地进行决策,使组织能够及时把握机遇或正确面对威胁。

(四)控制与其他管理职能的关系

控制与其他管理职能既有区别又有联系。控制与其他管理职能的联系表现在控制有助于评价计划、组织、领导的好坏以及控制系统的效率。控制与计划的关系最为密切,计划为控制提供标准,没有计划,控制就没有依据。控制为实现计划目标服务,如果只有计划,而不控制其执行情况,则计划目标很难圆满实现。控制本身需要组织机构作保证,控制活动是按一定的组织层次进行的,各层次都有不同的责任要求,这样才能保证控制系统正常运转。控制为领导决策提供必要的信息,领导依据控制系统所反馈的信息做出修改或更正计划、目标的决策。

5 项管理职能之间的关系:从逻辑关系来看,通常是按发生先后顺序,即先计划,继而组织,然后是领导、决策,最后是控制;从管理过程来看,在控制的同时,往往要调整计划,或对原计划进行修改,并开始新一轮的管理活动;从 5 项管理职能的作用来看,计划是前提,组织是保证,领导、决策是关键,控制是手段;5 个职能之间形成一个相辅相成、密切联系的整体。

二、控制的对象

控制的对象也称控制的内容，反映了管理者在控制过程中的焦点和重心。一般来说控制的对象包括人员、财务、作业、信息和组织绩效5个方面。

（一）人员

有效的人员控制是实现组织目标的根本。在管理活动中，管理者需要而且也必须依靠被管理者的工作来实现组织目标，因此，为了使被管理者按照所预期的方式工作，必须对相关人员进行控制，以便及时了解其工作进度和工作方式。对人员进行有效控制常用的控制方式有：①甄选：识别和聘用价值观、态度和个性符合管理者期望的人。②目标设定：为被管理者制定具体的工作目标来规范引导其行为。③职务设计：职务设计决定了被管理者的任务内容、权责范围，从而约束其行为。④直接监督：通过现场检查及时发现并纠正偏离计划目标的问题和行为。⑤培训和传授：通过规范培训向被管理者传授期望的工作方式。⑥制度化：通过一系列的规章制度规定期望的行为和禁止的行为。⑦绩效评估：通过绩效的考核和评估，强化和鼓励期望的行为和消除不期望的行为。⑧组织文化：通过营造组织文化氛围来影响被管理者的价值观和行为模式。

护理管理者的控制对象主要包括：①各级护理管理者，包括各护士长、护理部主任以及分管护理的副院长等。对各级管理者的控制非常重要，各级护理管理者一方面要控制下级，另一方面要接受上级的控制。②各类护理人员，包括护理员、护士、护师、主管护师、副主任护师及主任护师等。③护理专业的学生，包括见习生、实习生及进修生。

（二）财务

对财务的控制主要是费用控制，护理管理者对财务的控制主要是进行护理预算和护理成本控制，保障医院各项工作的正常运转。通过医院的管理信息系统对各科室的收支情况进行详细统计，审核各期的财务报表，进行全面的成本核算与分析，找出与预期目标的差距，并分析产生差距的原因，建立一套有效的监控体系，在取得同样医疗、护理效果的基础上尽量降低成本，充分保证资源的有效利用。

（三）作业

作业是指从原材料、劳动力等物质资源到最终产品和服务的转换过程。对护理工作而言，作业是指护士为病人提供各项护理服务的过程。作业控制就是通过对护理服务过程的控制，来提高护理服务质量。护理管理中常用的作业控制包括护理技术的控制、护理质量的控制、医疗耗材及药品购买的控制、库存的控制等。

（四）信息

随着人类进入信息时代，信息在组织运行中发挥越来越大的作用，护理管理者通过信息来完成控制工作，信息的数量、质量、准确性和时效性会对控制工作产生直接影响。对信息的控制就是通过建立一个有效的信息管理系统，及时为管理者提供充分、可靠的信息。护理信息系统主要包括护理业务管理、行政管理、科研教学管理三个信息系统。

（五）组织绩效

组织绩效是指在某一时期内组织任务完成的数量、质量及效益情况。它是反映组织效能的一系列指标体系，要对组织绩效进行有效控制，关键在于科学地评价、衡量组织绩效。在医院内部，衡量组织绩效的指标主要有一段时间内门急诊及住院人次、治愈率、好转率、病床使用率、医院病死率等。对医疗卫生服务行业的绩效评价，不仅要看其经济效益，更要考虑社会效益。

三、控制的类型

根据不同的分类依据，控制有不同类型。根据控制点位于整个活动过程中的位置，可以分为前馈控制、过程控制和反馈控制；根据实施控制的来源，可以分内部控制和外部控制；根据控制的方式，分为正式组织控制、群体控制和自我控制；根据控制采用的手段，可以分为直接控制和间接控制；根据控制业务范围，可分为业务技术控制、质量控制、资金控制和人力资源控制。

上述分类不是绝对的，有时一种控制活动可能同时属于几种类型，如护理管理中制定规章制度、护理操作规范、各个岗位工作职责、杜绝无证上岗，这些控制措施既是正式组织控制，也是间接控制，更是前馈控制；护士具有良好的职业道德和业务技能水平，认真执行和遵循这些规章制度和规范等，属于有意识的自我控制；护士长依照制度和规范来检查护士的工作，属于直接控制，也属于过程控制。

由于任何系统的运行过程均表现为输入—转换—输出的过程，在实际工作中按照控制点所处的位置不同而进行的分类较常见（图7-1）。下面，将对其做重点介绍。

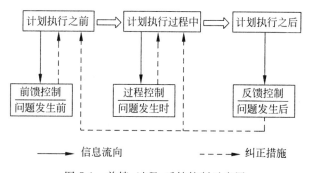

图 7-1　前馈、过程、反馈控制示意图

1. 前馈控制（feedforward control）　又称事前控制，指在实际工作开始之前，管理者就通过最新信息或经验教训等认真分析研究并预测工作中可能出现的偏差，对可能出现的偏差进行预防性控制的方法。前馈控制的侧重点在于预先防范，中心问题是保证投入的各种资源在数量和质量上达到预定的标准，以实现资源的最优组合。实施前馈控制，管理者需要对整个系统有较为深入和全面的认识，掌握有关未来的各种信息，充分考虑和评估各种因素对计划的影响，力求做到防患于未然。护理工作中关于前馈控制的例子有很多，如对护理应聘人员进行笔试、面试、体检、岗前培训和试用期考核，对护士业务素质、各种规范操作流程、各项规章制度进行控制等都属于前馈控制。

前馈控制的优点是在工作开始之前进行，尽量消除隐患，而不是在偏差产生之后才采取措施进行补救，此外，前馈控制是针对可能产生偏差的影响因素进行控制，并不是针对具体的人员，因此一般不会产生对立面的冲突，更容易被接受和实施。尽管有时实施前馈控制比较困难，但它是一种比较理想、经济、有效的控制。

2. 过程控制（process control）　又称现场控制或事中控制，是在工作进行中对过程环节进行的控制，对正在进行的活动给予监督和指导，及时发现并纠正工作中出现的偏差，尽可能地减少偏差所造成的损失。过程控制具有监督和指导两项职能，监督是指按照预定的标准检查下属的工作，确保工作任务的完成。指导是管理者根据自己的知识和经验对下属工作中出现的问题进行技术性指导，或共商纠正措施以完成计划任务。例如在护理工作中，护士长发现护士工作中出现差错立即进行纠正，管理者检查相关护理规章制度的执行情况，护理程序执行中的控制等都属于过程控制。

过程控制的优点是对员工的技术指导能够提高其工作能力和自我控制能力，但是由于过程控制是针对员工的特定行为，容易使员工在心理上产生对立情绪；而且迫于时间和精力的限制，管理者很难事事亲临现场，这就使得过程控制的使用范围相对较窄；此外，管理者的自身素质和管理方式也会影响过程控制的效果。

3. 反馈控制（feedback control）　又称事后控制，是在实际工作完成后，通过对工作结果的总结发现存在的偏差，并采取措施将已造成的损失减小到最小的过程。反馈控制的注意力主要集中在工作结果，管理者将工作结果与标准进行分析、比较和评价，对出现的偏差采取相应措施，其目的不是改进本次活动，而是预防下一次活动再次出现此类偏差以及提高下一次活动的质量，力求做到"吃一堑，长一智"。反馈控制能够达到"惩前毖后"的目的，帮助我们更好地把握规律，为实现组织目标创造条件。护理管理中的反馈控制体现在很多护理操作规程和有效的护理措施都是在吸收以往经验教训的基础上发展出来的。例如回顾分析既往发生的医疗差错和事故能够帮助确定差错、事故发生的时间段或人员，有针对性地采取措施，防止类似事件再次发生；定期的护理工作考核、质量检查也都属于反馈控制。

反馈控制的优点是着眼于今后的工作活动，防止类似的问题再次发生，但由于时间上的滞后性使得它只能作为事后补救的一种控制方法，正所谓"亡羊补牢，未为晚矣"。

综上所述，前馈控制是以预防问题发生为主的控制，过程控制是对正在进行当中的工作进行监督与指导，反馈控制是工作结束之后的一种控制。在实际管理工作中，管理者要综合运用多种控制方法，根据工作阶段和工作的性质，采取恰当的控制措施。

四、控制的原则

1. 与计划相一致原则　控制就是对实施计划的活动进行衡量、测量和评价，若出现偏差及时采取纠正措施，以保证实际活动与计划相一致，从而更好地实现组织目标。控制的目的是要保证实际工作符合计划的安排和要求，所以控制必须与计划相适应，根据计划的要求确定控制对象，明确控制内容，建立控制标准，了解控制信息，选择控制方法。在这个过程中，计划始终是实施控制的依据，所以控制工作要能够反映计划的要求。不同的计划有不同的特点，与之相应的控制所需要的信息也不相同。因此，在进行控制活动之前，必须确定不同的计划，并使控制系统与之相适应。例如，护理服务质量的控制标准与方法要反映护理工作的特点和要求；护理教学计划的落实要依据教学质量标准进行控制；护理科研的控制则要根据不同层次的科研计划进行设计。总之，控制工作越是考虑到各种计划的特点，就越能更好地发挥作用。

2. 控制关键点原则 在控制工作中，由于受到时间、精力和财力等的限制，管理人员不可能对所管辖的人员和活动进行全面的了解和控制。面面俱到是不可能的，往往既不现实也不经济，同时还会提高控制成本、降低控制效率。这就要求管理者要从实际出发，善于把握问题的关键。有效的控制应该是突出重点，抓住关键，对重要的、关键的因素进行重点控制，而没有必要对组织活动的各个方面都进行控制。坚持控制关键点原则，不仅可以扩大管理的幅度，降低管理成本，还可以改善信息沟通的效果，提高管理工作的效率。护理工作项目繁多，涉及面广，护理管理者应将那些对工作成效具有关键意义的因素或环节作为控制的重点，及时发现和纠正与计划不相符合的重要偏差。例如在护理质量控制中，住院病人的"三短六洁"、压疮的发生均属于控制的关键点。

3. 组织机构健全原则 控制是一种带有强制性的管理活动，要实现有效控制，必须有健全而有力的组织机构为保障。在赋予组织机构权力的同时，还应明确规定组织机构相应的责任，做到职、责、权的统一。健全的组织机构是保障信息沟通畅通的前提，能够有效地避免控制过程中的滞后现象，组织机构越健全，控制工作就可能越有效果。例如在医院的护理管理工作中建立多层次质量监控体系，并配备得力的管理人员，用于检测和保证护理质量，一旦护理工作出现了偏差，管理者能够迅速地掌握偏差信息，及时采取纠正措施。健全的组织机构和明确的职、责、权保证了护理工作的正常运转。

4. 灵活性原则 任何组织都处在一个不断变化的环境之中，灵活性原则是指管理人员在执行计划过程中，要制订弹性的计划与衡量标准，对一些未预见到的、不可抗拒的问题可以灵活控制，能够随情况的变化而变化。控制工作具有灵活性，才能使组织活动适应内部条件与外部环境的变化，遇到意外情况时依然有效，持续发挥作用。例如发现原来的计划是错误的，或者外部环境发生了巨大的变化，使得计划无法执行，而事前设计的控制系统如果仍然按部就班地进行下去，那将会在错误的道路上越走越远。

五、控制的功能

控制对于护理管理工作的成败起到十分重要的作用。护理管理作为医院管理的重要组成部分，其目标是实现科学和有效的管理，改善、提高护理组织的运行状态和效益。如果没有好的控制，即使计划制订得再周密，组织设计得再合理，人员的工作积极性再高，也难以保证实际行动与计划完全符合，管理的目标就难以实现。在护理管理活动中，控制的主要功能是限制偏差的累积，使组织能够适应环境变化。

1. 限制偏差的累积 一般来说，小的偏差和失误并不会给组织带来严重的危害，然而时间一长，小的偏差就会得以积累、放大，最终从量变到质变，引起严重的后果。组织活动过程中的不确定性使得偏差的出现不可避免，多数情况下偏差会在一定的范围内波动，可自行调节，当偏差超出正常范围而没有进行及时的控制，则可能会不断积累和放大，最终造成严重的后果。因此，控制的功能之一在于及时发现并纠正偏差，同时防止新的偏差出现，保证组织目标的实现。例如在护理安全管理过程中，如果忽视对护士的培训和一些关键环节的控制，如交接班环节和抢救药品、器械的管理等，就可能造成不可挽回的损失。

2. 适应环境的变化 任何一个组织都不是静止的,其内部条件和外部环境都在随时随地变化着。如果建立目标并能立刻实现,那么就不需要进行控制。但在实际工作中,从制定目标到实现目标,总要有一段过程。在这段时间内,组织内部和外部环境可能会发生一些变化,例如宏观政策的调整,新材料和新技术的应用,服务对象出现新的需要,组织结构的重新调整,组织内部人员的变动等。这些变化会影响组织目标的实现,因此,需要建立良好的控制系统帮助管理者预测和识别这些变化,并对其带来的机会和威胁进行有效应对,及时调整组织工作,必要时对组织目标和计划进行调整,使其适应环境的变化。这种控制系统越有效,持续时间越长,组织对外环境的适应能力就越强,组织在激烈变化的环境中生存和发展的可能性就越大。

第二节　控制的过程和方法

一、控制的过程

控制过程(control process)包括三个主要步骤:确定标准、衡量绩效和纠正偏差,它们相互联系,缺一不可(图7-2)。确立标准是控制工作的前提,没有标准控制就没有依据;衡量绩效是控制工作的重要环节,不掌握偏差信息,控制就无法继续开展;纠正偏差是控制工作的关键,纠正措施根据偏差信息做出调整。

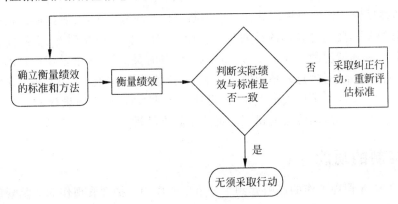

图 7-2　控制过程示意图

(一) 确立标准

标准是衡量工作绩效和预期工作成果的尺度,是开展控制工作的依据。确立控制标准,应首先明确影响目标实现的因素,这样才能有的放矢地制订标准计划,根据计划建立专门的标准。对照标准,管理人员可以判断组织运行的绩效和成果。离开标准,对工作成果进行评价就变得毫无意义。一套好的控制标准应该具有客观性、简明性、前瞻性、协调性和灵活性。由于护理工作的特殊性,要结合其工作特点建立专门的标准。

1. 建立控制标准的步骤 控制标准的建立是一个科学决策的过程。其主要步骤包括确定控制对象、选择控制关键点、确定控制标准。

(1) 确定控制对象：进行控制工作首先会遇到"控制什么"的问题，确定控制对象是决定控制标准的前提。控制的最终目的是更好地实现组织目标，因此凡是影响组织目标实现的因素都应该成为控制的对象。然而，在实际工作中，管理者对全部影响组织目标实现的因素都进行控制是不可能的，也是不经济的。通常管理者会选择那些对实现组织目标有重要影响的因素进行重点控制，例如环境、投入资源的数量和质量、实现组织目标的各种活动等。在这些因素中，哪些是控制工作的重点，需要依具体情况而定。在工作成果较难衡量而工作过程较难标准化、程序化的管理活动中，人员的素质和技能是主要的控制对象，如护理部主任年终考核。而在工作方法或程序与预期工作成果之间有较明确关系的活动中，工作过程本身就是控制的主要对象，如导尿、无菌操作。护理工作中的重点控制对象主要是护士、病人、物品、操作规程、规章制度和环境等。

(2) 选择控制关键点：控制对象确定后，还需要分析对目标实现起关键作用的环节，并将其作为控制的关键点。一般来说，控制标准作为一种规范，是从一个完整的计划程序中挑选出来的，是对组织目标的完成具有重要意义的关键点。良好的控制来源于关键控制点的正确选择，在选择控制的关键点时，通常考虑以下三个方面因素：①影响整个工作运行的重要操作与事项。②能在重大损失出现之前显示出差异的事项。③选择若干能反映组织主要绩效水平的时间和空间分布均衡的控制点，以便管理者对组织总体状况形成一个全面的了解。

护理管理控制的关键点包括：①关键制度：消毒隔离、查对、交接班、抢救、安全管理等制度。②特殊护士：新上岗的护士、实习护生、进修护士以及近期遭遇重大生活事件的护士等。③特殊病人：疑难危重病人、新入院病人、大手术后病人、接受特殊检查和治疗的病人、有精神障碍的病人以及老年和婴幼儿病人等。④特殊器材设备和药品：特殊耗材、监护仪器、急救器材与药品、剧毒药品、麻醉药品、高渗及高腐蚀性药品等。⑤特殊部门：急诊科、手术室、供应室、监护室、产婴室、高压氧治疗中心等。⑥特殊时间：交接班时间、节假日、中午班、夜班、工作繁忙时。⑦高危环节：护士交接班环节、抢救病人环节、病人转运环节等。

(3) 确定控制标准：控制标准分定量标准和定性标准两大类，前者是控制标准的重要形式，后者主要是有关服务质量、组织形象等难以用计量单位进行量化的标准。确立标准不仅要抓住关键点，还要使标准便于考核，具有可操作性，尽量将标准量化或制定易于操作的定性标准。定量标准又分为实物标准(如药物库存数量、护理人员的数量等)、价值标准(如人均住院费用、门诊处方平均费用等)、时间标准(如平均住院日、术前等待日)、效率标准(如床位周转率、医生年门诊人数等)。定性标准有护理服务态度、护士的专业素质水平等，在实际工作中也尽量采用可度量的方法予以量化处理，如用病人满意度、操作合格率等指标间接衡量工作质量。最理想的是以能考核的目标直接作为标准，更多的情况下往往将某一目标分解为一系列具体可操作的控制标准。确定控制关键点后，根据其自身的属性和将要实现目标的要求，确定控制的标准。

2. 常用的护理控制标准　在护理工作中，根据明确的控制对象确定的控制标准通常有以下几种：

(1) 时间标准：是指完成某项服务或护理操作所规定的时间，即用标准工作时间来衡量某项操作的时间差异。如铺床操作要求在 5 分钟内完成。

(2) 消耗标准：根据护理服务过程计算出来的相关消耗。如护士对传染病病人出院后病房及床单位的终末消毒处理所消耗的时间、材料等。

（3）质量标准：是指护理工作需要达到的各种质量要求和工作标准。如在等级医院评审中所规定的各项质量标准。

（4）程序标准：是根据护理服务或操作流程确定的标准。如静脉输液的规范操作流程。

（5）行为标准：是指对护理人员规定的行为标准。如护士的仪表要求、护理文明用语规范等。

（二）衡量工作绩效

衡量工作绩效是指用确定的标准衡量实际成效，以了解计划执行情况及出现偏差的情况。管理者首先要收集必要的信息，然后将实际工作效果与控制标准或计划要求进行比较和分析，确定计划执行中出现的偏差，这不仅关系到控制工作是否能够继续开展，还直接关系到管理目标能否实现。通过衡量工作绩效，对成效显著者予以激励，对已经发生和将要发生的偏差，及时采取纠正措施。要做好这一阶段的工作，需要对工作绩效进行客观公正的分析和评价，而不能主观臆测。

1. 确定适宜的衡量方式　管理者衡量工作绩效之前，应对衡量主体、衡量项目和衡量频度做出合理的安排。

（1）衡量的主体：指确定衡量工作绩效的人是管理者本人，还是同一级的其他同事，抑或是上级、下级，或者其他职能部门的人员等。衡量的主体不同，控制的类型就不同，对控制效果和方法产生的影响也不同。如目标管理，因为管理者本身就是工作成果的衡量者和控制者，因此该方法被认为是一种"自我管理""自我控制"方法。在护理管理中，由护理部对护士工作进行衡量和控制就是一种外在的控制。

（2）衡量的项目："衡量什么"是衡量工作最为重要的方面，管理者应针对决定实际工作好坏的重要特征进行衡量，避免只衡量那些易于衡量的项目。例如，衡量基础护理质量可检查重症病人的基础护理，如压疮护理、生活护理等。

（3）衡量的频度：即衡量的次数或频率，指管理者需要间隔多长时间衡量一次工作绩效，有效的控制要求确定适宜的衡量频度。衡量频度过高，不仅会增加控制成本，还会引起相关人员的不满和不信任感，从而影响他们工作的积极性，对实现组织目标产生负面影响；衡量频度过低，则有可能造成许多重大的偏差不能及时被发现，不能及时采取纠正措施。衡量的频度一般取决于组织活动的性质和要求，对于长期的标准，可以采用年度控制；而对于短期和基础性的标准，则要采用比较频繁的控制。如对护士长管理工作绩效的控制常常以季度、年度为单位，而对护理质量的控制则需要以日、周、月为单位。

2. 建立有效的信息反馈系统　并不是所有的控制都是由管理者直接进行的，衡量绩效、制定纠偏措施和执行纠偏措施是由不同人员完成的。只有在掌握足够有价值的实际工作状况信息的基础上，管理者才能有针对性地给出正确的决策。因此，有必要建立有效的信息反馈系统，通过信息反馈，实际工作情况的信息能够迅速上传到管理部门，纠偏指令能快速下达到执行部门。

信息是控制的基础，信息有效性体现在以下三个方面：①信息的及时性。首先，对信息的收集要及时。其次，信息的加工、检索和传递工作也要及时。否则，其使用价值就会降低。②信息的可靠性。管理人员只有依靠准确、可靠的信息，才能对工作中的问题做出正确的决策。信息的可靠性有赖于信息的准确收集和完整传递。③信息的实用性。避免弄虚作假、不加区分地提供信息,这不仅不利于管理者做出正确的决策,反而会加重管理部门的负担。因此,应对衡量绩效的信息进行整理分析,并保证在管理者需要时提供适宜的信息。管理者可以从以下几个方面获得大量的控制反馈信息。

(1)个人观察:管理者亲自到达临床工作一线直接观察,可获得有关实际工作的最直接信息,并能亲临现场指挥,及时发现问题,解决问题。特别是对于基层管理者来说,直接观察和个人接触往往是最有效的监督检查方法。直接观察的优点在于可以获得有关实际工作的客观情况,但缺点是管理者需要花费大量的时间成本。这种直接观察可以定期进行,也可以是不定期抽查。例如护士长对护士仪表、操作和服务态度以及病区环境的观察等。

(2)建立工作汇报制度:即要求下属及时准确地将执行上级指令中遇到的问题反映上来,使上级部门及时了解下属的执行情况以便进行有效的控制。汇报可以通过口头汇报和书面汇报两种方式进行:①口头汇报是一种直接获得信息的方法。管理者通过一对一的面谈、集体座谈会、情况汇报会等形式,获得员工的工作绩效信息。通过各部门主管汇报工作,有助于管理者了解各部门的工作情况,也有利于加强各部门间的协作和沟通,但缺点主要在于所获取的信息往往是被汇报者过滤了的信息,有一定的片面性,且不便存档。如护理部每周一次的护士长例会。②书面汇报,是通过书面资料来了解工作情况的常用方法,信息内容可以长时间保存。如护士长月工作报表、质控小组检查报表、年度总结和季度报告等。此方法可节约管理者的时间,获取信息的全面性取决于报表和报告的质量,缺点主要在于需要员工和部门花费一定的时间对某一时期发生的工作进行总结归纳。

(3)建立监督检查机构:建立监督检查机构,进行定期或不定期地监督检查。例如护理质量监督控制小组,定期或随机地对各病区的护理质量进行全面或抽样的监督检查,随时发现护理质量管理过程中的问题,并采取有效的改进措施。

3. 检验标准的客观性和有效性 一般来说,在控制标准确立后,主管部门应将标准以指令的方式传递给下属单位参照执行。对执行结果进行控制的过程不仅是衡量成效的过程,同时也是检验标准客观性和有效性的过程。对实际工作进行衡量后所获取的反馈信息与标准进行比较的结果有两种:一种是没有偏差,此时虽然不需要采取任何纠偏措施,但要分析成功控制过程的原因,从而积累管理经验,向下属及时反馈信息,适时奖励,激发下属的工作热情;另一种是存在偏差,出现偏差又分两种可能:一是执行中出现问题,需要进行纠正;二是标准本身存在问题,需要修正或更新标准。

(三)纠正偏差

纠正偏差是控制过程的最终实现环节,也是控制工作的关键。纠正偏差的第一步是先找出偏差产生的原因,其次要采取相应措施彻底纠正偏差,才能使组织的活动回到预定轨道上来,从而实现组织预定的目标,这不仅体现了控制职能的目的,而且还把控制和其他管理职能紧密结合在一起。

1. 分析偏差产生的原因 偏差是指控制系统中的绩效标准与实际结果的差距。在纠正偏差之前,找出偏差产生的原因,有针对性地采取相应措施,才能使组织活动顺利进行。在建立标准与实际测量后,应进行绩效与标准的比较并得出偏差及其相关信息,判断偏差的严重程度,是否立即采取纠正措施。对偏差严重程度的判断,不能仅凭统计概率,还要看偏差对组织构成危险的程度。在某些活动中,出现一些偏差是在所难免的,并非所有的偏差都需要进行处理,偏差有一个可以接受的范围,如果显著超出了可以接受的范围,就应该引起管理者的注意。例如三级综合性医院护理质量标准规定健康教育覆盖率100%,知晓率为95%,如果知晓率下降到90%,就超出了偏差范围,但不一定会对目标的实现造成严重的影响。而有些偏差虽然微小,却是造成组织重大损失的原因或隐患,如急救物品的完备率应达到100%,即便是个别急救设备的故障,出现1%的偏差也有可能导致危重病人生命的丧失。管理者就应该对此偏差高度重视,进行分析和纠正。

出现偏差的可能原因可以概括为以下几个方面:

(1) 组织外部环境的变化与预想的不一致,影响了组织目标的实现。

(2) 组织内部计划、目标不切合实际,控制标准不科学、不合理,工作和人员安排未到位,设备和技术条件不完善,管理未到位等。

(3) 其他原因:可在分析组织内、外因素的基础上查找原因。例如管理者出于各方面的原因,对控制的偏差只采取一些临时性的纠正措施,而不去分析偏差产生的根本原因,或许会产生一时的效果,但从长远来看,可能会带来许多不良的影响。

2. 采取措施纠正偏差

(1) 改进工作方法:如果衡量的结果表明,原有计划和控制标准是科学合理的,引起偏差的原因是由于工作失误而造成的,那么管理者就应根据分析的结果,采取纠正行动,加强管理和监督,改进工作方法,确保工作与目标接近或吻合。根据效果的不同,此类纠偏行为又分为两种:①立即执行临时性应急措施。即针对那些迅速影响组织正常活动的急迫问题,以最快的速度纠正偏差,避免造成更大的损失。②采取永久性的根治措施。通过深入分析,挖掘引起偏差的真正原因,力求从根本上解决问题,消除偏差。在护理管理控制过程中,管理者要根据具体问题,灵活地综合运用这两种方法。如先立即采取临时性应急措施,将损失降低到最小,再采取永久的根治措施,消除偏差产生的根源,杜绝偏差的再度发生。

(2) 改进领导方法:偏差也有可能是组织实施方面的工作没有做好,控制监管体系不完善,不能对已经产生的偏差及时进行跟踪和分析,也可能是管理者指令不当或者是执行人员能力不足或积极性不高导致的,此时需要改进组织工作、改进领导方式和提高领导的艺术性来纠正偏差。

(3) 调整计划或标准:如果偏差是由于计划或标准的不切实际,或者是组织环境发生了重大的变化,那么需要按实际情况对原有的计划或标准进行适当的调整,或者启用备用计划。

在纠正偏差的过程中,要综合比较纠正偏差的成本和偏差可能带来的损失,选择投入少、成本低、效果好的纠偏方案组织实施。如果涉及对原计划进行部分或者全部调整时,管理者要充分考虑计划已经实施的部分对资源的消耗和对环境的影响以及员工思想观念的转变。由于纠偏措施会不同程度地涉及组织成员的利益,因此管理者要通过各种方法做好宣传工作,打消组织成员的顾虑,争取组织成员对纠偏措施的理解和支持,使得纠偏工作得以顺利实施。

二、控制的方法

在组织活动中,目标的性质以及达到预定目标所要求的工作绩效是不相同的,所以控制

的对象和标准也就不相同,因此必须采用多种多样的控制方法。护理管理中常用的控制方法有:

1. 目标控制 目标控制是管理活动中最基本的控制方法之一,就是将总目标分解成不同层次的子目标,形成一个目标体系,并由此确定目标考核体系,将受控系统的执行情况与之进行对比,及时发现问题并采取纠正措施。在目标控制中,受控系统的行动方案可以根据系统当前所处的状态来决定,并可根据环境的变化不断调整,因而目标控制比计划控制具有更大的环境适应性;比起计划控制只能通过上级的控制机制改变程序来更改行动方案,目标控制也更灵活。在护理管理控制工作中,目标控制方法只需要向护士输入目标信息,让他们明白自己努力的方向,而对具体的行动方案,护士则可以根据工作中的具体情况来弹性执行,能够充分发挥主观能动性。由于护士人人可参与目标的设立,并且可以对照目标考核体系,自我评价计划的执行情况,自我控制目标的完成情况,因而可以形成强大的动力,极大地激发广大护士的潜能。

2. 质量控制 质量是产品、过程或服务满足规定要求的优劣程度。质量标准就是对产品、过程或服务质量规定的要求,它是检查和衡量质量的依据。例如各类护理工作质量管理标准、各种护理技术操作规范、各项规章制度以及质量检查标准等都属于护理质量标准的范畴。质量控制则是指为达到规定的质量要求所采取的技术和活动。护理质量控制就是让各项护理工作达到质量规定的标准,以满足广大服务对象的健康需求。由于护理质量的好坏直接关系到人的生命和健康,因此护理质量控制要始终坚持:①以"预防为主"的方针。②贯穿护理工作基础质量、环节质量和终末质量形成的全过程。③全员参与,努力提高全体护士的责任心和工作能力。④前馈控制、现场控制和反馈控制有机结合。⑤实施从护理服务质量到护理工作质量的全方位综合性控制。

3. 人事管理控制 人事管理控制主要集中在对组织内部人力资源的管理上,具体可以分为两个方面:一是人事比率控制,即分析组织内各种人员的比率。如分析医院后勤人员与医务人员的比率、医生与护士的比率、正式职工与临时工的比率、护士的流动率及旷工缺勤率是否维持在一个合理的水平,以便采取调控措施。二是人事管理控制,即对包括管理者在内的组织成员工作中的德、能、勤、绩等进行客观公正的考核和评价,既有利于激励表现好的人员继续保持,也有利于使表现相对差的人员向好的方向转化和发展。例如对护士的管理最常用的方法是直接巡视和周期性的考核评估,对表现好的护士进行奖励,使其好的行为继续保持和发扬,并发挥榜样的激励作用,对表现相对差的护士,采取一定的措施,以纠正其行为上的偏差。

4. 预算控制 预算属于事前控制,是一种数字化的计划。预算能够为组织活动提供定量标准,便于组织评估绩效,是开展控制工作的重要基础。预算控制是将组织实际的运行情况同预算进行比较,分析并纠正实际情况与预算之间出现的偏差,帮助管理者对组织的各项活动进行统筹安排,有效地协调各种资源。预算控制的不足表现在:①过多地根据预算来要求计划会导致控制缺乏灵活性;②过于详细的费用支出预算,可能会使管理者失去管理其部门所需的自由;③有可能造成管理者仅仅忙于编制和分析,而忽视了非量化的信息。

5. 组织文化与团体控制 组织文化是一个组织在长期发展过程中所形成的价值观、群体意识、道德规范、行为准则、管理风格以及传统习惯的总和。团体控制是通过分享价值观、行为规范标准和其他与组织文化相关的因素,对组织内个人和群体加以控制。组织文化和团体控制不是通过外部强制手段发挥作用的约束系统,而是通过护士内化的价值观和规范,进而由这些价值观和规范约束指导他们的行为。例如护士之歌、服务用语、院训、对新护士进行授帽和宣誓等仪式均属于此种控制。

三、有效控制的特点

1. 目的性 控制作为一种管理职能,并不是管理者的主观行为,而是受一定目标的指引。良好的控制必须具有明确的目的,缺乏目的性,将会使控制工作陷入一团混乱。控制工作的目的性体现为使实际成绩与计划目标相吻合,或者适时地调整控制目标。有效的控制系统不仅能使偏差及时得到发现和纠正,还能使管理者在组织内、外环境发生重大变化时依据实际情况对原标准做出适当的修改。一个组织可能有许多的目标,有些目标甚至是相互矛盾的,作为一名管理者,应该能够在众多的目标中,挑选出一个或几个关键的、最能反映工作本质和需求的目标,并加以控制。例如在护理管理中,护士的技术水平和服务质量是影响护理质量的最主要问题,因此护理质量控制的关键目标是护士技术水平的提高和服务质量的改进。

2. 及时性 控制离不开信息,控制过程就是获取、加工和使用信息的过程。为了提高控制的有效性,信息的收集和传递必须及时,只有这样才能及时掌握实时的信息,及时发现偏差,避免偏差的扩大。如果重要的信息得不到及时的收集和传递,信息的处理时间又过长,没有及时地发现偏差,则可能会造成严重的损失。例如急救仪器损坏没有及时发现,对病人病情观察不及时等,都会使病人错过最佳的抢救时机。

3. 客观性 有效的控制必须是客观的、符合实际的。客观性要求指的是在控制工作中要实事求是,对组织实际情况及变化进行客观的了解和评价,而不是凭主观直觉办事。在控制过程中,最容易受主观因素影响的是对人的绩效评价。晕轮效应、首因效应等心理效应常常会影响控制系统信息的准确性和客观性,从而使控制工作达不到目的,甚至还可能导致严重的后果。"晕轮效应"是一种以点代面的效应,就是以人的行为的一点而否认或赞同其全部行为,这种效应很容易引起判断上的主观性而造成评价偏差。如"情人眼里出西施",管理者因欣赏一个人的聪明而包容其所有缺点,就是晕轮效应。"首因效应"是指人们往往把第一印象看得十分重要以至于影响以后对此人的评价,实际上一个人在第一阶段工作的好与坏只能说明当时的绩效,而不能以此来代替其今后的绩效情况。因此,为了避免主观因素的干扰,客观准确地衡量工作绩效,控制过程应严格按照客观标准进行。管理者还必须定期地检查过去规定的标准和计量规范,使之符合现时的要求。客观的标准可以是定量的,如各项技术操作标准、消毒隔离检查标准、表格书写标准等都可以采用量化标准;也可以是定性的,如旨在提高护理人员综合素质的专门培训计划。

4. 预防性 有效的控制系统还应具有预防性。在制订计划和控制标准时,要以未来的发展为导向,要能够预测未来,预见计划执行过程中可能出现的问题,针对可能出现的偏差,预先采取防范措施,而不是等到问题出现,再去被动寻求解决方法。例如在医院消防安全的检查中,发现部分护士不会使用灭火器和指导病人逃生,这预示护士可能不会处理紧急风险情况,所以医院应制定护理风险紧急预案,并组织各级护士加强学习、培训和考核,而不是等情况失控后,再采取补救措施。又如,加强急救物品的管理,使物品处在常备的应急状态,以此来保证危重病人的抢救质量;再比如在护理管理过程中,制定完善的护理规章制度和护理技术操作规范,并督促护士要时时遵守等。这些控制都能够很好地体现控制的预防性,通过对人力、物力、财力、时间、信息和技术等基础条件的控制,将偏差消灭在产生之前。

5. 促进自我控制 一切管理工作必须以人为本,控制工作同样也不例外,要重视"人"这个中心控制因素。管理控制是对人的控制,并由人执行控制,因此要充分考虑控制系统对人的心理和行为的影响。一项控制活动或是一项纠偏措施,如果得不到组织成员(包括受控者和施控者)的信任、理解和支持,注定是会失败的。

有效的控制系统应该是员工认同的系统,它能够促进员工进行自我控制。员工对控制系统的认同感越高,控制系统发挥推动和激励作用越明显。员工主动、自愿地进行自我反馈和自我控制,是实施控制的最好办法,它不仅可以克服他人控制的消极影响,激发组织成员的聪明才智,还可以减少控制费用,提高控制的及时性、准确性和有效性。

第三节　控制在护理管理中的应用

一、护理成本管理

(一)基本概念

1. 成本(cost) 经济学中的成本是指生产过程中所需要的生产资料和劳动消耗的货币价值。在医疗卫生领域,成本是指在医疗服务过程中所消耗的直接成本(材料费、人工费和设备费)和间接成本(管理费、教育培训费和其他护理费用)的总和。

2. 费用(expense) 医疗过程中的费用是指一定时期内与医疗服务活动相关的现金流出或其他资产消耗。

3. 护理成本(nursing cost) 护理成本是在护理服务过程中产生的费用,指在给病人提供诊疗、监护、防治及基础护理等护理服务过程中的物质资料消耗和护士脑力以及体力活动消耗。提供各项护理服务、实现护理目标需要具备一定数量的合格护理人员、先进的医疗设备和安全的护理环境,这就需要一定的费用来支付护理人员的工资和福利、仪器设备和物品供应以及相关的教育和培训费用等。了解医院及护理工作中的各项支出情况,有利于医院资源的合理分配和使用,对制定医院管理和护理管理目标有重要的意义。

4. 标准护理成本(standard nursing cost) 一般是指在社会劳动平均生产力和生产规模基础上实施医疗护理服务所需要的成本,通常将它作为一种目标成本,并用它来控制成本开支、评价实际成本以及衡量工作效率。

5. 护理成本控制(nursing cost control) 在护理管理活动中,预先设定成本目标,并按照既定目标进行执行,将执行结果与既定目标进行比较,及时揭示并纠正偏差,使成本限定在预定目标范围之内的方法。

6. 护理成本管理(nursing cost management) 包括四个方面:①编制护理预算,将有限的资源适当地分配到计划的各项活动中。②开展护理服务的成本核算,提高护理质量。③进行护理成本-效益分析,计算护理投入产出比,帮助管理者判定医院花费所产生的效益是否大于投资成本。④开发应用护理管理信息系统,实施动态的成本监测与控制,利用有限的资源提供更优质的护理服务。

（二）护理成本的分类

按护理成本的追踪性特点和可控性的不同，对护理成本进行以下分类。

（1）按护理成本的追踪性特点划分，护理成本可分为直接护理成本和间接护理成本。

1）直接护理成本：指在医疗护理服务过程中发生的可凭借相关依据直接计入护理成本的费用，如护理人员的工资、护理材料和易耗品等。

2）间接护理成本：指与医疗护理服务间接相关但是不能直接计入某项护理服务而需要合理分摊的成本，如水电费、大型仪器折旧费、行政人员的管理费等。

（2）按护理成本的可控性划分，护理成本可分为可控性护理成本和不可控性护理成本。

1）可控性护理成本：在护理部或者个人的职责范围内能够直接进行控制的成本，如医疗过程中使用的药品和材料等成本。

2）不可控性护理成本：在护理部或者个人的职责范围内不能够进行控制的成本，如医院护理部或者某个科室不能够控制其他行政管理部门发生的成本。

（三）护理成本管理的内容和方法

护理成本管理包括成本的预测、计划、核算、控制、分析和考核等内容，贯穿于整个护理活动过程中。成本的预测和计划是指运用科学的方法对成本指标进行预算并编制成本计划，它发生在成本形成之前，是事前管理；成本的核算和控制是指依据计划对在医疗和护理服务过程中所花费的各项开支进行严格的监督和控制，并准确地计算实际成本，是事中管理；成本的分析和考核是指通过实际成本和计划成本的比较，检查成本计划的完成情况并提出改进措施，是事后管理。护理成本管理能够反映医院的护理服务和经营的效果。

1. 成本预测　是指根据医院的历史情况及预测期内的相关因素，采用一定的方法，预计或推测预测期内的成本费用，以降低成本费用的消耗。成本预测是成本控制的目标，也是成本分析和考核的依据，对发掘医院降低成本的潜力、提高成本控制的能力和财务管理的水平都有重要的意义。

2. 成本计划　是指根据成本预测，确定目标成本后，比较、分析不同的方案并选择最佳方案，编写成本计划，规定各种费用的控制标准，并提出保证计划完成的有效措施。

3. 成本核算　是指通过对护理活动中的人力、物力和财力控制，将有限的医疗卫生资源进行合理分配的过程。随着社会主义市场经济的不断发展和医疗卫生事业的不断改革，成本核算逐渐成为医院以及各卫生事业单位的一种重要管理手段。成本核算的目的是在保证服务质量的前提下，寻找降低成本的方法，进而更好地提升效益。护理工作作为医疗服务的重要部分之一，在满足人们护理需求的前提下，降低护理成本是护理管理改革中的一项重要任务，也是在市场经济条件下巩固和增强护理学科竞争力的重要途径。护理成本核算的方法主要有以下几种：

（1）项目法（fee-for-service）：是指以护理项目为对象，通过归集费用与分配费用来核算成本的方法。计算护理项目成本可以为制定、调整护理收费标准和国家调整对医院的补贴提供可靠依据。但是项目法不能反映某一种具体疾病和不同严重程度疾病的护理成本。

（2）床日成本核算（per day service method）：是指将护理费用包含在平均床日成本中，

护理成本与住院时间直接相关的核算方法。床日成本所包含的服务内容虽然有一定差别,但是一般常规性服务都包含在内,不过床日成本核算法并未考虑病人的护理等级及特殊需求。

(3)相对严重度测算法(relative intensity measure):是指将疾病严重程度与利用护理资源的情况相联系的一种成本核算方法。

(4)病人分类法(patient classification system):是指以病人分类系统为基础测算护理需求或工作量,根据病情严重程度判定护理需求,计算护理点数及护理时数,确定护理成本和收费标准的成本核算方法。

(5)病种分类法(diagnosis-related group):是以病种为成本计算对象,归集与分配费用,计算出每一病种所需要的护理照顾成本的方法。按病种服务收费是将全部的病种按病人的年龄、性别和诊断、住院时间、手术项目、并发症等分组,对同一病种组的病人,无论实际住院费用是多少,均按照统一的标准收费。

(6)综合法:又称计算机辅助法,指结合病人分类法及病种分类法,应用计算机辅助技术建立相应的护理需求标准,实施护理,以此来决定某组病人的护理成本。

4. 成本控制 在医院管理中,员工的工作效率高低、设备利用率的高低和医疗耗材的使用情况等都可以从医院管理成本中体现出来。从管理的角度来讲,减少成本而增加效益是最理想的目标,护理成本控制的目的在于从制度上改进工作方法和流程,减少不必要的浪费,使医院资源能够得到最大化应用。因此成本控制是护理成本管理的重要环节,是提高效益的重要手段。护理成本控制一般包括以下步骤:

(1)制定成本标准:成本标准是对护理活动中各项费用开支和资源消耗所规定的数量界限,是护理成本控制和考核的依据。

(2)执行标准:计算和监督护理成本的形成过程。审核各项护理相关费用的开支和资源消耗,实施降低成本的措施,保证护理成本计划的实现。

(3)确定差异:计算实际消耗与护理成本指标的差异,分析差异的程度、造成差异的原因和责任归属。

(4)消除差异:组织相关护理人员挖掘降低成本的措施或提出修改成本标准的建议。

5. 护理成本分析 医院成本分析包括医院成本计划完成情况分析、科室成本费用分析和管理费用预算执行情况分析等。护理成本分析可以为下次的成本预测提供依据,是护理成本控制反馈的主要内容。

(1)成本与收费的比较分析:成本与收费的比较分析可以为评价医院医疗护理服务的效益、制定合理的收费标准提供可靠依据。

(2)实际成本与标准成本的比较分析:通过实际成本与标准成本的比较分析,可以帮助护理管理人员找出差距,提高管理水平。另外,由于实际成本是包含了部分资源浪费(或不足)的成本,通过比较,可以发现由于护理服务中的不合理因素而造成的损失。

(3)成本内部构成分析:将护理成本分解成不同的组成部分,分析各组成部分的特点、比例及其对总成本的影响。

(4)护理成本-效益分析:指通过比较一个或多个护理方案与其他干预措施所消耗的全部成本价值以及由此产生的效益,以此来选择成本低且效益好的护理方案。护理成本-效益分析主要包括:①明确要研究和解决的问题。②确定要比较的护理方案,收集相关资料。

③选择合适的分析方法。④确定与分析成本,确定结果的货币价值。⑤进行决策分析。护理成本-效益分析可以更合理地分配卫生资源以及更有效地预防和治疗疾病。

（5）护理成本的效果分析:成本效果分析是评价护理方案经济效果的一种方法,经济效果不仅研究护理措施的成本,也研究护理措施的效果。成本效果分析用于不宜用货币来表示的护理服务结果,其评价指标包括中间健康问题临床效果指标(如血糖降低指标)和最终健康问题临床效果指标(如压疮发生率)以及生命数量指标(如存活率),其特点是用临床生物医学指标衡量护理效果。

6. 成本考核　指定期对成本计划的完成情况进行总结和评价,并根据责任归属进行奖惩,以利于明确责任和客观评价工作成绩,激励护理人员改进工作,提高整体护理管理水平和效益。

（四）降低护理成本的途径

护理成本的控制需要高层管理者严格监督,中层管理者协助,基层护理人员扎实落实,这样才能避免执行过程流于形式,才能取得良好的控制效果。

1. 降低人力成本　科学编配,合理排班。根据年度工作总量安排,适当考虑人员进修、培训、产假等因素,确定所需护理人员的编制数,可减少直接成本中的工资、福利、公务费开支等。结合护理人员的业务技术水平、工作能力等进行排班搭配,使各班工作紧密衔接,以保证工作质量,提高工作效率,产生高效、低耗的效果,从而达到提高效益的目的。

2. 降低物力成本　建立定期清点、使用登记和交接等制度,实行零库存。严格控制直接护理服务所用药品、各种低值易耗品的损坏、过期和丢失等浪费现象的发生。对仪器设备要定期检查和维修,做到"专管共用"。

3. 实行零缺陷管理　提倡一次把事情做对、做好,减少护理缺陷、差错和事故的发生,防范护患纠纷。

二、护理风险管理

（一）基本概念

1. 风险（risk）　是指一个事件产生与预期结果相偏离的后果的可能性。风险具有客观性、不确定性、永恒性和危害性等特点。

2. 护理风险（nursing risk）　是指在护理过程中,因护理行为而引起的危害或损失的可能性。它是一种职业风险,伴随着护理行为而存在,有一定的发生频率,且具有难以预测、难以防范以及后果严重的特点,包括经济风险、法律风险、技术风险和人身安全风险等。

3. 风险管理（risk management）　是指通过识别、衡量和分析风险,用最有效的方法来控制风险的科学管理方法。风险管理为组织发展提供应对风险的整套科学依据,有助于更好地识别、衡量和规避风险,将损失降到最小,尽可能维护组织的利益。没有风险管理,组织和项目可能会暴露在更多的不确定因素之中,处于被动状态;而实施风险管理之后,组织和项目有了对各种情况的分析及应对措施,一定程度上可避免更大损失的发生,风险管理为组织和项目成功提供了有力的保障。风险管理已经成为医院管理中不可缺少的组成部分。

4. 护理风险管理（nursing risk management）　是指医院有组织、有系统地识别、评价和处理现有的或者潜在的护理风险,以减少护理风险事件的发生和风险事件可能引起的危害或损失。护理风险管理的目标首先是识别现有的和潜在的风险,处理并控制风险,预防损失发生;其次是损失发生后尽可能地提供补偿,减小损失的危害性,保障各项护理活动顺利进行。

(二)护理风险产生的原因

1. 病人因素

(1)病人疾病的因素:病人的身体状况、抵抗疾病或者创伤的能力、组织和器官的解剖因素以及疾病在发生、发展过程中的复杂性和多变性等是造成护理风险的重要因素。例如在治疗过程中可能会产生耐药性,在疾病晚期可能会缺少有效的治疗方法。

(2)病人个体行为因素:病人和家属的受教育程度、经济承受能力、就医行为等都会影响护理风险。如病人和家属不能正确认识疾病的并发症或意外事件,对疾病治愈的期望值过高,就容易引起医疗纠纷;慢性病晚期病人治疗效果差,病人因缺乏信心而采取自杀或自残的行为,也会引起医疗纠纷;住院病人不配合治疗、擅自离院、不健康的生活方式等都会增加护理风险。

2. 医学技术的制约

(1)虽然医学技术有了很大的进步,但由于人体的复杂性和特异性,许多疾病的发病机制尚不完全清楚。

(2)现代医学不能包治百病,一些疾病如狂犬病、艾滋病等目前尚无好的治疗方法。

(3)在现有的医疗技术条件下,仍然会出现一些不可预见或不可抗拒的因素。如医疗药品和医疗器械在使用过程中对人体产生的损害以及出现假阳性、假阴性的结果,器械检查出现漏诊、误诊的可能,丙型肝炎、艾滋病等传染病可能通过血液制品进行传播,诸如此类问题都会增加护理风险。

3. 护理工作因素

(1)风险高发时间:交接班前后、抢救危重病人数量较多时段、夜班和节假日护士数量不足时以及新产品、新技术刚开始应用时。

(2)风险高危人群:实习护生、新上岗护士(由于工作经验不足、业务不熟练、操作不规范易引发护理风险)、责任心不强者、护士工作状态不佳者以及安全、法制观念淡薄者等。

4. 管理因素

(1)医院的风险管理体制不健全,安全保障制度缺乏执行力,整体协调管理、人力资源管理、设备和环境管理、安全保障管理等方面的问题,直接或间接地给病人或护士造成损害。如地面防滑措施不到位导致病人摔倒,中心供氧装置故障耽误病人的抢救等。

(2)临床护理人员不足,护理负担过重,护理工作不到位,不可避免会带来护理安全隐患。

(三)护理风险的特点

1. 难以避免 医疗、护理行为犹如一把双刃剑,在给病人带来康复希望的同时,对人体也有一定的侵害性。如药物在杀灭病菌和有害细胞的同时,也可能会损害人体正常的组织细胞,这些风险难以避免。

2. 难以预测 护理风险的发生具有极大的偶然性、突发性和个体差异。部分护理风险在目前的医疗技术水平发展阶段是难以预测的或仅能预测发生的概率,我们只能在工作当中通过经验尽量把风险降到最低。

3. 难以防范 对于一些不能防范和避免的护理风险,护理人员在实施护理行为之前,应尽可能地做好准备,制定应急预案,采取防范措施,以免风险真正发生时不能妥善处理,导致不良事件的发生。

4. 后果严重 护理风险一旦发生,对病人的伤害非常大,所以要尽可能地避免不良事件的发生,把风险降到最低。

（四）护理风险事件的分类

1. 护理纠纷 指护患双方出现的争执,如病人及家属对护理人员的工作态度、责任心、操作技术不满意而引发的投诉。

2. 意外事件 指由于无法抗拒的因素,导致病人出现难以预料和防范的不良后果。如药物的过敏性休克,病人的跌伤、烫伤、自杀等。

3. 护理差错 指在护理工作中,因护士责任心不强、不严格执行规章制度或违反操作规程等原因,给病人造成了损害,或影响了正常工作的进行,但未造成严重后果和构成事故。

4. 护理事故 指在护理工作中,由于护士的过失,直接造成病人组织器官功能障碍、残疾或死亡。

5. 并发症 指在医疗、护理过程中,病人发生了能够预测但不能避免和防范的不良后果,如分娩中的羊水栓塞等,医护人员需要事先向病人及家属说明。

6. 其他 护理病案记录不完善或错误、仪器故障等也是较常见的护理风险事件。

（五）护理风险管理的程序

1. 识别护理风险 护理风险识别是护理风险管理的基础,作为风险管理程序的第一步,其主要任务是对护理工作中已知的及潜在的各种风险进行系统的识别和归类,鉴定其性质,并分析其产生的原因。由于护理服务过程中病人的流动、医疗设备的运行和疾病的护理等都是一个动态的过程,因此风险的识别也是一个动态监测的过程。风险识别与评估的结果直接影响整个风险管理程序的每一步,影响最终的风险管理决策。管理者应该有预警计划,及时识别风险,防范护理风险的发生。常用的护理风险识别方法有:

（1）从多年积累的临床护理资料入手,分析和明确各类风险事件的易发环节和人员等,全面掌握风险控制规律。

（2）分析护理工作流程,科学预测护理风险,全面分析护理工作各个环节可能发生的风险事件。

（3）设计专门调查表,调查关键人员,掌握可能发生护理风险事件的相关信息。

2. 评估护理风险 护理风险评估是在风险识别的基础上对风险可能造成损失的严重性进行估计,为采取相应的护理风险管理措施提供决策依据的过程。风险管理重在预防,而做好预防重在风险评估,因此风险评估是护理风险管理程序中的重要环节。护理风险评估的内容主要有:

（1）与护理操作相关的风险:这是护理工作中普遍存在的问题。由于护理操作要达到特定的护理目的,因而必须重视所有的操作,严格防范差错发生。如输液之前要"三查七对",以防止出现护理差错,输液过程中要遵循无菌操作原则。每一个具体的护理操作既有其技术要点,也有其经常出问题的薄弱环节,分析和评估这些风险,可以有效避免护理风险的发生。

(2)针对具体病人的特殊风险:目前许多护理风险评估量表已经在临床工作中广泛使用,如对高风险病人进行评估的"跌倒评估量表"和"压疮评估量表"等,能有效地规避这一类高风险事件的发生,从而避免此类风险发生后给病人带来的身心痛苦和不必要的经济负担。此外,护理风险评估量表的使用,还可以培养护理人员对风险的预知和应对能力。

3. 控制护理风险　风险控制是护理风险管理的核心内容,在风险识别和评估的基础上,针对风险问题采取措施。主要的控制措施包括:

(1)风险预防:指采取积极措施预防风险事件的发生,如完善工作流程,健全护理风险规章制度,加强医疗设备的保养与检查工作等。

(2)风险回避:指停止提供可能产生某种风险的医疗和护理项目,如没有从业资质的护士不能独立从事相应的护理操作。

(3)风险转移:指将风险责任转移给其他机构,如向保险公司进行投保,向更高一级医院转诊疑难危重病人等。风险转移是最常见的风险处理方式。

(4)风险承担:指将承担风险损失的责任保留在医院内部,由医院自身承担风险。这种情况适用于风险发生频率不高,在医院能够承担的范围内,且无法回避或转移的风险。

(5)风险取消:指取消那些风险发生率太高或者购买保险费用太高等对医院工作影响大的项目,从而完全避免此类风险事件的发生。

(6)风险教育:将已经发生的风险事件作为风险教育素材进行分析讨论,让护理人员掌握护理常见风险事件的特征、高危影响因素和处理方法,增强风险意识和护理风险的评估及防范能力。

(7)风险相关的法律问题:加强国家医疗法律、法规的学习,对风险发生率较高的医疗和护理服务环节提高警惕,以法律、法规来规范自己的行为,并在平常工作中注意收集必要的法律证据,一旦发生风险事件,有法律依据可查,以维护医护人员的权益。要增强法律意识,避免在医疗纠纷中承担护理记录缺陷的法律责任,在手术或特殊的医疗护理操作前,需要明确向病人和家属告知可能出现的危险、并发症,并要求病人家属签字认可。

4. 评价护理风险管理的效果　风险管理组织对风险防范措施的执行情况进行分析、检查、评估和修改,为下一个周期风险管理提供更好的决策依据。

判断风险控制措施的效果,要用科学的方法来评价。判断风险管理效益的高低,主要看其能否以最小的成本取得最大的安全保障,可采用效益比值进行评价。

$$效益比值 = \frac{因采取某项风险控制措施而减少的风险损失费}{因采取某项风险控制措施所支付的各种费用}$$

如果效益比值小于1,则该项风险控制措施不可取;如果效益比值大于1,则该项风险控制措施可取。

(六)护理人员在风险管理中的角色

1. 第一线的报告者　在工作中,护士经常是第一个发现风险的危险因素的人,也是第一个发现病人的异常情况的人。在护理过程中,护士要始终保持警觉,以敏锐的观察力和执行力最大限度避免或减少病人受到的伤害,发现风险事件应立即上报,使护理风险的处理更具有时效性。

2. 降低风险的实施者　因为护士与病人每日接触的机会最多,所以是风险管理工作的重要实施者。临床工作的许多例子都表明,风险防范的关键在于护理人员的责任心和敬业精神,护士必须认真执行各项规章制度和操作流程,重视高危环节,一旦发生风险事件,应尽快采取恰当的应对措施。

3. 风险管理成效的评价者　护理人员可以通过对高危因素的评估,评价护理风险管理的成效,如通过和病人及家属的接触,了解风险是否"化险为夷"。

护理风险的防范和管理是一项长期、连续的工作,需要不断地强化护理人员的风险防范意识,提高应对能力,建立健全护理风险管理机制,有效地推进科学化、系统化、制度化的护理风险管理工作,真正为病人提供更加安全、有序、优质的护理服务。

三、护理安全管理

（一）相关概念

1. 护理安全（nursing safety）　指在实施护理实践过程中,不发生法律和法定规章制度允许范围以外的身体或心理的损害或死亡。护理安全包括病人安全和护士执业安全。

（1）病人安全:指病人在接受护理服务过程中,身心始终处于接受治疗与护理的良好状态,能够得到及时、有效的治疗和护理,不发生法律和法定规章制度允许范围以外的身体或心理的意外损害或死亡。病人安全以病人为中心,从病人的角度出发,考虑医院的行为、流程、设备、环境等各方面是否存在危害病人安全的因素。

（2）护士执业安全:指在护士执业过程中不发生法律和法定规章制度允许范围与限度以外的不良因素的影响和损害。

护理安全涉及参与护理活动的每个人和每个环节,是病人得到良好护理的基础,也是反映护理质量高低的重要标志。

2. 护理安全管理（nursing safety management）　指在护理过程中,创建安全的工作场所,主动实施一系列与安全和职业健康相关的各种行动措施,包括病人安全管理和护理人员职业防护。护理安全管理是医院安全管理的重要组成部分,通过护理安全管理,可以提高护理人员的安全意识,最大限度地降低护理差错、纠纷和事故等的发生。

（二）护理安全相关概念之间的关系

1. 护士安全和病人安全　相比较而言,病人安全的概念更多地被提及和重视,然而从护理管理的角度来理解,护士安全和病人安全其实是统一的,其最终目标也是一致的。护士安全与病人安全互相联系,互相影响。如护理人力资源不足可能会引起护理工作负荷的增加,导致护士身心疲劳而容易发生护理失误,危及病人安全,各种护理失误会威胁病人安全,在一定条件下又会损伤护士的身心健康和工作士气。

2. 护理安全与护理风险　护理安全与护理风险构成一对相互消长的关系,如果护士的护理风险意识低,则护理风险系数高,护理安全系数低,反之,护理安全系数就高,护理安全保障的可靠性就大。因此,护理管理者要确保护理安全,必须首先提高护理人员护理风险意识。

3. 护理安全管理与护理风险管理 护理安全管理与护理风险管理的最终目的都是最大限度地实现护理安全,在实际工作中,有人将其视为相同的工作,其实二者虽然互相有联系,但又有一定的区别。它们的区别主要体现在:首先护理风险管理相对于护理安全管理来说,内容较为广泛,除了包括护理安全管理的相关内容外,还包括护理风险事件发生后的处理,甚至可以延伸到投资和保险等风险领域;其次,二者的侧重点也不相同,护理安全管理主要强调为病人和护士创造安全的医疗和工作环境,而护理风险管理则是尽可能减少护理风险的损失。

(三)影响护理安全管理的因素

1. 管理机制及管理者方面的因素

(1)护理安全管理机制不健全:护理安全督导体系缺失,不能识别护理过程的安全管理环节的隐患,导致未能充分预见潜在的不安全因素。护理安全管理制度不健全,如缺乏完善的物品管理制度、急危重症抢救流程以及护理质量控制标准等,导致护士的工作没有可以依据的准则,存在安全隐患。

(2)护理培训不到位:管理者往往只关注护理工作的完成情况,而忽略了对护士的教育和培训。如护理法制教育、职业道德教育、专业技术能力及职业安全防护教育等培训不到位,可能造成护士的专业思想不稳固、敬业精神和职业信念衰退、专业技术不扎实等问题,这是发生纠纷的主要原因之一,给护理安全带来威胁。

(3)护理人力资源配置不足:由于护士数量的缺乏和素质降低,当工作超负荷时,护士因无法完成多重角色的转换而出现角色冲突。长期高负荷的活动还容易导致护士身心疲惫和职业倦怠,这也是影响护理安全的重要原因之一。

2. 护理人员方面的因素

(1)法律意识淡薄:在护理工作中不能及时、准确地记录病人的病情,忽视病人的权益,不经意地泄露病人的隐私,这些都容易引起护理纠纷。

(2)责任心不强:工作不积极主动,护理相关制度执行不到位,护理临床带教不细心规范,护理记录书写不严谨,随意涂改等。

(3)业务技术不扎实:临床经验不足、护理业务技能不熟练、缺乏评判性思维、机械地执行医嘱等都可能引起护理差错的发生。

(4)缺乏有效的沟通:由于缺乏良好的服务意识与沟通技巧,护士和病人及家属之间可能会因为沟通不到位而产生误解,造成护患纠纷。

3. 病人方面的因素

(1)对医疗护理期望值过高:虽然目前医学技术取得了巨大的进步,但医疗水平的发展仍然受到一些客观因素的限制,不可能十全十美。当病人对医院的过高期望得不到满足时,往往会产生误解的心理,造成了病人及家属的期望值与现实医疗护理水平之间的矛盾。

(2)病人的特殊心理:病人由于疾病原因往往自尊心变强,心理承受能力差,加上经济负担重,容易产生不良情绪,易与医务人员发生冲突。

（四）护理安全管理方法

1. 重大事件稽查（significant event audit，SEA） 指医疗团队中的人员定期对不良或优良的护理事件进行详细系统的分析，以寻求改进和提高护理工作的过程。SEA 可以看成是一个用来识别不良事件的"小型事故报告系统"，管理者可以更好地了解事件发生的前因后果，在此基础上采取各种措施，预防类似事件再次发生。SEA 的结构化过程主要包括：①考虑和确定将要稽查的重大医疗或护理事件；②收集相关信息；③举行相关的讨论会；阐明事件的意义，进行案例讨论，做出相关事件的处理决定；④记录。

2. 健全护理安全管理机制

（1）建立、健全护理安全管理体系：护理安全涉及医院的各个部门，必须得到最高管理层和各个部门的重视和配合。建立护理安全管理体系的方法包括设立护理安全督导组织，成立护理部—总护士长—护士长三级护理安全管理监控网络，定期进行护理安全检查，采用科学的管理方法及时发现安全问题，经仔细分析后实施改进措施，使护理安全管理工作落实到位。

（2）健全护理安全管理制度：制定和完善各项护理安全管理制度，建立激励机制。如制定药品管理制度、护理技术操作规范、围手术期管理规范、急危重症护理制度、急救物品管理制度、应急预案、护理职业暴露防护处理和报告制度等，使护理人员的行为有章可循。

（3）合理配置护理人力资源：护理管理者要根据医院实际情况配置充足的护理人员，根据科室的工作特点及病人数量进行弹性排班，设立紧急情况下的护理人员调配方案，避免护士疲劳工作和超负荷工作而导致差错事故的发生。

3. 提高护理人员的综合素质

（1）增强法律意识：定期对护士进行法制教育，如学习《护士条例》《医疗事故处理条例》《侵权责任法》等相关法律、法规。帮助护士认识护理工作可能出现的风险，提高其自律及依法施护的意识。

（2）提高业务水平：护理安全管理是一个连续的过程，需要相关人员不断提高安全意识，不断进行业务学习和培训。注重护理人员行为的规范和知识结构的更新，定期对各级护理人员进行安全知识和专业知识培训，要求护理人员严格执行各项规章制度和操作流程、严密观察病情并及时进行处理，保证护理安全。

（3）加强职业防护管理：进行职业安全防护教育，认真执行职业暴露预防和处理制度：①针刺伤预防。为不配合的病人注射时，应取得他人协助；全面处理针头，将用过的针头放进利器盒，勿刺伤自己及他人。②化疗药物预防。严格遵守化疗药物操作规程。③传染病预防。执行护理操作过程中要做好防护措施，一旦发生乙型肝炎、艾滋病等传染性疾病职业暴露后要及时给予妥善处理并上报，医疗卫生机构也应当给予随访和咨询。④精神缓解。护理人员要培养对压力和挫折的承受能力，尽可能保持身心健康。

4. 构建和谐的护患关系

（1）加强护患沟通：护理人员在与病人接触的过程中要充分尊重病人，耐心倾听，掌握好与病人的交谈技巧，帮助病人建立起对医生和护士的信任感，调动病人的积极性，让其主动参与到治疗和康复中来，让有效沟通贯穿整个护理过程。

（2）加强护理人文关怀：努力学习心理学知识，尊重病人，体会病人的痛苦，努力让病人身心健康,保证护理安全。

四、护理信息管理

随着计算机和通信技术的快速发展,当今社会已经进入了信息时代。医院作为一个多学科、多层次和多部门的医学机构,在管理活动中面临着大量的信息,而运用计算机进行信息处理使得医院的管理工作更加快捷和方便,大大提高了管理效率。护理信息是医院信息的重要组成部分,护理信息系统是信息科学和计算机技术在护理工作中的应用,利用护理信息系统进行信息的收集和处理,对提高护理质量具有十分重要的意义。

(一)信息概述

1. 信息的概念　有关信息的定义有很多,一般来说,广义的信息泛指语言、文字、图像、信号和数据等能反映客观事物特征及其变化的资源,信息源于事物,事物在不断变化,信息也在不断地产生。狭义的信息是指经过加工和处理后对使用者有某种价值的消息和数据的总称。不同的人对同一个数据会有不同的解释,得到不同的信息,从而对各自的决策有不同的影响。可以通过以下几点来理解信息的概念:①信息反映了客观事物的特征和最新变化。②信息要与外界进行相互作用,相互交换。③信息可以减少或消除事物的不确定性。④人们在获取信息后,对信息进行加工和处理,可以获得新的信息。

2. 信息的分类　信息现象的复杂性和信息内涵的广泛性决定了信息分类的多样性。按照不同的标准分类,有不同的信息分类方法。

(1)按信息产生的来源分类:信息可以分为自然信息、生物信息和社会信息。自然信息指自然界中各种非生命物体传播出来的信息,如声、光、热、电、天气变化、天体演化、地壳运动等;生物信息指自然界中各种动、植物和微生物传递的信息,如遗传信息、动物种群内的信息交流等;社会信息指与人们生活密切相关的信息,如通过手势、眼神等传达的非语义信息,通过语言、文字、图标等传达的语义信息。按人类活动领域分类,社会信息又可分为科技信息、政治和经济信息、军事信息、文化信息和卫生信息等。

(2)按信息的表现形式分类:信息可分为文本信息、图像信息、数据信息和声音信息等。其中,文字文本、图形、图像等都是通过视觉而感知的信息,统称为视觉媒体信息;数据信息包括计算机能够处理的所有文字、数字和符号;声音信息是人们用耳朵能听到的信息。录音机、电话等都是处理信息的工具。

3. 信息的特点

(1)可识别性:信息是客观存在,可以被人们感知、识别和利用。不同的信息有不同的识别方法,可以通过感官直接识别,也可以通过各种测试手段进行识别。

(2)可存储性:信息本身是无形的,信息必须依附信息载体才能实现信息价值,任何信息都是由信息实体和信息载体构成的整体,都可以通过各种方法进行存储。例如人们通常用语言、文字、图像、符号和光盘等载体存储、传递和利用各种信息,信息的这一特征方便护理管理者对信息进行回顾和分析。

(3)可传递性:书刊、报纸、电视、电话和网络等都是常用的信息传递方式。护理信息存储于计算机中,各级护理人员都可以通过计算机网络进行信息资源的共享和信息传递。

(4)时效性:信息在不同的阶段具有不同的价值,在使用信息的过程中要注意信息的时效性,滞后的信息往往失去了原有的使用价值。

（二）信息管理

1. 信息管理的概念 狭义的信息管理是为了达到特定的目的而对信息资源进行的管理,包括信息的收集、存储、整理、加工、控制、传递和利用的过程。广义的信息管理不仅指对信息资源的管理,也指对涉及信息活动的各种要素(人员、资金和设备等)进行合理的组织和控制,实现信息及相关资源合理配置的过程。信息管理的实质就是对信息资源和信息活动进行有目的、有意义的控制。信息管理在组织管理工作中起着十分重要的作用,做好信息管理有利于促进科学技术的进步,促进管理水平的提高。

2. 信息管理的作用 信息是现代社会的基本特征,信息管理是信息社会有序运转和发展的基本条件,信息管理在现代社会中具有十分重要的作用。

（1）信息管理是社会发展的需要:对信息的有效管理,是社会进步和经济发展的先决条件,只有建立科学的信息管理系统,才有助于推动社会的发展。

（2）信息管理是新技术发展的需要:信息作为一种新型资源,已经成为提高竞争力的关键,只有掌握了最新信息,用先进科学的管理方法,才能开创新局面,提高效益,适应时代发展的需要。

（3）信息管理是医院现代化管理的基础:在现代社会,由于信息的急剧增加,产生了"信息爆炸"现象,只有借助现代化的手段,才能利用和管理越来越庞大的信息。

（4）信息管理是医院管理人员能力发展的需要:医院管理人员通过信息管理能够更加科学合理地做出决策,同时脱离了过去低效率的办公方式,可以有更多的时间去进行更高层次的学习和工作,有利于管理人员能力的发展和提高。

（三）护理信息管理

1. 护理信息的分类 医院的护理信息种类繁多,主要分为护理科技信息、护理业务信息、护理教育信息和护理管理信息。

（1）护理科技信息:包括国内外护理学新进展、新技术、护理科研成果、论文、著作、学术活动情报、护理专利、新设备、各种疾病的护理常规和健康教育资料等,同时还包括院内的护理科研计划、成果、论文、著作、译文、学术活动、护士的技术档案资料、护理技术资料等。

（2）护理业务信息:主要来源于护理业务活动,与护理服务对象直接相关,如护理人员临床直接观察的护理信息、个案病例护理信息、各种护理工作统计资料、护理人员的排班表、病人的出入院信息、医嘱信息等。

（3）护理教育信息:主要包括护理教学计划、实习和见习安排、进修生和实习生的管理资料、继续教育计划、培训计划、业务学习资料、各级护理人员的考试和考核资料等。

（4）护理管理信息:主要包括对人和技术的管理,如护理人员的基本档案、等级医院的质量标准、各级护理人员的职责、护士的培训计划和实施情况、考核评价情况、各种护理规章制度及护理工作的质量标准等有关管理内容。

2. 护理信息的特点 护理信息来源于护理实践,除具有信息的一般特点外,还有其专业本身的特点:

（1）生物医学属性:护理工作的主要对象是人,护理信息主要是与人的健康相关的信息,因此具有特定的生物医学属性,在人体这个复杂的系统中,由于健康和疾病处于动态变化过程中,所以护理信息又具有动态性和连续性。例如脉搏既能反映人体心脏的功能,又能反映血容量的变化。

(2)准确性:许多护理信息直接影响病人的生命健康,必须准确、及时、完整,不能有一点马虎,管理者对护理信息必须及时获取,准确判断,迅速反应。医院护理信息的收集需要许多部门和人员的配合,加之护理人员分布广泛,给信息的收集和传递造成了一定的困难。护理信息中的一部分可以用客观数据来表达,如病人出入院人数、护理人员出勤率、病人的生命体征的变化、病人的平均住院日等;但有些则来自于护士的主观判断,如病人的心理状况、神志和意识状况等。对于主观性的信息,需要护士能够准确地观察、判断和分析,否则,在病人病情危重时,可能会造成不可挽回的损失。

(3)复杂性:护理信息种类繁多,涉及面广,信息量大。有来自护理系统内部的信息,如护理技术和病人病情信息;也有些是护理系统外部的信息,如医生的医嘱处理信息,各辅助科室的信息和各科室相互配合、参与工作的信息等。对这些信息的正确处理与护理工作质量的提高直接相关。

3. 护理信息收集与处理的方法

(1)人工处理:人工处理是指护理信息的收集、加工、储存和传递都以书面或口头传递等方法进行。常见的有:

1)文书传递:文书传递是护理信息最常用的传统传递方式,如交班报告、护理记录、各项规章制度等。文书传递保留时间长,有据可查,缺点是传递速度较慢、信息的保存和查阅不方便。

2)口头方式:简单易行,是较常用的护理信息传递方式,如抢救病人时的口头医嘱和护理交接班等都是以口头方式传递信息。口头传递信息虽然快,但容易发生错误,且发生错误时难以追查。

3)简单的计算工具:利用计算器处理护理信息数据,常用于统计工作量、计算质量评价结果等,但由于其无法科学地分析结果,已经逐渐不适应于现代护理管理的发展。

(2)计算机处理:利用计算机处理信息,运算速度快,精确度高,有大容量记忆功能和逻辑判断能力,是一种先进的信息管理方式。目前大部分医院都采用计算机进行信息管理,如护士注册系统、临床护理信息系统、护理管理信息系统等。

4. 护理信息系统 现代护理管理正经历着由定性管理向定量管理,由经验管理向科学管理方向发展的过程。随着护理质量管理、人力资源管理、工作绩效评价等护理管理改革措施的实施,将现代化的信息管理方法融入护理管理对提高管理成效起到至关重要的作用。护理信息管理是以现代化信息技术为手段,对医疗及护理信息资源的利用进行计划、组织、领导、控制的管理活动。

(1)护理信息系统的内容

1)住院病人信息管理系统:住院病人信息管理系统是医院管理的重要组成部分,耗用医院大量的人力、财力和物力资源。病人在该系统办理住院手续后,相应病区护士站电脑终端即可显示病人信息,有利于护士及时准备床单位,方便病人到病区后休息;同时病人信息卡刷卡后可打印病人一览表卡、床头卡等相关信息,并与药房、收费处、病案室等相应部门共享。该系统替代了以往护士耗费大量时间去办理收费、记账、填写各种卡片等间接护理工作,节约了护士的工作时间,强化了病人的动态管理。

2)住院病人医嘱处理系统:该系统由医生在电脑终端录入医嘱,在护士站电脑终端中显示,经核实医嘱无误后确认,即产生各种执行单及当日医嘱变更单、医嘱明细表;确认领取药品后,药房自动产生领取总表及单个病人明细表;药费自动划价后与收费处联网入账;住院费用及部分治疗费用按医嘱自动收费。该系统由医生录入医嘱,充分体现出医嘱的严肃性和法律效应性。

3)住院病人药物管理系统:该系统在病区电脑终端系统上设有借药及退药功能,在病人转科、出院、死亡及医嘱更改时可及时退药,并根据病人用药情况设有退药控制程序,避免人为因素造成误退药、滥退药现象。

4)住院病人费用管理系统:该系统根据录入的医嘱及治疗情况,在病人住院的整个过程中可以随时统计病人、病区的相关信息,如病人的费用使用情况,科室在某一时间段的出、入院情况,各项收入比例,有利于调整费用的结构,达到科学管理。

5)手术病人信息管理系统:该系统在相关科室各病区电脑终端输入手术病人的相关信息,如病人的医疗诊断、拟进行的手术方式、手术时间、是否需要特殊器械、是否需要洗手护士等。麻醉会诊后录入手术时间、手术间号、麻醉师、洗手护士和巡回护士名单及术前用药,使病区与手术室之间紧密衔接。

6)门诊信息管理系统:门诊是医院的一个重要部门,门诊的信息化管理水平直接体现了整个医院的信息化管理水平。门诊的就诊排号系统方便病人进行挂号、收费、取药等,减少排队等待时间,方便病人就诊。

7)护理人力资源管理系统:该系统主要应用于护理人力资源配置和档案管理等方面。如护士长在护理排班系统中录入密码后,根据病人数、病床数和分级护理情况进行排班,护理部可以通过该系统了解各科室护理人员的工作情况,全面管理医院护理工作。

(2)护理信息管理的类别

1)护理行政信息管理:护士长可利用计算机进行排班、查阅出勤情况、考核护理人员工作质量,同时可以了解病人情况、医药费用。护士长要制定相应的护理信息管理及使用制度,维护护理信息的真实性、可靠性,同时还要对护理人员进行计算机应用与管理培训,防止数据的丢失或损坏,必需的材料要有备份,定期对系统进行维修与保养等。

2)护理业务信息管理:护理人员可以在计算机中输入或查阅病人的一般信息、出入院信息、护理计划、病人病情、医嘱信息、病人饮食等与护理对象直接相关的信息,需要时检索或打印出来。这些信息项目繁多,内容复杂,护理人员在输入护理信息时,一定要认真负责,按照统一规范的输入方法输入。专人负责对各系统进行整理,以保证护理信息的内容全面、格式正确。

3)护理质量信息管理:将护理质量评分标准输入计算机,建立数据库,将护士长、医院护理质量控制小组、护理部各项检查、护理工作报表等数据输入计算机,使信息得到准确、及时的储存。利用计算机对所存储信息进行分析和处理,可将全院各科室的护理工作质量以报告的形式输出,准确地评价护理工作的强度和质量;通过计算机对护理质量的管理,护理管理者可以更好地对护理差错事故进行原因分析,以便进一步制定防范措施,更好地提高护理质量和护理管理水平。

4)护理科研信息管理:护理人员通过计算机建立各种信息库,如将特殊病例、科研数据、科研成果、新业务技术等输入计算机并储存,设立密码,防止被窃取或删除。利用计算机管理护理人员的科技档案,如将个人的教育经历、论文、课题及著作、发明创造、科研成果等输入计算机进行记录,了解护理人员的业务和科研能力,为护理人员晋升、深造及选拔人才提供有力的依据。

5) 供应室信息管理:供应室是医院无菌器材的供应中心,主要承担清洁、消毒、灭菌、物品保管和发放工作。利用计算机进行信息管理,可将物品的种类、数目、价格、发放情况、回收情况、使用后损坏情况输入,并提供有效的、可靠的管理信息。

6) 重症监护病房信息管理:重症监护病房收住急危重症病人,病人病情变化大,变化快,常常危及生命,需要建立一个能对人体重要的生理、生化指标有选择性、连续性的监护系统。这个系统需要具备信息的存储、显示、分析和控制功能,以帮助医护人员尽快地发现病情变化并给出紧急处理。如心电监护仪可以帮助测量异常的心电变化,计算机的应用大幅度降低了护士的疲劳性观察,并减少了人工操作带来的误差。

(3) 护理信息系统的应用

1) 护理电子病历:主要记录病人生命体征和各类护理文档,如医嘱核对和处理系统、病人体温单、各类急危重症及手术病人的护理记录单等。现在使用比较成熟的是电子体温单系统,护理人员将病人的体温数据输入系统,经过处理后以更加直观的图形化方式再现病人的体温信息;监护单元的电子病例系统还可以与监护仪对接,自动采集与记录病人的生命体征,方便护士记录和评估。随着移动护理查房系统的应用,护理电子病历系统还可以与手掌式个人数字助理(personal digital assistant,PDA)终端相关联,方便护士在床旁对病人进行信息采集。

2) 条码自动识别技术:条码自动识别技术目前已经得到广泛应用,如护士根据医嘱及病人信息打印出含有病人身份信息和检查项目的条码标签,贴在标本容器外,避免了人工转抄信息产生的错误,便于护理人员进行核对,提高了工作效率,增强了护理工作的安全性。

3) 护理教学信息系统:该系统包括实习计划、科室带教计划、护理师资培训内容、实习生培训成绩、临床教学质量检查结果等,有效实现临床科室与护理教学管理部门的互动。系统收集每个实习生的基本信息,记录学生实习期间的所有信息,为学生毕业鉴定提供依据,还可以检索和查询历届护理实习生的信息,有利于护理人才的培养和使用。

4) 护士长电子工作手册:通过统一格式反映护士长工作计划及实施情况,是护士长工作的备忘录。护士长电子工作手册有利于护理部对护士长工作的实时监控,保证了护理管理信息的及时性、连贯性和准确性。

随着信息技术的不断发展,护理信息系统将在护理领域不断得到应用,护士在工作中对信息的处理将更加方便、快捷、科学和准确。

5. 护理人员使用信息的管理

(1) 提高护理人员对信息管理的认识:各级护理人员,尤其是护理管理人员要重视护理信息管理的重要性,自觉参与护理信息的收集、整理、分析、利用等。加强信息管理,责任明确到人,减少信息传递过程中的丢失。

(2) 普及计算机知识:加强护士计算机使用的相关基本知识培训,保证信息的完整、准确、及时,并对信息进行适当的保密。

（3）保证信息渠道的通畅：各级护理人员要经常检查和督促信息管理工作，保证信息的及时传递，对违反信息管理制度影响正常医疗护理工作的情况，应追究责任，严肃处理责任人。

（4）改善护理人员的素质：组织护士学习新技术和新方法，提高护理人员利用先进信息技术为临床护理和护理管理服务的能力。

（卢丹丹）

第八章

护理质量管理

护理工作是医院工作的重要组成部分,护理人员对病人的生命健康负有重大的责任。护理质量的高低是衡量护理管理水平、护理人员素质、护理业务技术和工作效果的重要标志。重视护理质量的科学管理,以健全的质量保证体系为核心,对构成护理质量的各要素进行计划、组织、控制与持续改进,以保证护理工作达到规定的标准,满足并超越服务对象需求。

第一节　质量管理概述

一、相关概念

1. 质量(quality)　质是事物成为它自身并区别于其他事物的内部所固有的规定性;量是事物的规模、程度、排列组合等可以用数量表示的规定性。在生产力发展水平不同的历史时期,人们对质量的理解是不同的,因而有关质量的定义也不一样。目前管理范畴的"质量"定义有以下 3 种:

(1) 国际标准化组织(International Standardization Organization,ISO):在 ISO 9000:2008 质量管理标准中定义质量"是指一组固有的特性满足要求的程度"。该定义包含两方面的含义:①质量的载体是实体,实体是"可单独描述和研究的事物";②要求指明示的或必须履行的需求或期望。

(2) 美国著名质量管理学家约瑟夫·朱兰(Joseph M. Juran):早在 20 世纪 60 年代,朱兰就给质量下了定义:"质量就是适用性(fitness for use)"。朱兰是站在用户的角度去定义质量的,质量是用户对一个产品(包括相关服务)满意程度的度量。

（3）日本著名质量管理学家田口玄一（Taguchi Gen'ichi）：田口玄一是从社会损失的角度给出了质量的定义："质量就是产品上市后给社会造成的损失，但是由于产品功能本身产生的损失除外"。任何产品在使用过程中都会造成一定的损失，造成损失越小的产品其质量水平就越高。

2. 质量管理（quality management）　指在质量方面指挥和控制组织的协调活动。质量管理通常包括制定质量方针和质量目标以及质量策划、质量控制、质量保证和质量改进的全部活动。

3. 质量策划（quality planning）　是质量管理的一部分，致力于制定质量目标，并规定必要的运行过程和相关资源以实现质量目标。编制质量计划是质量策划的一部分。

4. 质量控制（quality control）　是质量管理的一部分，为确保产品质量能满足用户的要求，对产品质量产生、形成全过程中所有环节实施监控，及时发现并排除这些环节有关技术活动偏离规定要求的现象，使影响产品质量的技术、管理及人的因素始终处于受控的状态下。

5. 质量保证（quality assurance）　是质量管理的一部分，指为了使人们对某一产品、过程或服务的质量有足够的信任，而在质量体系中根据需要进行证实的全部有计划的、系统的活动。

6. 质量改进（quality improvement）　是质量管理的一部分，消除系统性的问题，在控制的基础上对现有的质量水平加以提升，使质量达到一个新水平和新高度。

7. 质量管理体系（quality management system）　指在质量方面指挥和控制组织的管理体系。

二、质量管理的发展演变

质量管理的发生和发展经历了一个漫长的过程，社会生产力的发展和社会进步成为质量管理演变的源泉和动力。从现代质量管理的实践来看，按照解决质量问题的手段和方式划分，质量管理的发展大体经历了以下4个阶段。

1. 质量检验阶段　这一阶段一般是指18世纪中期到20世纪30年代，即欧洲工业革命开始到第二次世界大战爆发。这一阶段质量管理被理解为对产品质量的事后检验，又分为3种不同情况：开始，由工人自己对自己生产的产品进行检验；其后，随着生产力发展、生产分工的全面推进和以泰勒为代表的"科学管理"思想的提出，质量管理由生产分工进入管理职能分工，质量管理的职能从生产工人中明确地划分了出来，由工长专门对计划、设计、产品标准等项目的实施情况进行监督、检查，为以后的专职检查岗位、部门的分离做了准备；最后，随着企业规模的扩大，专职检验人员、部门终于从工长职能中完全脱离了出来，成为一个职能部门。

这一阶段的专职质量检验对出厂产品的质量起到了明显的把关作用，但是也有几个缺点：首先，专职检验属于事后检验，只能分离出不合格产品，但不能起到预防和控制的作用；其次，全数检验增加了成本，在生产规模进一步扩大，大批量生产尤其是需要进行破坏性检验的情况下经济上不合算；再次，没有发挥操作员工在质量工作中的积极性；最后，导致企业质量管理出现"三权分立"现象，即质量标准制定部门、产品制造部门和检验部门各管一方，只强调互相制约，忽视相互配合和协调，缺乏系统的观念，当产品质量出现问题时，容易出现相互扯皮、推诿和责任不清等问题。

2. 统计质量控制阶段　这一阶段一般是指 20 世纪四五十年代。这一阶段的代表人物是美国电报电话公司的贝尔实验室的工程师休哈特(Walter A. Shewhart),他认为"产品质量不是检验出来的,而是生产制造出来的",所以质量管理不仅要搞事后检验,而且在发现有废品生产的先兆时就进行分析改进,从而预防废品的产生。他将数理统计的原理运用到质量管理中来,首创了生产过程的监控工具——控制图。统计质量控制阶段是质量管理发展过程中的一个重要阶段,在指导思想上,由以前的事后把关转变为事前预防;在控制方法上,广泛深入地应用数理统计的检验方法;在管理方式上,从专职检验人员把关转变为专业质量工程技术人员控制。因此与单纯的质量检验相比,不论是指导思想,还是使用方法都有了很大的进步。但是这个阶段,由于过分强调数理统计方法,忽视组织管理工作,致使人们产生错觉,认为质量管理就是数理统计方法,从而感觉质量管理高深莫测,令人望而生畏,这妨碍了统计质量控制方法的普及和推广。

3. 全面质量管理阶段　这一阶段一般认为始于 20 世纪 60 年代,质量管理至今仍在不断发展和完善之中。由于产品质量的形成过程不仅与生产过程密切相关,而且还与其他一些过程、环节和因素有关,不是单纯应用统计质量控制方法所能解决的。全面质量管理(total quality management,TQM)阶段更能适应现代市场竞争和大生产对质量管理的全方位、整体性和综合性的客观要求。美国的著名管理学家阿曼德·费根堡姆(Armand V. Feigenbaum)首先提出了全面质量管理的概念,他在 1961 年出版的《全面质量管理》一书中,对 TQM 相关概念进行了阐述,他认为:①产品质量单纯依靠数理统计方法控制生产过程和事后检验是不够的,强调解决质量问题的方法和手段应是多种多样的,要综合运用;②将质量控制向管理领域扩展,要管理好质量形成的全过程,实现整体性的质量管理;③产品质量同成本连在一起,强调质量成本的重要性;④提高产品质量是企业全体成员的责任。

全面质量管理将整个管理过程和人员的全部活动都纳入质量提高的轨道,核心思想可概括为三个"全"字,即:

(1)全企业管理:质量管理的职能分布在企业的各个管理阶层和职能部门,TQM 要求企业各个管理阶层、各个职能部门均要担负起本阶层、本部门的质量管理责任。

(2)全过程管理:质量控制应该从产品设计开始,直到产品到达用户手中,使用户满意为止,它包括市场调查、设计、研制、制造、检验、包装、销售、服务等各个环节,各个环节都要加强质量管理。质量管理应是以上每个过程、每个环节的控制。

(3)全员管理:因为产品或服务质量是企业各个部门、各个环节和各类职工的全部工作质量的综合反映,所以 TQM 要求上自企业最高领导,下至各阶层管理人员,直至一线操作员工都应关心产品或服务的质量,运用现代科学和管理技术,控制影响质量的全过程和各个因素,参与各种质量管理活动,以向用户提供满意的产品和最优的服务为目的。

4. 标准化质量管理阶段　进入 20 世纪 80 年代,经济全球化,世界各国广泛合作,资源自由配置,生产力要素广泛流动。随着全面质量管理理念的普及,越来越多的企业开始采用这种管理方法。1986 年,国际标准化组织在全面质量管理的基础上把质量管理的内容和要求进行了标准化,并于 1987 年 3 月正式颁布了 ISO 9000 系列标准。从 ISO 9000 系列质量标准包含的内容看,可以大致认为 ISO 9000 系列质量标准是全面质量管理理论的规范化和标准化。在质量管理标准化阶段,企业质量管理主要包括以下工作:标准体系的建立,标准的制定、修改与废除，统计方法的应用，标准的运用等。

质量管理经历了 4 个发展阶段，4 个阶段各有特点，如表 8-1 所示。

表 8-1 质量管理 4 个发展阶段的比较

比较项目	质量检验	统计质量控制	全面质量管理	标准化质量管理
管理对象	产品和零件质量	工序质量	产品寿命循环全过程质量	整个企业
管理范围	产品及零部件	工艺系统	全过程和全体人员	企业生产运营的各种过程
管理重点	制造结果	制造过程	一切过程要素	过程运行质量
评价标准	产品符合性	设计标准	产品适用性	市场满意程度
涉及技术	检验技术	抽样检验及控制图	综合应用各种质量工程技术	质量管理体系的建立和运行
管理思想和方式	事后把关	制造过程控制	寿命循环全过程控制	事前预防，事中控制
管理职能	剔除不合格品	消除产生不合格品的工艺原因	零缺陷	通过标准技术全面提高管理水平
涉及人员	检验人员	质量控制人员	全体员工	全体员工

（资料来源：张根保.现代质量工程［M］.3 版.北京：机械工业出版社，2015）

第二节 护理质量管理概述

一、相关概念

1. 护理质量（nursing quality） 指护理人员提供给病人的服务品质及护理人员本身表现出来的专业形象的特性，包含护理人员为病人提供的护理技术服务、基础护理服务及满足病人对护理服务中一切合理需要的综合效果的优良程度，是在护理过程中形成的客观表现。

2. 护理质量管理（nursing quality management） 指按照护理质量形成的过程、规律和特点，应用质量管理方法和工具，围绕服务对象的健康需要，对构成护理质量的各要素进行计划、组织、协调以及对护理质量实行有目的的控制，以保证护理服务达到规定的标准，满足和超越服务对象需要的活动过程。护理质量管理的核心理念是对护理品质的追求。

二、护理质量管理的基本任务

1. 建立护理质量管理体系 即建立护理质量管理的组织机构，进行护理质量策划，确定护理质量方针、目标和职责，并通过护理质量控制、保证和质量改进来使其实现。在护理质量管理体系建立过程中，因为护理质量体系每运行一步都会产生大量护理质量信息，所以同时建立护理信息反馈管理系统非常重要，应用护理信息反馈管理系统分层次、分等级对护理质量信息进行收集、整理、存储、分析、处理，并输出、反馈到各临床科室或护理管理部门，作为正确决策的依据。

2. 进行质量教育 质量教育应贯穿于护理质量管理的始终，教育的方式及途径应多样化，教育的内容应涉及护理质量和护理质量管理的基本知识，与护理相关的法律、法规，护理质量对医院、员工、病人、社会的重要意义及作用,护理人员的质量责任,实现质量目标的护理工作过程和方式等,以提升各级护理人员的质量意识,并参与护理质量管理。

3. 制定和更新护理质量标准　标准是衡量事物的标尺和准则,护理质量标准是护理专业技术工作与管理工作的原则和规范,也是护理人员职业行为和护理质量评价的依据。建立和完善护理质量标准,是护理质量管理的基础工作和前提条件之一。

4. 进行质量全面控制　将实际护理服务的数量、质量与原定的标准和要求进行比较,检查、分析护理服务过程能否达到护理质量目标,对护理质量实行有目的的控制。

5. 评价与持续改进护理质量　护理质量管理的核心是科学有效地纠正护理工作中存在的问题和缺陷,分析问题产生的原因及其影响因素,实现护理质量的优质管理和不断改进,以最佳的技术、最短的时间、最低的成本达到更优质的护理服务效果,力争对护理质量进行持续改进。

三、护理质量管理的意义

1. 护理质量水平反映了医院整体管理水平　护理质量是医院质量的重要组成部分,直接影响着医院的总体质量及病人的安全,持续稳步地提升护理质量、提高病人的满意度是护理管理者的中心任务,也是医院质量管理工作的主要目标。

2. 护理质量管理是医疗质量体系的重要组成部分　医疗质量体系由医疗、护理两部分共同组成,相互渗透,相互影响,相互促进。随着医学模式的转变、医疗事业的迅速发展以及医学技术的进步,对护理管理、护理服务的质量提出了更高的要求。

3. 护理质量管理是病人安全的保障　护理质量关系着病人的生命健康,高水平的护理质量管理有助于提高病人的生命质量。只有对日常护理工作的每一个环节进行严格的质量控制、科学管理,才能确保医疗安全,使病人满意。

4. 护理质量管理是提高护理队伍素质的途径　良好的护士素质是达到高质量护理服务的根本。通过护理质量管理提升护理人员的综合素质,保障护理服务质量。

四、护理质量管理应遵循的原则

1. 以病人为中心原则　病人是医院医疗护理服务的中心,是医院赖以生存和发展的基础。在护理质量管理中,要以病人为中心,临床护理工作流程的设计、优化、标准制定、日常服务措施等一系列管理活动都要保障病人的安全,满足病人的合理要求。

2. 预防为主原则　人的生命具有唯一性和不可逆性,护理管理者应树立"预防为主""零缺陷"管理的现代质量管理思想,从事后把关转移到事先控制上,把管理的重点由终末管理转移到"全过程管理",即基础质量、环节质量与终末质量同等重要。

3. 标准化原则　质量标准化是质量管理的基础,建立、健全各类护理工作的质量标准(如护理规章制度、各岗位责任制、操作规程、服务规范以及质量考核评价标准)是护理质量管理的重要内容,使护士及各级管理人员有章可循,有据可依,使护理行为逐步规范化、科学化、同质化。

4. 能级管理原则　质量管理组织是由不同层次人员所组成,各层次应职责明确。如护理部质量管理重点是设定护理质量目标、拟定质量标准、制订质量控制计划和管理制度、实施质量素质教育和实施质量检测评定；各科室护士长侧重于质量标准的落实，贯彻实施各项规章制度和操作常规，在护理活动中督促下属人员实施自我控制、同级控制及逐级控制，以调动所有护理人员实现护理目标的积极性。

5. 科学性原则　质量管理强调"用数据说话"，即要用事实和数据进行质量监督和控制。护理质量管理必须加强质量指标的研究，改进护理质量信息的收集与反馈途径，不断地完善质量标准体系。

6. 全员参与原则　指每位护理人员主动参与全过程质量管理，确保护理质量。护理管理者应关心尊重护士，重视护士对护理质量的作用。通过加强护士的职业素质教育以及质量和安全教育，使护理人员认识质量管理的概念和意义，增强护理人员的质量、安全和服务意识以及服务能力，落实护理工作制度和操作规范，达到护理工作质量标准。

7. 持续改进原则　质量持续改进是全面质量管理的精髓和核心，体现在质量管理上，即不满足于现状，不断进取、完善，精益求精，这是一种科学的质量促进手段。护理质量持续改进强调在原有护理质量基础上不断追求更高标准。

五、护理质量的标准化管理

1. 相关概念

（1）标准（standard）：指为了在一定范围内获得最佳秩序，经协商一致制定并由公认机构批准，共同、重复使用的一种规范性文件。规范性文件是诸如标准、技术规范、规程和法规等文件的统称。标准以科学技术和实践经验为基础，经有关方面协商同意，由公认的机构批准，以特定形式发布，具有一定的权威性。按照标准发生作用的范围或审批权限，我国的标准分为国家标准、行业标准、地方标准和企业标准4级。

（2）标准化（standardization）：指为了在一定范围内获得最佳秩序，对现实问题或潜在问题制定共同使用和重复使用的条款的活动。标准化活动包括编制、发布和实现标准的过程。标准化的作用是指为了预期目的而改进产品、过程或服务的适用性。

（3）护理质量标准（nursing quality standard）：指依据护理工作内容、特点、流程、管理要求、护理人员及服务对象特点和需求而制订的护理人员应遵守的准则、规定、程序和方法。护理质量标准是根据护理技术和护理实践经验，以特定的形式和程序对护理工作中比较稳定的重复性事项做统一规定，它由一系列具体标准组成。护理质量标准是护理管理的重要依据，它不仅是衡量护理工作优劣的准则，也是指导护士工作的指南。

（4）护理质量管理标准化：以标准化原理为指导，把标准化贯穿于护理管理全过程中，是提高护理工作质量与工作效率的一种科学管理方法，包括制订、修订护理质量标准，执行护理质量标准并不断进行标准化建设的工作过程。

2. 护理质量标准的分类

（1）层级分类法：按照制订及下发标准的机构分为：①国际标准：由国际标准化组织或国际标准组织通过并公开发布的标准，如 ISO 9000 医疗行业标准中适合护理专业的部分、联合委员会国际部（Joint Commission International，JCI）认证标准护理部分；②国家标准：由国家标准机构通过并公开发布的标准，如国家卫生与计划生育委员制订下发的 2014 版"三级医院优质护理服务评价细则"；③护理行业标准：如各级护理学会及护理质量控制中心制定下发的工作质量标准及护理工作质量指标；④地区护理工作标准：即由国家的某个地区通过并公开发布的标准,只适用于本地区的护理质量标准;⑤单位护理工作标准:指根据医院范围内需要协调统一的技术要求、管理要求和工作要求所制定的标准,如由医院护理部或护理质量管理委员依据国家及省市级的护理质量标准,结合医院的护理工作实际情况制定的只适用于该医院的护理质量标准。

（2）属性分类法:根据制订标准的属性分为:①方法性标准:如护理常规、护理服务规范等;②衡量性标准:指可量化的质量检查、评价标准,如急救物品完好件数、无菌物品消毒灭菌合格数等。

（3）环节分类法:按照评价的环节分为:①要素护理质量标准;②护理过程质量标准;③终末护理质量标准。

（4）对象分类法:按照标准对象的具体名称、内容划分:①护理技术操作质量标准;②临床护理质量标准;③护理病历书写质量标准;④护理管理质量标准。

3. 制定护理质量标准的原则

（1）可衡量性原则:质量的优劣是通过与质量标准的规定进行比较和鉴定得出的,所制订的护理质量标准必须是可以进行定量或定性比较、分析、鉴别的。

（2）科学性原则:质量有它自身形成的规律,受经济、技术、设备、环境及产生质量全过程的管理水平等客观要素的制约,制订护理质量标准要符合护理质量形成的规律。

（3）先进性原则:质量需要不断改进、创新,所以制订的护理质量标准要具有一定的前瞻性,适应新形势的要求,以保证护理质量不断提升。

（4）实用性原则:质量标准有明确的行业性、地区性,不同的行业和地区质量标准各不相同,所以护理质量标准的制订必须符合现有护理人员、技术、设备、物资、时间、任务等临床护理工作的客观实际和社会的需要。

（5）相对稳定性原则:制订并颁布的护理质量标准要具有相对稳定性,在一定的期限内不做大的更改。

第三节　护理质量管理常用方法

一、PDCA 循环

1. 概念　PDCA 循环(PDCA cycle)是指按照计划(plan)、执行(do)、检查(check)、处理(action)4 个阶段的顺序不断地循环往复地发现和解决质量问题的过程,是当今全球公认的全面质量管理所应遵循的基本方法和程序之一。PDCA 循环研究起源于 20 世纪 20 年代,是由有"统计质量控制之父"之称的著名统计学家沃特·休哈特在当时的质量管理中引入"计划—执行—检查(Plan-Do-See)"的概念,威廉·戴明(William E. Deming)在此基础上将其进一步发展成现今的 PDCA 质量管理循环,因此 PDCA 循环又称为戴明环。

2. PDCA 循环的基本步骤　PDCA 循环将质量管理的过程分为 4 个阶段和 8 个步骤,并且周而复始,不断循环进行(图 8-1 和图 8-2)。

（1）计划阶段:即按质量管理目标制订质量改进计划。此阶段包括 4 个步骤。

步骤 1:及时、全面收集护理工作相关资料,分析质量现状,找出存在的质量问题。

步骤2：将收集到的资料信息与相应的标准对比，找出问题产生的原因。

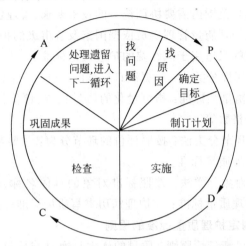

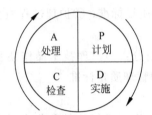

图 8-1　PDCA 循环四阶段示意图　　图 8-2　PDCA 循环四阶段八步骤

步骤3：找出影响问题的主要因素，进行判断分析。

步骤4：根据主要因素制定质量控制与改进的计划，包括实施方案、预期效果、进度安排、责任部门、执行者和完成的方法等。每项质量改进计划均必须明确以下"5W2H"：

WHAT——目的是什么？做什么工作？

HOW ——如何实施？方法怎样？如何提高效率？

WHY——工作进行的理由是什么？

WHEN——什么时间完成？什么时机最适宜？

WHERE——在哪里做？从哪里入手？

WHO——责任者、协助者和实施者是谁？

HOW MUCH——做到什么程度？质量和数量达到什么标准？

（2）实施阶段：是管理循环的第5个步骤，即按照预定的质量改进计划组织所属人员逐项实施。

（3）检查阶段：是管理循环的第6个步骤，把质量改进计划执行结果与预定目标进行对比，了解实际的执行情况，进行质量改进效果的分析，以指导下一步的质量管理工作。

（4）处理阶段：对检查结果进行分析、评价和总结，包括两个步骤：

步骤7：总结经验教训，巩固成果，一些经反复实践证明是正确有效的质量改进措施及经验，应纳入有关制度或标准内，使质量控制标准化。

步骤8：对尚未解决的质量问题，提出解决或改进意见，转入下一个循环解决，开始新的PDCA 循环，促使质量水平不断地提高。

3. PDCA 循环的特点

（1）完整性和连续性：即围绕组织目标或质量改进的目标，依 PDCA 循环的 4 个阶段、8 个步骤顺序进行，周而复始，连续不间断地循环，没有终结。

（2）递进性：质量管理不是停留在原地，PDCA 循环的运动过程不断向前推进，每循环一圈都在不断总结和提高，不断循环，达到下一个质量的新水平（图 8-3）。

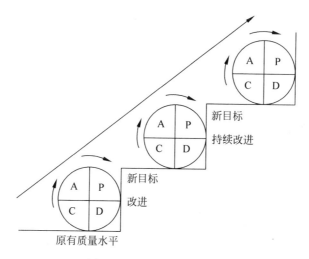

图 8-3 PDCA 循环递进性

（3）关联性：PDCA 循环是一个大环套小环，小环保大环，环环相扣，相互促进，形成有机逻辑的组合体。组织的质量管理活动是大环，各部门、科室是独立的小环（图 8-4）。

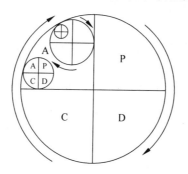

图 8-4 PDCA 循环关联性

4. 护理质量管理中应用 PDCA 管理循环的注意事项

（1）应与医院其他管理工作融为一体：PDCA 循环已成为护理质量管理的重要手段。PDCA 循环是一个综合性循环，必须与医院其他管理工作有机地融为一体，既可以在护理系统内进行不同层次的循环管理，同时，它又是医院管理大循环中的一个小循环，结合医院质量管理工作开展护理质量循环管理，不能独立分割。

（2）四个阶段的划分是相对的：把护理质量管理过程划分为 4 个阶段是相对的，它们之间不是截然分开的，而是紧密衔接、存在一定的交叉的。

（3）PDCA 循环周期制度化：实行 PDCA 护理质量管理循环责任制，每一圈是一个管理周期，要有一个明确的时间规定。

（4）PDCA 循环中的"A"是关键环节：应特别关注"处理阶段"，就是总结经验，肯定成绩，纠正失误，找出差距，避免在下一循环中重复错误。若没有此环节，已取得的成果无法巩固，护理缺陷及问题会再次发生，护理人员的质量意识难以提高，也难以找出上一个 PDCA 循环的遗留问题或产生新的护理质量问题。

二、临床路径

1. 概念 "路径"指达到目的的途径。临床路径(clinical pathway)是指医院里的一组成员共同针对某一病种的监测、治疗、康复和护理所制定的一个有严格的工作顺序、准确的时间要求的照护计划，以减少康复的延迟及资源的浪费，使服务对象获得质量最佳的医疗护理服务。

2. 临床路径的起源 临床路径于20世纪70年代起源并发展于美国，当时，美国医疗费用急剧上涨，政府医疗系统和国家财政面临相当大压力，在此背景下，美国政府将企业界"持续改善品质的作业流程"理论应用于临床，产生了"治疗、护理流程"。起初致力于改善医疗质量，抑制医疗费用的上涨，以临床路径为工具，促使医护人员清楚了解疾病的诊断、治疗与护理过程，后逐渐运用于成本的控制及治疗结果的比较研究。1980年，再由美国一些医院引进推广，以实验性计划实行临床路径来应对医院的经营问题。自1990年开始，临床路径成为有通行标准的医疗程序，是一种科学的医疗经营管理方法，其管理内容包括规划、过程、结果及改善四个方面，被美国、英国及澳洲国家广泛采用并逐步推广到包括我国在内的世界其他国家。

3. 临床路径的实施

（1）成立临床路径管理小组或委员会：开展临床路径的医院应设有管理小组或委员会，就应用临床路径的基本条件、实施步骤等进行讨论，监督临床路径制订及运行。

（2）开展临床路径的宣传教育：使医护人员理解实施临床路径的目的、意义、方法及要求。

（3）制定临床路径

1）申请和授权：提出开发临床路径的申请，得到管理部门的批准，即被授权。

2）选择某一病种作为临床路径主题：选定要研究解决的主要问题，这取决于各专科特点、病人群体的需求和对医护人员工作的有利程度。

3）制定临床路径图或表：临床路径是病人接受诊疗和护理的一套规范文件，是针对特定的病人群体，以时间为横轴，以入院接诊、诊断、检查、用药、治疗、护理、饮食指导、活动、健康教育、出院计划等为纵轴，制成一个医疗、护理工作日程计划表，对何时该做哪项检查、治疗及护理，病情达到何种程度，何时可出院等目标进行详细的描述、说明与记录。它是一种以病人为中心，确定由谁、在什么时间、什么地点、采取什么措施、达到什么效果的医疗服务步骤路线图或表。临床路径的制订必须经过循证医学的检验，与医疗原则、医疗目标及医疗技术不断发展的水平相一致，同时收集并回顾证据，这非常重要，证据包括最新的国家标准、国内外相关的研究文献、各类专业期刊上已发表的最佳实践经验总结等，证据为制订临床路径的基本框架及内容提供依据。

（4）组织临床路径的实施与修订：临床路径草案由多学科小组设计完成后，应该征求相关医护人员的意见，根据反馈的信息对草案进行临床实践验证、补充或修改，同时要确保对每一位临床路径的实践者进行培训，以使参与者达成共识，并以此指导规范实施。经修订的临床路径图或表及相关资料应在医院主管部门或路径管理委员会备案并以此作为上级评价路径实施情况的依据。

（5）实施并记录临床路径：其内容必须符合临床记录的基本法律、医疗文书书写规范及要求。

（6）测评与持续改进：跟踪评价是对临床路径进行持续质量改进的有效方法。评价的内容主要包括 3 个方面：①临床路径表执行的依从性（执行的规范性）及变异（执行中的偏差）；②病人满意度；③成本—效益的测算。

4. 临床路径的特点

（1）目的明确：旨在解决一个特定的医疗问题，明确以特定病人为中心的预期治疗目标，规范医护工作的具体内容，引导医护人员按程序完成操作、履行职责，突出诊疗标准实施的同质性。

（2）对象清楚：根据实施临床路径的目的，开发出适合医护人员的临床路径，引入病人参与机制。

（3）时间限定：根据实施临床路径的目的，对具体操作有严格的时间约定，按时间顺序，将检查、诊断、治疗和护理服务标准化。

5. 临床路径与护理　在临床路径的策划、实施与管理中，医护关系是平等合作的关系，共同为团队中的核心成员。临床路径的开发、临床路径图或表的设计及路径实施和评价的每一步骤都离不开护理人员的参与，所设计使用临床路径图或表中的内容是由医疗和护理两个部分组成的，路径的实施要靠医护共同协作，配合完成，缺一不可。另一方面，临床路径图或表中的护理部分融合了循证护理和整体护理的理念，体现了以服务对象为中心的服务宗旨，制订由护理人员为病人提供从入院到出院的优质护理的相关工作内容，在实施过程中，护士应以人为本，将心理护理等服务项目有效地落到实处，这是护理人员对住院病人实施护理的一种科学规范的新型工作模式。

三、品管圈

1. 品管圈概念　品管圈（quality control circle，QCC）是指由相同、相近或互补工作岗位上从事各种劳动的员工，自动自发组成一定人数（5～10 人）的小圈团体，开发个人潜能，发挥团队力量，围绕企业的经营战略、方针目标和现场存在的问题，以改进质量、降低消耗、提高人的素质和经济效益为目的，按照一定的活动程序，运用质量管理的理论和方法开展管理活动的小组。品管圈倡导的精神包括：①尊重人性，营造愉快的工作环境；②开发员工的潜能；③改善企业体制，提升企业的活力与效益。

2. 品管圈的发展沿革　品管圈活动由日本石川馨（Kaoru Ishikawa）博士于 1962 年所创立，提倡以现场的领班为中心，将作业人员分编为小组，他促成了品管圈的产生。日本第一个品管圈由日本电信电话公司建立。目前全世界已有近 80 个国家和地区在推行品管圈管理。20 世纪 60 年代，我国最早开展品管圈管理的地区是台湾地区，我国内地是在 20 世纪 70 年代才正式开展品管圈管理活动，当时仍以企业为主。直到 20 世纪 90 年代，品管圈才被我国台湾地区的医疗机构正式引入医院的质量管理中，自 1993 年开始，我国大陆地区有个别医院开始试点推行品管圈管理，并应用于药学部、护理部、手术部以及其他与医院质量管理相关的科室，取得了明显成效。

3. 品管圈管理实施步骤

（1）前提：在护理管理领域推行品管圈管理，需要进行一系列的前期准备工作。

1）建立品管圈推动组织：由于品管圈管理是持续不断进行的质量改善活动，需要以系统性和持续性的方式来完成，所以护理管理层要强烈树立以病人为中心的服务理念，并领会品管圈管理的精神。

2）开展教育培训：组织相关人员阅读及研究质量管理和品管圈管理的相关数据，参观学习已实施品管圈的组织，参加其他组织的成果展示会，从中吸取经验，增强推动品管圈活动的信心。同时可邀请专家、学者培训，要求所有护理管理人员接受品管圈培训，遴选基层主管，组织开展品管圈管理活动。

3）组员达成共识：要保证全员共同参与，自愿参与，构成品管圈管理的人员工作性质类似，并以基层工作人员为主。

4）做好组圈前期准备工作：召开圈会，确定圈长、圈员、辅导员，各司其职。采用头脑风暴法，集思广益，确定圈名和圈徽。

（2）选定活动主题：主题的选定主要有 3 种方法：第一种方法较为主观，由圈员聚在一起进行"头脑风暴"，各抒己见，提出自己认为最需要解决的问题，然后将这些问题排列出来，由圈员投票产生主题；第二种方法依实际状况而定，根据现有的数据来选择最急需改善的主题，如静脉配置错误率、病人满意度等；第三种方法则主要是通过文献查证所得的结果来做选题依据。

（3）制订活动计划：预估 PDCA 各步骤所需时间，进行合理分配，一般情况下，4 个阶段投入时间比例为 30%、40%、20%、10%。拟定活动日程及工作分配，拟定活动计划书，取得上级核准，对活动进度进行管控。采用绘制甘特图的方式调控活动进度（表 8-2）。

表 8-2　品管圈活动计划表

What	When						Who	Where	How
内容	日期	2013 年 6 月	2013 年 7 月	2013 年 8 月	2013 年 9 月	2013 年 10 月	负责人	活动地点	应用的主要管理工具
	周数	1 2 3 4	1 2 3 4	1 2 3 4	1 2 3 4	1 2 3 4			
主题选定		⌐···					贺某某	护理站	头脑风暴法
活动计划拟定		⌐···					贺某某	护理站	甘特图（活动计划表）
现况把握		⌐···					张某某	护理站	柏拉图
目标设定			···				刘某某	护理站	计算公式
解析			···				贺某某	护理站	鱼骨图
对策拟定				···			贺某某	护理站	PDCA 循环
对策实施				———			王某某	护理站	PDCA 循环
效果确认					———		王某某	护理站	雷达图、柱状图
标准化					———		贺某某	护理站	
检讨与反省						···	王某某	护理站	直方图

注：……表示计划线　——表示实施线

（4）现状把握：品管圈成员首先应进行资料搜集，然后将资料加以统计并制作成图表，以便做进一步的分析研究。可采用流程图、柏拉图等多种质量控制的方法收集数据。

（5）目标设定：以"完成期限＋目标项目＋目标值"来明确表示目标值。例如"7月30日前将住院病人对护理工作的满意度提升到95％以上"。目标值设定时要注意明确目标，用数据说话，且必须与拟解决的问题相对应，同时设定的目标值要有一定挑战性。常用的计算公式为：

$$目标值 = 现况值 － 改善值 = 现况值 －（现况值 × 圈能力 × 改善重点）$$

其中：现况值指当前质量问题发生的程度值；改善重点来自柏拉图的前3个重点项的累计百分率；圈能力指圈员应用品管圈法解决质量问题的能力。

（6）解析目标：以头脑风暴、问卷调查等方式找出要因。该步骤至关重要，需发动圈员集思广益，从所有角度去查找可能发生问题的原因。常用的质量控制方法有鱼骨图、系统图和关联图等。

（7）拟定对策：针对第6步骤所确定的要因，以头脑风暴的讨论方式，思考改善对策；全体圈员根据可行性、经济性、圈能力等指标进行打分，按照"80/20"原则选定对策。要注意对策具有可操作性、针对性和创新性。

（8）实施对策并检讨：主要由圈长组织实施，分配给各个圈成员协作落实各个对策。在实施过程中，及时收集相关数据以监测管理效果。对策实施结果可采用直方图进行检讨，运用PDCA循环记录对策实施的整个过程。如果经检讨后发现产生效果，则进入下一步"效果确认"。

（9）效果确认：目的是确认实施品管圈的效果。判断所取得的效果是否具有可持续性、可推广性。如发现无显著效果，则重新检讨或拟定对策。品管圈管理取得的成果分为有形成果和无形成果。有形成果是直接的、可定量的、经确认的效果，可采用柏拉图、柱状图表示；无形成果是间接地、衍生的成果，多采用雷达图表示（图8-5）。

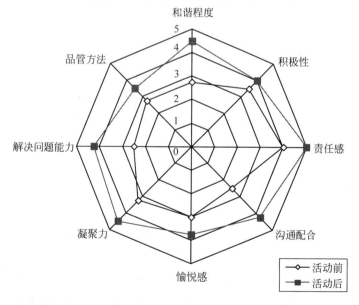

图 8-5　雷达图

（10）标准化：为使与主题相关的质量问题改善对策的效果能长期稳定的维持，需要将取得有效成果的措施标准化，把品管圈活动确认的有效对策纳入医院或护理质量管理标准化体系中。

（11）检讨与改进：每一圈活动完成后，品管圈并未就此终止，接下来要对活动过程做全盘性的反省，明确今后需持续改进的问题。通过该步骤可确定下一期品管圈的活动主题，以持续进行 PDCA 循环。

四、六西格玛管理

1. 相关概念

（1）六西格玛（six sigma，6σ）：有两层含义：一层是基于统计角度；另一层是基于管理角度。①统计含义：西格玛（σ）是希腊字母的音译，在统计学中称为标准差，表示数据的分散程度，描述总体中的个体离均值的偏离程度，是一种评估产品和生产过程特性波动大小的统计量。②管理含义：由于σ的大小可以反映质量水平的高低，所以 6σ 管理中以"σ 水平"为尺度来衡量过程绩效。σ 水平越高，过程满足顾客要求的能力就越强，产生缺陷的概率就越低。

（2）六西格玛管理：6σ 管理是一套系统的业务改进方法，是一种旨在持续改进企业业务流程，实现客户满意度的管理方法。它通过质量改进流程，实现无缺陷的过程设计，并对现有过程进行定义、测评、分析、改进和控制，消除过程缺陷和无价值作业，从而提高产品和服务的质量，降低成本，缩短运转周期，使客户完全满意，增强企业的竞争力。目前，6σ 管理已经成为一种理念、文化和方法体系的集成。

2. 六西格玛管理的发展沿革　6σ 最早在 20 世纪 80 年代由摩托罗拉公司提出并付诸实践，20 世纪 90 年代初在美国通用电气公司等企业获得广泛应用，在改进作业流程、保证产品质量、提高顾客满意度等方面成效显著，为企业带来巨大的经济和社会效益。随后美国越来越多的医疗机构实施 6σ 管理改进流程。1999 年底，北京医院率先将 6σ 管理方法引入医院管理。

3. 六西格玛管理实施步骤　6σ 管理已经演变成一套行之有效的解决问题和提高企业业绩的系统方法论，具体实施模式是 DMAIC，它已成为世界上持续改善管理的标准流程，DMAIC 代表了 6σ 改进的 5 个阶段。

（1）定义（define，D）：指界定顾客的需求。通过确认顾客的需求，才能识别需要改进的质量问题或工作流程，明确改进的目标和进度以及组织改进项目所需的资源。例如在护理质量管理中需要思考的问题包括：病人对护理的需求是什么？哪些是应该重点关注和解决的护理质量问题或缺陷？为什么要解决？问题的改进要达到什么结果？何时达到这一结果？需要调查哪些流程？流程主要服务和影响哪些病人？

（2）测量（measure，M）：是 6σ 管理工作中非常重要的阶段，收集和整理有关产品或过程现状的数据，以事实和数据驱动管理，确定改进的目标。如护理质量管理工作中，住院病人对护士工作的满意度不达标的主要问题是什么？问题发生的频率是多少？

（3）分析（analyze，A）：分析测量阶段所收集的数据，确定和检验造成组织可能存在的问题的根本原因。可以用多种统计技术和方法来分析，如回归分析、相关分析、假设检验、直方图、排列图、鱼骨图、散点图、控制图等。如分析影响住院病人对护士工作不满意的所有因素,对存在的因果关系进行排序,确认影响病人满意度的根本原因。

（4）改进（improve，I）：拟订几个可供选择的质量改进方案,对方案进行讨论、试验,持续改进,达到或超过顾客的期望要求。如分析住院病人对护士工作不满意的根本原因是为病人更换被服不及时,就要拟订解决这一问题的措施,并讨论修订更换被服的工作流程,制订具体改进方案,对护士进行培训,然后逐项去落实。

（5）控制（control，C）：在质量改进过程中,采取措施来保障新的流程的推进,及时解决新流程实施中出现的各种问题,防范出现偏差,以维持改进的结果。

第四节　护理质量评价与持续改进

一、相关概念

1. 护理质量评价　护理质量评价是一种有计划、有目的、有组织的护理质量检查活动,用以衡量护理工作完成的程度和护理效果。根据护士为病人提供服务的数量、质量以及病人对护理服务的满意程度来评价护理质量,从护理质量现状与预定标准的差距中发现影响因素,分析具体原因,进一步采取可行的整改措施,达到持续改进的目的。

2. 护理质量持续改进　通过计划、执行、监管和评价的方法,不断评价措施效果并及时提出新的方案,使护理质量不断上升。它是全面质量管理在护理管理中应用的精髓和核心,体现护理质量管理不断进取、改进、完善、不满足现状、精益求精的精神。

二、护理质量评价的内容

护理质量评价包括基础质量评价、环节质量评价和终末质量评价3个部分。

1. 基础质量评价　指对完成护理工作所需要的各项基本条件进行评价,包括组织机构、物资、环境设施、规章制度、急救设备/物品的完好率、高危药品的管理、信息管理与应用、护理人力资源管理（岗位设置、岗位任职条件、招聘、培训、指导、考核、护理人员的素质状况）等内容的评价。

2. 环节质量评价　指对护士为病人提供护理服务的整个过程质量,特别是护理服务各环节或工序质量的评价,如评价各项护理标准的实施情况、护理计划的制订及实施、健康教育及护理告知的实施情况、查对制度的执行、给药和输血的规范性及安全情况、基础护理质量、专科疾病护理常规的落实情况、围手术期管理情况、病人的交接情况、高危因素的评估与应对等。

3. 终末质量评价　是对护理服务最终结果的评价,即护理人员对服务对象提供各种护理服务和干预后,服务对象的反应及其对护理效果的质量评价。如病人现存或潜在健康问题的改善情况、病人及家属对护理工作的满意度调查、出院病人随访、护士对工作的满意度等。

三、护理质量评价方法

1. 查阅法　查阅护理相关工作资料,包括护理管理制度、护理质量标准、护理人员分层培训情况、护理病历记录、护理质量控制的相关记录数据及分析、改进情况等。

2. 访谈法 访谈对象是医院的各级护理管理者、护理人员、病人及家属等，其中对病人的访谈内容包括病人对自身权利及义务的知晓、对诊疗护理方案知情同意、健康教育、诊疗护理风险、出院指导、对护士工作的满意程度等。

3. 现场观察评价法 观察护理工作流程是否优化和方便病人；现场观察护理人员的具体工作及操作环节；还要观察病人的隐私保护、身份核对、高危因素评估的管理、安全给药、输血、高危药品的管理、围手术期护理、重症病人的评估、复康指导、病人的交接、抢救车管理等。

4. 模拟演练法 是对护士工作过程再现的评价，用于随机考核护理人员对病人的入院接待、对病人的健康评估、急救过程的规范性和熟练性、考核医护人员对病人突发意外情况的紧急处置及应变能力等技能。

5. 追踪法 对病人在整个医疗系统内的诊疗护理经历的全过程进行自始至终的追踪。在追踪过程中，评价者可以通过病人的体验来评价医疗卫生机构所提供的服务质量、医疗服务程序和安全性，在现场调研中，观察医疗护理活动本身对病人的影响。该评价方法的核心是"以病人为中心"，对病人安全及医疗质量的持续改进的有效程度进行评价。

四、护理质量持续改进的基本过程

1. 不断识别需要改善的项目 如分析护理过程和环节，不断识别新的潜在护理安全隐患，找出解决问题的切入点。

2. 确定改善的指标 发现问题，分析原因，识别和确认根本原因。

3. 选择并采取可行的改进措施 对相关护理人员进行培训，落实改进方案及措施，确认结果，改善方法，监测执行过程。

4. 对改善结果进行评价 总结经验，肯定成绩，纠正失误，找出差距或新的问题，不断提升护理质量，达到持续改进护理工作的目的。

（李惠敏）

第九章

护理管理与医疗卫生法律、法规

医疗卫生相关法律、法规是规范医疗卫生行业从业人员职业行为的准则,重视法律、法规对医务人员行为的职业规范和监督作用,是保证我国卫生事业健康发展的关键。护理职业活动与人的健康和生命直接相关,认真贯彻执行与护理有关的法律、法规,是护理人员从业的首要条件。按照卫生法律、法规进行护理服务的规范管理,是护理管理者必须遵守的基本原则。

第一节　与护理管理相关的法律、法规

一、我国卫生法体系

卫生法律、法规旨在保障公民身体健康和生命安全,维护医药卫生活动的正常进行,改善社会生态环境,同时也使医药、卫生管理工作不断规范化、法制化。随着我国卫生事业建设取得了令人瞩目的成就,卫生法制建设也不断地与时俱进,开拓创新。

（一）卫生法的概念

卫生法是指由国家制定或认可,并由国家强制实施,旨在保护人体健康,调整人们在与卫生有关的活动中形成的各种社会关系的法律规范的总称。简言之,卫生法是调整卫生社会关系的法律规范的总称,是我国法律体系的重要组成部分。立法的目的在于维护国民健康,维护卫生事业的公益性地位,及时有效地控制突发性公共卫生事件,保证卫生事业的健康有序发展。

（二）卫生法体系的组成要素

宪法是国家的根本大法，具有最高法律效力，是所有立法的依据，是由国家最高权力机关——全国人民代表大会依照法定的程序制定的。由于卫生法所调整的社会关系的广泛性、复杂性和多样性，我国卫生法律体系目前尚没有一部轴心法律——卫生基本法，目前只有由许多单行的卫生法律、卫生行政法规、地方性卫生法规以及卫生规章等组成的卫生法体系（表 9-1）。

表 9-1　中国卫生法体系的组成要素

类　别	名　称
卫生法律	《国境卫生检疫法》
	《红十字会法》
	《母婴保健法》
	《献血法》
	《执业医师法》
	《药品管理法》
	《人口与计划生育法》
	《人口与计划生育法修正案》
	《传染病防治法》
	《食品安全法》
	《职业病防治法》
	《精神卫生法》
卫生行政法规	《女职工劳动保护规定》
	《国境卫生检疫法实施细则》
	《传染病防治法实施办法》
	《医疗机构管理条例》
	《血液制品管理条例》
	《红十字标志使用办法》
	《医疗器械监督管理条例》
	《计划生育技术服务管理条例》
	《母婴保健法实施办法》
	《医疗事故处理条例》
	《药品管理法实施条例》
	《突发公共卫生事件应急条例》
	《医疗废物管理条例》
	《中医药条例》
	《乡村医生从业管理条例》
	《放射性同位素与射线装置安全和防护条例》
	《艾滋病防治条例》
	《人体器官移植条例》
	《护士条例》
地方性卫生法规以及卫生规章	—

注：地方性卫生法规以及卫生规章相关内容省略。

1. 卫生法律　由全国人民代表大会常务委员会制定卫生非基本法律，目前我国已经颁布的单行的卫生法律有 11 部，包括《传染病防治法》《药品管理法》《执业医师法》《精神卫生法》《献血法》《母婴保健法》《人口与计划生育法及修正案》《职业病防治法》《国境卫生检疫法》《红十字会法》《食品安全法》。

2. 卫生行政法规　指国务院依宪法授权制定的规范性法律文件，它的法律效力低于法律而高于地方性法规。我国已经颁布的卫生行政法规有 30 多部，主要包括《护士条例》《医疗事故处理条例》《医疗机构管理条例》《传染病防治法实施办法》《突发公共卫生事件应急条例》《医疗废物管理条例》《中医药条例》《药品管理法实施条例》《血液制品管理条例》《医疗器械监督管理条例》《计划生育技术服务管理条例》《母婴保健法实施办法》《人体器官移植条例》《乡村医生从业管理条例》《红十字标志使用办法》《国境卫生检疫法实施细则》《公共场所卫生管理条例》《放射性同位素与射线装置安全和防护条例》《艾滋病防治条例》《女职工劳动保护规定》等。

3. 地方性卫生法规以及卫生规章　指省、自治区、直辖市及省会所在地的市和经国务院批准的较大的市的人民代表大会常务委员会，根据国家授权或为贯彻执行国家法律，结合当地实际情况，依法制定和批准的有关医疗卫生方面的规范性文件，如《上海市遗体捐献条例》。

卫生法律体系并非一成不变，它将随着内容的更新以及范围的扩大而不断地健全和完善。

（三）卫生法体系的内容

卫生涉及社会生活的各个方面，因此我国关于卫生的法律制度具有广泛性。按内容进行分类，我国卫生法律制度大致可以分为以下几个方面：

1. 公共卫生管理法律制度　公共卫生是国家卫生工作的基础，是保障人体生命健康的重要领域。公共卫生管理法律制度包括以下内容：

（1）环境、公共场所卫生的管理：环境及公共场所是人生活必须接触的客观物质世界，因此也对人体的生命健康产生直接影响。我国对关系人体生命健康的环境、公共场所实行法制管理，制定了一系列法律制度。包括开展爱国卫生运动的规定，对学校、工厂等公共活动场所的选址、设施、环境状态等制定了严格要求的科学标准，如《学校卫生工作条例》《公共场所卫生管理条例》《建设项目环境保护管理条例》《环境标准管理办法》以及水、大气等环境污染防治等法律文件。

（2）疾病预防控制的管理：疾病的预防是保障人体生命健康的首要环节。我国从多方面制定了对疾病的防治规范，加强疾病预防控制的管理，包括针对传染病、职业病、地方病、常见多发病、老年病、精神疾病等各类危害人体生命健康的疾病的防治工作的管理，制定了《传染病防治法》《职业病防治法》《全国重点地方病防治规划（2004—2010 年）》以及关于高血压等疾病防治的规定等。在各类疾病的预防和治疗中，把预防放在首位，在有关法律文件中，也对预防工作作了全面、具体的规定。

（3）特殊人群健康保护法律制度：卫生工作在保护人类生命健康的同时，对那些弱势群体给予特殊的保护，如对老年人、残疾人、母亲和儿童等人群的健康保健以及其他涉及生命健康方面的保护。这些人群相对于一般人，较易受到侵害，对他们加强保护是必要的。因此,我国制定了《母婴保健法》《残疾人保障法》以及老年人保护法律制度、未成年人保护法律制度等,把对这些人的保护纳入国家职责范围内。

（4）突发公共卫生事件应急管理:突发公共卫生事件对人类的危害是非常大的,是卫生工作要重点应对的事件。突发重大传染病疫情、群体性不明原因疾病、重大食物中毒和职业中毒等会给国家的经济、社会、人体生命健康造成巨大损害,因此我国制定了一系列对突发公共卫生事件的应急处理法律制度,如突发公共卫生事件的应急处理预案、监测、预警、应急报告、信息报告等制度,使我国对突发公共卫生事件的处理有了比较完善的法律依据。

2. 医政管理法律制度 主要包括医疗保健机构、血站、医学会、医学协会以及红十字会等机构组织管理法律规定,与这些机构活动相关的法律规定以及与以上机构的执业医师、护士、药师及药剂师、其他卫生技术人员管理相关的法律规定等内容,如《医疗机构管理条例》《血站管理办法》《红十字会法》《执业医师法》《护士条例》等。

3. 人口与计划生育的管理 我国制定了《人口与计划生育法》以及其他与计划生育技术服务相关的法律制度。国家依法对人口与计划生育工作进行管理。

4. 卫生资源配置的管理 卫生资源配置包括区域卫生规划、医用设备配置、卫生经费以及卫生技术人员配置、卫生机构的设置等。近几年我国大力开展农村合作医疗、城市社区卫生服务等,卫生资源的配置重点从城市、大医院,转向农村和社区,使我国的城市、农村全体公民都得到平等卫生资源,平等享受医疗卫生服务。卫生资源配置的管理是国家的职责,直接关系到公民享受卫生权益的公平性。国家应当在卫生工作中公平地分配卫生资源,公平开展区域卫生规划,让所有公民公平地得到卫生服务,这是公共卫生事业的组成部分。

5. 与人体健康相关的产品的管理 人类在预防、治疗疾病的过程中,使用各类产品,以提高防病、抗病能力,因此出现了药品、医疗器械、血液制品、生物制品、保健用品等。在人类生存中,食品必不可少,现代社会中又出现了化妆品、生活饮用水等产品。这些物质产品对人体生命健康产生重大影响,国家制定了一系列有关法律文件,如药品管理、食品管理、血液管理、生物制品管理、医疗器械管理等方面的法律文件,进行严格管理。

6. 祖国传统医药管理 中医药与民族医药是中华民族的传统医药,是我国卫生事业的重要组成部分。中医药的发展受国家法律保护。因此,对传统医药管理的内容也是我国卫生法的重要组成部分。在中医药管理方面,我国制定了《中医药条例》等专门管理中医药的法律。此外,其他很多卫生法律也都适用于我国的传统医药管理。

（四）卫生法的特征

1. 卫生法是具有一定国际性的国内法 由于世界各国在政治、经济、文化和历史传统方面存在差异,因此,各国的卫生事业与管理也存在极大的,甚至是本质的差异。因此,卫生法不是一般国际社会所公认的国际法,而是由主权国家的立法机关以宪法为依据制定的适用于本国的法律规范。作为国内法,卫生法不具有国际效力,不需要国际公认。但是,从卫生法所确认的规则看,卫生法又是具有一定国际性的国内法。虽然卫生法本质上属于国内法,但由于卫生本身具有共性的、规律性的普遍要求,特别是随着各国之间人员往来和贸易合作的快速发展,任何一个国家或地区都不可能置身于世界之外,世界各国都要从自身利益的互补性出发,去适应世界经济一体化的发展趋势。因此,卫生法要注意借鉴和吸收各国通行的卫生规则,因此,与经济发展密切相关的卫生法又具有明显的国际性。

2. 卫生法是起调控和调整作用的法规　卫生法是调控国家卫生事业发展,调整卫生行政机关与行政管理相对人相互关系的法律规范。从卫生法所调控的国家卫生事业发展过程来看,卫生法所涉及的基本社会关系主要有:

(1)调整中央与地方卫生行政机关的管理权限和分工关系:例如,《执业医师法》第 8 条第 2 款规定:"医师资格统一考试的办法,由国务院卫生行政部门制定。医师资格考试由省级以上人民政府卫生行政部门组织实施。"

(2)调整政府与医疗机构的关系:例如,《医疗机构管理条例》第 9 条规定:"单位或个人设置医疗机构,必须经县级以上地方人民政府卫生行政部门审查批准。"

(3)调整医疗机构与病人的关系即医患关系:例如,《护士管理办法》第 24 条规定:"护士在执业中得悉就医者的隐私,不得泄露,但法律另有规定的除外。"

(4)调整政府与从业人员的关系:例如,《乡村医生从业管理条例》第 5 条规定:"地方各级人民政府应当加强乡村医生的培训工作,采取多种形式对乡村医生进行培训。"

(5)调整政府与药品药械经营企业的关系:例如,《药品管理法》第 7 条规定:"开办药品生产企业,须经企业所在地省、自治区、直辖市人民政府药品监督管理部门批准并发给《药品生产许可证》,凭《药品生产许可证》到工商行政管理局办理登记注册。无《药品生产许可证》的,不得生产药品。"

3. 卫生法调整的是纵向的卫生行政关系　卫生法调整的是一种纵向的,以命令与服从为基本内容、以隶属行为为基本特征的卫生行政关系。在这一关系中,政府的存在及其行政权力的行使是一个必要条件。一方面,政府是国家行政权力的行使者,是行政活动的主体;另一方面,行政机关一经成立,其行为就具有某种强制力,因此其具体行政行为的实施必须遵循一定的规则和程序。当然,卫生行政法也给予卫生行政关系的其他主体一定的法律地位,规定其活动权利与活动的方式,使其符合国家意志和公益性的要求。

4. 卫生法是目的明确的法规　卫生法的立法目的在于维护国家安全,维护卫生事业的公益性地位,及时有效地控制突发性公共卫生事件,维护卫生事业的健康有序发展。作为卫生法,国家立法的目的主要有:

(1)以法律这一武器来控制和杜绝传染性疾病和不利于公民健康的病源向我国的流入;

(2)依法维护国家卫生事业的社会公益性地位,防止其步入市场化歧途;

(3)通过立法,使有关部门能够在发生突发性公共卫生事件时,有法可依,组织协调,工作有序,以及时有效地控制疫情;

(4)通过立法,建立健全国家卫生法律、法规,维护国家卫生事业健康有序地发展。

(五)卫生法的作用

卫生法在社会生活中的作用是多方面的,归纳起来,可以概括为以下三点:

1. 维护社会卫生秩序　由于卫生社会关系是复杂而丰富的,所以充满矛盾和冲突,需要不断调节,使之条理化和顺序化。无论是通过市场调节还是政府干预,都离不开卫生法。一方面卫生法通过建立市场的卫生秩序,约束市场的卫生主体,规范市场的卫生行为,维护市场的卫生安全;另一方面,卫生法通过界定政府干预卫生的范围和程度,使政府对卫生的干预既不窒息市场的活力，也对卫生事业不失控，实现国家对卫生的宏观调控目标。

2. 保障公共卫生利益 国家发展卫生事业的目的是为了满足社会卫生需求，实现公共卫生利益。卫生法承担着这样的使命。卫生法中有关的公共卫生权利既体现在公共卫生领域，也体现在医疗保健领域；既体现在个人身上，也体现在群体身上。卫生法为了保护公共利益以及公共卫生利益关系人的权力，建立了完善的权利救济制度。

3. 规范卫生行政行为 卫生行政部门是卫生法的操作者之一，它代表国家运用公共权力维护卫生社会关系权利主体的权利，强制卫生社会关系义务主体或责任主体履行其义务、承担其责任，最终实现卫生法调整卫生社会关系的目的。因此，卫生行政部门必须在法律规定范围内行使自己的职权，同时，也必须按照法律规定的程序、要求行使自己的职权。在行使职权的过程中，卫生行政部门要把维护社会卫生秩序和保障公共卫生利益作为宗旨，做到合法行政，合理行政，程序正当，高效便民，诚实守信，权责统一，防止违法、滥用行政权力，并把自己的行政行为始终置于社会监督之下。

二、护理法的种类与内容

（一）护理法概述

护理法是指由国家、地方以及专业团体等制定的用以规范护理活动及调整因这些活动而产生的各种社会关系的法律规范的总和。从入学的护生到从事专科护理实践的护士，从在校培训到任职后的规范化培训、继续教育，从护理教育、临床护理到护理专业团体等均有涉及。不同的内容或程序有不同的护理法规及不同的制定和颁布者。

（二）护理法发展简史

1. 国外护理立法情况 护理立法始于20世纪初，英国1919年率先颁布了《英国护理法》，荷兰于1921年颁布了护理法，随后芬兰、意大利、波兰等国也相继颁布了护理法。1947年国际护士委员会出版了一系列有关护理立法的专著。1953年世界卫生组织（World Health Organization，WHO）发表了第一份有关护理立法的研究报告。国际护士协会在1953年召开的国际护士会议上通过了《护士伦理学国际法》，并于1956年修订并采纳。1968年，国际护士委员会特别设立了一个专家委员会，制定了护理立法史上划时代的文件《系统制定护理法规的参考性指导》（*A Propose Guide for Formulating Nursing Legislation*），为各国护理立法提供了权威性的指导。1973年，国际护理学会颁布《护士守则》。1984年，WHO调查报告指出，欧洲18国、西太平洋地区12国、中东20国、东南亚10国及非洲16国，均已制定了相应的护理法规。

2. 国内护理立法情况 我国护理法律、法规制订工作起步较西方国家晚，随着法制建设加强，国内护理立法逐步发展。1948年，在广州召开的第三届中国护士学会全国会员代表大会上，由国民政府卫生部护士处主任徐蔼诸提出"护士法草案提请商讨案"，经大会决议，选举刘干卿、王泰元、聂毓禅、胡悖五、刘效曾为委员，由聂毓禅为召集人的护士法起草小组，经开会讨论，一致通过"护士法草案提请商讨案"，但由于国内战事频繁，该草案并未付诸实施。中华人民共和国成立后，卫生部先后颁布了《医士、药剂士、助产士、护士、牙科技士暂行条例》(1952年发布，因各种原因停止施行)、《卫生技术人员职称及晋升条例（试行）》

(1979年)、《关于加强护理工作的意见》(1979年)。1985年,卫生部开始起草《护士法》,经多次修订论证,于1993年颁布了《护士管理办法》。2008年1月23日国务院通过了《护士管理条例》(简称《护士条例》),同年5月12日正式实施,该条例是我国的第一部护士条例,该条例的颁布实施有利于保障护士合法权益,规范护理行为,促进护理事业发展。2008年5月4日,卫生部通过了《护士注册管理办法》,并于5月12日起施行,进一步规范了护士执业注册管理。

(三) 护理立法的内容

大部分国家护理立法的基本内容主要包括总纲、护理教育、护士注册、护理服务四大部分。

1. 总纲部分　阐明护理法的法律地位、护理立法的基本目标、立法程序、护理的定义、护理工作的宗旨与人类健康的关系及其社会价值等。

2. 护理教育部分　包括教育种类、教育宗旨、专业设置、学制标准、审批程序、注册和取消注册的标准和程序等,也包括护生入学的条件、护理学校学制、课程设置,乃至课时安排计划、考试程序以及一整套科学评估护校的规定等。

3. 护士注册部分　包括有关注册种类、注册机构、本国或非本国护理人员申请注册的标准和程序,授予从事护理服务的资格或准予注册的标准等详细规定。

4. 护理服务部分　包括护理人员的分类命名,各类护理人员的职责范围、权利义务、管理系统以及各项专业工作规范、各类护理人员专业能力的应达标准、护理服务的伦理学问题等,还包括对违反这些规定的护理人员进行处理的程序等。

(四) 我国护理相关法律

广义的护理法包括护理专业法和相关法。我国现行的护理法规,基本上可以分为以下几大类(表9-2):

1. 医疗卫生法律　是指由全国人民代表大会及其常务委员会制定颁布的法律文件,主要包括《执业医师法》《传染病防治法》《职业病防治法》《母婴保健法》《药品管理法》等。这些是与护理专业相关的卫生法,到目前为止,这一层次的护理专业法仍旧空缺。

2. 行政法规　是指由国家最高行政机关及国务院制定颁布的规范性文件,主要包括《护士条例》《医疗事故处理条例》《医疗机构管理条例》《医疗废物管理条例》《医院感染管理办法》《血液制品管理条例》《麻醉药品和精神药品管理条例》等。除《护士条例》外,上述行政法规的某些条款都涉及护理专业。护理人员需了解与自己工作有关的法规并遵照执行。

3. 部门规章　是指由卫生部制定颁布或卫生部与有关部、委、办、局联合制定发布的具有法律效力的规范性文件。这些文件在全国范围内有效,效力低于法律、法规,如《医疗机构管理条例实施细则》《全国医院工作条例》《医院工作制度和工作人员职责》《医疗卫生机构医疗废物管理办法》《护士执业注册管理办法》《护士执业资格考试办法》等。

4. 诊疗护理规范、常规　广义的诊疗护理规范、常规是指卫生行政部门以及全国性行业协(学)会针对本行业的特点制定的各种标准、规程、规范、制度的总称。狭义的诊疗护理规范、常规是指医疗机构制定的本机构医务人员进行医疗、护理、检验、医技诊断治疗及医用物品供应等各项工作应遵循的工作方法、步骤。随着条例的实施，全国性的诊疗护理规范和常规应当会陆续制定、修订、公布和实施。

除上述 4 类以外，如劳动法、教育法、职业安全法，乃至医院本身所制定的规章制度，对护理实践也具有重要影响。

表 9-2　我国护理相关法的种类

制定部门	法律层次	名　称	实施时间
全国人民代表大会及其常务委员会	法律	《母婴保健法》	1995 年 6 月 1 日
		《献血法》	1998 年 10 月 1 日
		《执业医师法》	1999 年 5 月 1 日
		《药品管理法》	2001 年 12 月 1 日
		《人口与计划生育法》	2002 年 9 月 1 日
		《人口与计划生育法修正案》	2016 年 1 月 1 日
		《传染病防治法》	2004 年 12 月 1 日
		《侵权责任法》	2010 年 7 月 1 日
		《职业病防治法》	2011 年 12 月 31 日
		《精神卫生法》	2013 年 5 月 1 日
国务院	行政法规	《女职工劳动保护规定》	1988 年 7 月 21 号
		《传染病防治法实施办法》	1991 年 12 月 6 日
		《医疗机构管理条例》	1994 年 9 月 1 日
		《血液制品管理条例》	1996 年 12 月 30 号
		《医疗器械监督管理条例》	2000 年 4 月 1 号
		《母婴保健法实施办法》	2001 年 6 月 20 号
		《医疗事故处理条例》	2002 年 9 月 1 日
		《药品管理法实施条例》	2002 年 9 月 15 日
		《突发公共卫生事件应急条例》	2003 年 5 月 9 日
		《医疗废物管理条例》	2003 年 6 月 16 日
		《麻醉药品和精神药品管理条例》	2005 年 11 月 1 日
		《医院感染管理办法》	2006 年 9 月 1 日
		《护士条例》	2008 年 5 月 12 日
卫生部门	部门规章	《医疗机构管理条例实施细则》	1994 年 8 月 29 号
		《医疗卫生机构医疗废物管理办法》	2003 年 10 月 15 号
		《护士执业注册管理办法》	2008 年 5 月 12 号
		《护士执业资格考试办法》	2010 年 7 月 1 号
卫生部门、中华医学会、中华护理学会等	诊疗护理规范、常规	《临床输血技术规范》	2000 年 10 月 1 日
		《医院隔离技术规范》	2009 年 12 月 1 日
		《临床护理实践指南(2011 版)》	2011 年 6 月 23 号
		《医疗机构消毒技术规范》	2012 年 8 月 1 日
		《高压氧临床应用技术规范》	2013 年 11 月 1 日
		《护理分级》	2014 年 5 月 1 号

（五）我国与护理管理相关的法律、法规和政策

与护理相关的法律、法规、部门规章对护士的职业行为起到了规范的作用，护士只有在

日常活动中严格遵守这些法律、法规、部门规章,才能保证卫生事业健康有序地发展。

1.《护士条例》 该条例由 2008 年 1 月 23 日国务院第 206 次常务会议审议通过,自 2008 年 5 月 12 日起施行。该条例共计 6 章 35 条。旨在维护护士的合法权益,规范护理行为,促进护理事业发展,保障医疗安全和人体健康。内容包括:总则、执业注册、权利和义务、医疗卫生机构的职责、法律责任和附则 6 个部分。条例凸显了以下几个特点:①明确政府要加强宏观监督管理;②对医疗机构提出具体要求,如护士数量应达到相应的配备标准、提供卫生防护措施;③执行相应的福利待遇,保障护士合法权益;④强化护士的权利和义务;⑤明确法律责任,从卫生行政机关、医疗机构、护士和他人侵犯护士权益等层面分别规定各自的违规责任。

2.《护士注册管理办法》 2008 年 5 月 4 日经卫生部部务会议讨论通过,自 2008 年 5 月 12 日起施行。本办法共 24 条。旨在保护公民的身体健康和生命安全,保证医疗质量和医疗安全,规范护士执业注册管理。具体内容包括:行政部门的职责;申请护士执业注册应当具备的条件;护士执业注册的工作程序(包括首次执业注册、变更执业注册、延续执业注册、注销执业注册等情况);建立护士执业记录制度。

3.《医疗事故处理条例》 1987 年 6 月 29 日制定《医疗事故处理办法》,经修订后于 2002 年 2 月 20 日由国务院第 55 次常务会议通过《医疗事故处理条例》,于 2002 年 9 月 1 日起公布施行。本条例共计 7 章 63 条。此条例的制定旨在正确处理医疗事故,保护病人和医疗机构及其医务人员的合法权益,维护医疗秩序,保障医疗安全,促进医学科学的发展。条例规定了医务人员在医疗活动中违反了法律法规、部门规章、诊疗规范,造成病人人身损害应受到的处罚,就医疗事故的范围、鉴定、赔偿和处理等方面作了详细的规定。

(1)医疗事故:是指医疗机构及其医务人员在医疗活动中,违反医疗卫生管理法律、行政法规、部门规章和诊疗护理规范、常规,过失造成病人人身损害的事故。

(2)根据对病人人身造成的损害程度,将医疗事故分为 4 级:

一级医疗事故:造成病人人身死亡、重度残疾;

二级医疗事故:造成病人中度残疾、器官组织损伤,导致严重功能障碍;

三级医疗事故:造成病人轻度残疾、器官组织损伤,导致一般功能障碍;

四级医疗事故:造成病人明显人身损害的其他后果。

(3)医疗事故预防处置:条例中对医疗事故的预防处置做了明确规定,例如,因抢救急危病人,未能及时书写病历的,有关医务人员应当在抢救结束后 6 小时内据实补记,并加以注明;严禁涂改、伪造、隐匿、销毁或者抢夺病历资料;疑似输液、输血、注射、药物等引起不良后果的,医患双方应当共同对现场实物进行封存和启封,封存的现场实物由医疗机构保管;需要检验的,应当由双方共同指定的、依法具有检验资格的检验机构进行检验;双方无法共同指定时,由卫生行政部门指定;疑似输血引起不良后果,需要对血液进行封存保留的,医疗机构应当通知提供该血液的采供血机构派员到场;病人死亡,医患双方当事人不能确定死因或者对死因有异议的,应当在病人死亡后 48 小时内进行尸体检验(简称尸检);具备尸体冻存条件的,可以延长至 7 日。尸检应当经死者近亲属同意并签字,尸检应当由按照国家有关规定取得相应资格的机构和病理解剖专业技术人员进行。

4.《侵权责任法》 2009年12月26日,由第十一届全国人大常务委员会第十二次会议审议通过,2010年7月1日起实施。此法律的制定旨在保护民事主体的合法权益,明确侵权责任,预防并制裁侵权行为,促进社会和谐稳定。《侵权责任法》是我国第一部就侵权责任做专门规范的基本法,对于我国侵权责任损害赔偿具有重要的意义。其中,第7章为医疗损害责任,共11条,从法律层面对医疗损害责任做了专门的规定,这是我国第一次对医疗赔偿责任设立专章进行较为系统、全面的规定,是我国医疗侵权法律发展史上的重大进步,对规范医疗活动具有重要的意义。根据《侵权责任法》,只要法院认定医疗机构的行为构成侵权行为,就可判决医疗机构承担相应的民事赔偿责任,不必通过医疗事故鉴定。侵权责任法规定了以下3种情形:①违反法律、行政法规、规章以及其他有关诊疗规范的规定;②隐匿或者拒绝提供与纠纷有关的病历资料;③伪造、篡改或者销毁病历资料。以上任何一种情形造成病人的损害,即可推定医疗机构有过错。

5.《医院感染管理办法》 2006年6月15日,经卫生部部务会议讨论通过,自2006年9月1日起施行。本办法共计7章39条。旨在加强医院感染管理,有效预防和控制医院感染,提高医疗质量,保证医疗安全。《医院感染管理办法》明确了医院感染管理实施、监督管理工作,明确了医院感染管理组织与职责、医院感染的预防和控制、医院感染知识的人员培训等要求。有关文件包括《消毒管理办法》《抗菌药物临床应用指导原则》《国家突发公共卫生事件相关信息报告管理工作规范(试行)》《传染病防治法》《国家突发公共卫生事件应急预案》等。

6.《传染病防治法》 2004年8月28日,该法律由第十届全国人民代表大会常务委员会第十一次会议修订通过,自2004年12月1日起施行。2013年6月29日第十二届全国人民代表大会常务委员会第三次会议通过,对《传染病防治法》做出修改。本法共计9章80条,旨在预防、控制和消除传染病的发生与流行,保障人体健康和公共卫生。国家对传染病防治实行预防为主的方针,防治结合,分类管理,依靠科学,依靠群众。本法规定的传染病分为甲类、乙类和丙类,含传染病预防、疫情报告、通报和公布、疫情控制、医疗救治、监督管理、保障措施等规定。

7.《医疗废物管理条例》 2003年6月4日,该条例由国务院第十次常务会议审议通过,2003年6月16日由国务院发布,自公布之日起施行。本条例共计7章57条。根据《传染病防治法》和《固体废物污染环境防治法》制定,旨在加强医疗废物的安全管理,防止疾病传播,保护环境,保障人民健康。医疗废物属于危险废物,具有感染性、毒性及其他危害性,处置不当既污染环境,又危害人体健康。本条例规定了对医疗废物收集、存放、转运及处置的要求及监督管理等,建立、健全了医疗废物集中无害化处置制度,杜绝医疗废物流向社会,消除污染和疾病传播隐患。

8.《医疗机构管理条例》 1994年9月1日,该条例由国务院颁布施行。本条例共计7章55条。该条例旨在加强对医疗机构的管理,促进医疗卫生事业的发展,保障公民健康。本条例是医疗机构管理法律体系的主干,是纲领性法律。适用于从事疾病诊断、治疗活动的医院、卫生院、疗养院、门诊部、诊所、卫生所(室)以及急救站等医疗机构。

9. 其他 如《药品管理法》《医疗器械管理条例》《麻醉药品和精神药品管理条例》《血液

制品管理条例》等。

第二节　护理管理中常见的法律问题

一、护士的职业权利和义务

护士的权利与义务是基于护士特定的职业性质而产生和存在的,因此,它具有在护理活动中产生并由法律规范所规定的特征。护士的权利和义务是统一的。

(一)护士的职业权利

为了保证护士安心工作,鼓励人们从事护理工作,满足人民群众对护理服务的需求,《护士条例》规定,国务院有关部门、县级以上地方人民政府及其有关部门以及乡(镇)人民政府应当采取措施,改善护士的工作条件,保障护士待遇,加强护士队伍建设,促进护理事业健康发展。《护士条例》规定,护士执业享有以下权利:

1. 保障福利待遇的权利　护士有按照国家有关规定获取工资报酬、享受福利待遇、参加社会保险的权利。任何单位或者个人不得克扣护士工资,降低或者取消护士福利等待遇。本条例规定着重解决一些医疗机构对聘用的合同制护士同工不同酬以及其他不公正待遇的问题。明确了护士的基本物质保障权利,这是宪法赋予公民作为劳动者获得报酬、福利待遇权利的具体化。待遇包括护士的工资、各种津贴以及在生育、疾病、伤残、休假、退休等方面的福利。

2. 获得职业防护的权利　有获得与其所从事的护理工作相适应的卫生防护、医疗保健服务的权利。从事直接接触有毒、有害物质及有感染传染病危险工作的护士,有依照有关法律、行政法规的规定接受职业健康监护的权利;患职业病者有依照有关法律、行政法规的规定获得赔偿的权利。护士工作面对医院内特有的生物性、放射性、物理性、化学性等多种职业危害,同时,由于护理工作的高强度性,护理人员心理上经常处于高度应激状态。医疗卫生机构要加强对护士职业安全的保护,提供必要的防护物品,对生物的、化学的诸多危险因素进行防范,同时,护士也应当提高职业安全意识,正确实施安全防护措施,预防职业性的健康损害。

3. 提升业务能力的权利　有按照国家有关规定获得与本人业务能力和学术水平相应的专业技术职务、职称的权利;有参加专业培训、从事学术研究和交流、参加行业协会和专业学术团体的权利。

4. 获得履行护理职责的权利　有获得疾病诊疗、护理相关信息的权利和其他与履行护理职责相关的权利,可以对医疗卫生机构和卫生主管部门的工作提出意见和建议。护士履行护理职责,应当享有相关权利,例如,根据病人的病情和身心状况,提出和实施护理计划,促进病人康复。在特定情况下,如病人患有传染病或者精神疾病,护士为了保证病人自身安全和其他人员安全,有权利对病人实施隔离或者约束等限制措施。

5. 获得表彰奖励的权利　国务院有关部门对在护理工作中做出杰出贡献的护士,应当授予全国卫生系统先进工作者荣誉称号或者颁发白求恩奖章,受到表彰、奖励的护士享受省部级劳动模范、先进工作者待遇；对长期从事护理工作的护士应当颁发荣誉证书。具体办法由国务院有关部门制定。县级以上地方人民政府及其有关部门对本行政区域内做出突出贡献的护士，按照省、自治区、直辖市人民政府的有关规定给予表彰、奖励。

（二）护士的职业义务

规范护士执业行为、提高护理质量，是保障医疗安全、防范医疗事故、改善护患关系的重要方面。《护士条例》规定，护士执业应当履行下列义务：

1. 依法执业的义务 护士执业应当遵守法律、法规、规章和诊疗技术规范的规定。本条例规定是护士执业的根本准则，即合法性原则。这一原则涵盖了护士执业的基本要求，包含了护士执业过程中应当遵守的大量具体规范和应当履行的大量义务。通过法律、法规、规章和诊疗技术规范的约束，护士履行对病人、病人家属以及社会的义务。例如，严格地按照规范进行护理技术操作；为病人提供良好的环境，确保其舒适和安全；主动征求病人及家属的意见，及时改进工作中的不足；认真执行医嘱，注重与医师之间相互沟通；积极开展健康教育，指导人们建立正确的卫生观念、培养健康行为，唤起民众对健康的重视，促进地区或国家健康保障机制的建立和完善。

2. 紧急救治病人的义务 护士在执业活动中，发现病人病情危急，应当立即通知医师；在紧急情况下为抢救垂危病人生命，应当先行实施必要的紧急救护。

本条例规定体现了病人生命至上的救护原则。例如，在工作中经常遇到护士独立值班时，病人突然发生心脏骤停，如果不立即进行心肺复苏，病人就会面临死亡的危险。此时，一方面，护士应马上通知医师，另一方面，要立即实施心肺复苏。护士实施必要的抢救措施，必须依照诊疗技术规范，根据病人的实际情况以及自身的能力水平，实施力所能及的正确救护，以避免对病人造成伤害。因此，要求护士要加强学习，积累工作经验，熟练掌握临床抢救的复苏技术，提高对急危重症病人的抢救能力。

3. 正确查对、执行医嘱的义务 护士发现医嘱违反法律、法规、规章或者诊疗技术规范规定的，应当及时向开具医嘱的医师提出；必要时，应当向该医师所在科室的负责人或者医疗卫生机构负责医疗服务管理的人员报告。医嘱是医师在医疗活动中下达的医学指令，医师对病人进行诊断和病情判断后，以医嘱的形式将病人的治疗计划付诸实施。医嘱通常是护士对病人施行诊断和治疗措施的依据。在执行医嘱的工作中，应当把握好两个方面的问题：一是正确执行医嘱；二是拒绝执行有问题的医嘱。

4. 尊重爱护病人和保护病人隐私的义务 护士应当尊重、关心、爱护病人，保护病人的隐私。护士是为人的健康提供护理服务的，在实践层面上，护理最根本的职业特征是人本观和人文精神，即人道主义精神，在工作中具体体现为对病人人格、尊严的尊重，体现为对病人的关心、关怀和关爱，体现为对病人生命与生存质量的关注。对病人的尊重和关爱是一切护理活动的出发点和归宿。此外，从护士的职业道德角度来说，本条例规定了护士有义务保护病人的隐私，避免因泄露病人的隐私而对病人造成不良影响。

5. 服从应急事件救护工作安排的义务 护士有义务参与公共卫生和疾病预防控制工作。发生自然灾害、公共卫生事件等严重威胁公众生命健康的突发事件，护士应当服从县级以上人民政府卫生主管部门或者所在医疗卫生机构的安排，参加医疗救护。该项义务是护士的一项社会义务。在发生自然灾害、公共卫生突发事件时，护士的个人利益要服从集体利益、社会利益和国家利益。这是集体主义原则的体现。在突发公共卫生事件中，个人为了保全社会大众的最大利益，可能放弃或牺牲自己的一部分利益，服从安排，最大程度地防止突发事件的扩大。

二、依法执业问题

（一）侵权行为与犯罪

1. 侵权行为　侵权行为是指医护人员对病人的权利进行侵害导致病人利益受损的行为。护理工作中常有潜在的侵权行为发生。侵权行为是违反法律的行为，可通过调节、赔偿等民事方式解决，情节严重者要承担刑事责任。侵权行为主要涉及侵犯病人的自由权、生命健康权、隐私权等。

（1）自由权：是指公民在法律规定的范围内，按照自己的意志和利益进行思维和行动而不受外来约束、控制和妨碍的权利。病人的自由权受宪法保护，护士执业时，应注意保障病人的自由权。如护士以治疗的名义，非法拘禁或以其他形式限制和剥夺病人的自由，即是侵犯了病人的自由权。

（2）生命健康权：是公民享有的最基本的权利：①生命权是指自然人的生命安全不受侵犯的权利。生命权的基本内容指一个人的心跳、心脑电波不停止情况下的生存权，以及心跳、呼吸、心脑电波停止情况下的再生存权。对生命权的尊重具体体现在病人病情发生变化时，护理人员是否按照等级护理规定巡视，及时发现，及时报告，及时处理；病人发生呼吸心跳停止时，护理人员是否给予及时、有效、积极的救治。②健康权是指公民的身体健康不受非法侵害的权利。公民的健康，既包括各器官系统生理机能的健康，也包括精神上的健康。保护公民的生命健康权是我国卫生法律的主要任务。在护理工作中，常见的侵犯公民生命健康权的情形有以下两种：一是发生在生理上的侵权行为，如因护理人员护理责任、护理技术过失导致各种并发症或不良后果，造成病人生理功能的障碍，影响健康质量；二是发生在心理上的侵权行为，如护理人员对病人的缺陷、疾病进行医疗讨论外的议论，造成病人的心理压力。发生在心理上的侵权因缺乏客观的判定依据，常不作为健康权的侵权诉讼理由，但在工作中不经意间易发生此种侵权行为，值得医护人员特别关注。所以，护士执业时，错误使用医疗器械，不按操作规程办事，造成病人身体受损，或使用恶性语言，采取不良行为，造成病人心理损害，这些行为都侵犯了公民的生命健康权。

（3）隐私权：指公民隐私不受非法侵害的权利。侵犯隐私权即非法侵入他人私生活，伤害他人的感情，给他人带来不良的社会影响的行为。在护理实践中侵犯病人隐私权主要表现为 4 个方面：①未经病人知情同意，随意使用病人的姓名等资料获取利润，如利用病人的照片或姓名资料做广告而获利。②不正当的侵入，如未经病人同意，护士将治疗护理过程拍摄照片、录音。③扩散病人的资料，如把病人的资料随意给予与该病人治疗和护理无关的医务人员，或者将病人告知的秘密未经同意与他人随意谈论，造成恶劣影响等。④发表攻击性的虚假信息。《护士条例》规定：护士应当尊重、关心、爱护病人，保护病人的隐私。护士在执业活动中有泄露病人隐私的，由县级以上地方人民政府卫生主管部门依据职责分工责令改正，给予警告；情节严重的，暂停其 6 个月以上 1 年以下执业活动，直至由原发证部门吊销其护士执业证书。

2. 犯罪 指危害社会、触犯国家刑律、应当受到法律惩处的行为。根据行为人主观方面内容的不同，犯罪可分为故意犯罪和过失犯罪。故意犯罪是明知自己的行为会发生危害社会的结果，并且希望或放任这种结果发生，因而构成犯罪。过失犯罪是指行为人应当预见自己的行为可能发生危害社会的结果，因为疏忽大意而没有预见，或已经预见而轻信能够避免，以致发生这种不良结果而构成的犯罪。例如，注射青霉素时出现过敏反应可导致死亡，护士必须在注射前给病人做皮试。如果护士认为病人发生过敏反应的可能性很小，应该不会过敏，没有给病人做皮试而导致病人死亡，则构成犯罪。

从护理的角度来看，有时在同一护理活动中，侵权行为与犯罪可能同时存在。侵权行为可能不构成犯罪，但犯罪必然有对被害人合法权益的严重侵害。因此，对护理行为的目的及结果的准确鉴定是分清侵权与犯罪的关键。从法律后果的角度来看，侵权行为的法律责任多为民事责任，而犯罪行为既有民事责任，也有刑事责任。

（二）失职行为

失职行为是指主观上的不良行为或明显的疏忽大意，造成严重后果者的行为。临床实践中出现以下行为为失职行为：

（1）对急危重症病人，片面强调制度、手续而拒收病人，或不负责任地转院、转科，或不采取应当采取的急救措施，以致贻误抢救时机的行为。

（2）诊治工作中，知道或应当知道病情疑难而不请示或不执行上级医师指导，擅自处理的；上级医师接到下级医师报告后，不及时认真处理的行为。

（3）手术治疗中，开错部位、摘错器官、遗留器械纱布等异物在病人体内，或不按操作规程而错伤重要器官的行为。

（4）护理工作中，不严格执行查对制度，不按规定交接班，不遵医嘱，护理不当，或其他违反制度、操作规程的行为。

（5）助产中，违反接产原则和操作规程的行为。

（6）用药过程中，违反药物禁忌或药物过敏试验等使用规定的行为。

（7）在医疗工作中，不掌握医疗原则，滥用毒品、麻醉药品、剧毒药品，开错或用错药的行为。

（8）生物制品的接种途径、剂量、部位错误或操作中消毒不严的行为。

（9）在药剂工作中，配错处方、发错药、写错用法、贴错标签、制剂含量错误，以及其他违反操作规程的行为。

（10）检验、放射、病理等其他非临床部门，漏报、错报检查结果，验错血型、发错血、拍错片等行为。

（11）麻醉中选错麻醉方式、部位，用错麻醉药或用麻醉药过量以及不认真观察病员用药后的病情变化，违反操作规程的行为。

（12）医院领导、行政、后勤及其他有关人员，在抢救病员过程中，玩忽职守，借故推诿，拖延时间，而影响医疗护理工作的行为。

（13）其他失职行为。

在护理活动中，护士不遵守规章制度和护理操作规范；没有严格执行查对制度或无菌操作；不坚守岗位；不按要求巡视观察病人病情；护理文书书写不实事求是；盲目操作不了解的设备仪器而引起病人的不良后果等情形,都属于失职行为。

(三) 执行医嘱的合法性

1. 依法执行正确的医嘱 医嘱通常是护士对病人实施治疗、护理的依据,具有法律效应。执行医嘱是护士的重要职责,一般情况下,护理人员应严格正确地执行医嘱,随意篡改或无故不执行医嘱都属于违规行为。如果发现医嘱有明显的错误,护理人员有权拒绝执行,并向医生提出质疑和申辩。《护士条例》规定,护士发现医嘱违反法律、法规、规章或者诊疗技术规范规定的,应当及时向开具医嘱的医师提出意见;必要时,应当向该医师所在科室的负责人或者医疗卫生机构负责医疗服务管理的人员报告;另一方面,若明知该医嘱有错误,可能给病人造成损害,但护士不提出质疑,或由于疏忽大意而忽视了医嘱中的错误,由此产生的严重后果将由护士与医生共同承担相应的法律责任。

严格、正确、及时执行医嘱是护士对病人安全应尽的责任和义务。医生的医嘱是写在病历或处方上的,尽管可能会有错误,但因其并未直接进入人体,所以并不会给病人带来伤害;反之,护士因工作性质直接和病人接触,稍有疏忽,即可对病人产生不可挽回的影响。从这个角度出发,可以说护士比医生的责任更重大。护理人员如果不认真执行医嘱查对制度,盲目执行错误医嘱,执行医嘱失误,私自改变医嘱,造成严重后果,必须承担法律责任。

2. 执行口头医嘱的法律规定 《护士条例》规定,护士在执业活动中,发现病人病情危急,应当立即通知医师;在紧急情况下为抢救垂危病人生命,应当先行实施必要的紧急救护。在紧急救护情况之下,为了挽救病人的生命抓住抢救时机,护士不能消极地等待医嘱,而是尽快独立判断并进行必要的处理和急救措施。例如当发现病人突然出现呼吸心搏骤停,除指派人呼叫医生外,应该立即施行人工呼吸和胸外心脏按压,直到其他医务人员到达并接替抢救。此外,一般情况下,医生不得下达口头医嘱,在危重症或急诊病人抢救过程中,必须争分夺秒,医生通常采用口头医嘱。护士应当对医生的口头医嘱复述一遍,核对无误后再执行,并及时做好记录。

(四) 护理文书书写规范

护理文书是病历的组成部分,各种护理记录既是医生观察诊疗效果、调整治疗方案的重要依据,也是衡量护理质量高低的标准之一,也是民事法律关系的根据和处理医疗纠纷的证据。如发生医疗等纠纷,或涉嫌刑事案件时,完整而可靠的护理记录可提供诊治的真实经过,使其成为重要的法律证据或线索。因此,各种护理文书的书写应客观、真实、准确、及时、完整。

(五) 麻醉药品与物品管理

麻醉药品主要是指哌替啶、吗啡类药物。临床上通常只用于晚期癌症或术后镇痛等。这类药物应由两人锁于专柜内负责保管,护士只能凭医嘱领取及应用这些药物。如护士利用工作便利随意窃取、盗卖或自己使用这些药物,则会构成贩毒、吸毒罪。因此,护理管理者应严格进行这类药品的管理,并经常向有条件接触这类药品的护理人员进行法律教育。另外,护理人员还负责保管、使用各种贵重药品、医疗用品、办公用品等,绝不允许利用职务之便,将这些物品占为己有。如占为己有,情节严重者,可被起诉犯盗窃公共财产罪。

（六）护生的法律身份问题

护生是正在学习护理专业的学生。《护士条例》第 21 条明确规定：在教学、综合医院进行护理临床实习的人员应当在护士指导下开展有关工作。因此，护理专业学生在临床护理活动中不具备职业资格，没有独立工作的权利，只能在执业护士的严密监督和指导下实施护理，特别是侵入性护理操作，否则其行为将被认为是侵权行为。若护生未经批准擅自操作对发生的后果将承担相应责任，将受到批评教育或处分，承担民事责任，甚至刑事责任。所以，护理专业学生进入临床实习前，应该明确自己法定的职责范围。护士长在排班时，不可只考虑人员的一时短缺而将护生当作执业护士使用。

三、执业安全问题

（一）执业资格

护理工作是一项专业性比较强的工作，没有经过正规专业训练，没有得到权威部门认可的人员，不得从事护士工作。《护士条例》第 21 条明确规定，医疗卫生机构不得允许下列人员在本机构从事护理活动：①未取得护士执业证书的人员；②未按规定办理执业地点变更手续的护士；③执业注册有效期满未延续注册的护士；④虽取得执业证书但未经注册的护士。护理管理者可以安排这些人员在注册护士的指导下做一些护理辅助工作，不能以任何理由安排独自上岗，否则就视为无证上岗和非法执业。

（二）职业安全

职业安全是以防止职工在执业活动过程中发生各种伤亡事故为目的的工作领域及在法律、技术、设备、组织制度和教育等方面所采取的相应措施。护理工作面临一定的职业危害，如生物性、化学性、物理性等危害，尤其在护理高危人群时，护士有发生疾病感染、受到伤害的可能。《护士条例》第 22 条规定："医疗卫生机构应当为护士提供卫生防护用品，并采取有效的卫生防护措施和医疗保健措施。"由于护理工作服务对象的特殊性，护士也可能受到语言或身体暴力的威胁。《护士条例》第 33 条规定："扰乱医疗秩序，阻碍护士依法开展执业活动，侮辱、威胁、殴打护士，或者有其他侵犯护士合法权益行为的，由公安机关依照《治安管理处罚法》的规定给予处罚；构成犯罪的，依法追究刑事责任。"侵犯护士人身权利，情节较轻的，可依照《治安管理处罚法》的有关规定来处理；侵犯护士人身权利，情节严重的，如果触犯刑律，可以通过公安、检察机关依法诉讼，或者受害护士采取刑事自诉的方式，用《刑法》的有关规定来追究有关人员的刑事责任。因此，护理管理者应该重视护士职业安全，加强教育，提高护士的防护知识和意识，为护士提供必要的防护用具、药品和设备，最大限度地保障护士的职业安全。

（三）职业保险

职业保险又称职业责任保险，是指各种专业技术人员购买相应的职业保险，专业技术人员因工作上的疏忽大意或过失造成他人的人身伤害或财产损失的经济赔偿责任由保险公司承担。护士及所在工作机构可通过定期向保险公司交纳保险费，使其一旦在职业保险范围内突然发生责任事故时,由保险公司承担对受损害者的赔偿。目前世界上大多数国家的护士几乎都参加职业保险。

参加职业保险被认为是对护理人员自身利益的一种保护形式,虽然并不能免除护理人员在护理纠纷或事故中的法律责任,但实际上可在一定程度上抵消其为该责任所付出的赔偿。参加职业保险有以下好处:①保险公司可在政策范围内为其提供法定代理人,以避免其受法庭审判的影响或减轻法庭的判决。②保险公司可在败诉以后为其支付巨额赔偿金,使其不至于因此造成经济上的损失。③因受害者能得到及时合适的经济补偿,而减轻护理人员在道义上的负罪感,较快地恢复心理平衡。

四、护理不良事件

(一)护理不良事件概述

1. 概念　护理不良事件是指护理过程中发生的、不在计划中的、未预计到的或通常不希望发生的事件,包括病人在住院期间发生的死亡、坠床、跌倒、用药错误、走失、误吸或窒息、烫伤及其他与病人安全相关的非正常的护理意外事件。

2. 分级　护理工作伴随病人入院至出院的全过程,护理服务是高风险、高责任心的技术性服务,由于职业的特殊性、疾病的复杂性和不可预见性及医学技术的局限性,护理不良事件时有发生,可造成病人不同程度的伤害,按护理风险事件发生后对病人健康影响的程度,可将护理不良事件划分为 4 级:

Ⅰ级事件(警告事件):非预期的死亡,或是非疾病自然进展过程中造成的永久性功能丧失。

Ⅱ级事件(不良后果事件):在疾病医疗过程中,因诊疗活动而非疾病本身造成的病人机体与功能损害。

Ⅲ级事件(未造成后果事件):虽然发生了错误事实,但未给病人造成机体与功能任何损害,或虽有轻微后果但不需要任何处理即可完全康复。

Ⅳ级事件(隐患事件或近似错误):由于及时发现错误,未形成事实。

根据上述分级标准,Ⅲ级和Ⅳ级事件均未造成病人损害,故而其属于未遂事件,Ⅱ级事件造成病人出现不同程度的损害,由此也会导致相应不同程度的法律风险,Ⅰ级事件的法律风险最大。

(二)与护理不良事件管理相关的法律规定

1. 防范和处理预案　医疗机构应当坚持"预防为主"的原则,切实采取有效措施防止不良事件的发生,以事前防范为主,做到防患于未然。医疗机构应当制订切实可行的预防方案和处置预案。预案是事前制定的一系列应急反应程序,明确应急机制中各有关部门和人员的组成、具体分工和职责、告知措施以及相互之间的协调关系。预案在其针对的情况出现时启动。《医疗事故处理条例》第 12 条规定:"医疗机构应当制定防范、处理医疗事故的预案,预防医疗事故的发生,减轻医疗事故的损害。"医疗机构制订的应急预案包括两种:防范医疗事故的预案和处置医疗事故争议的预案。

(1)防范预案:要求医疗机构内部参与医疗行为的各个部门、各个环节的各类人员,在不良事件防范中发挥作用。针对容易引起医疗事故的医疗护理质量、诊疗技术水平、服务态度等因素制定各项预防措施。护理部门和护理人员，与医疗事故的发生有着密切关系，因此要求护理部门也要制订有针对性的防范医疗事故发生的预案。

（2）处置争议的预案：要求建立医疗纠纷专门处理机构，负责医疗、护理纠纷的投诉、处置、调查、谈判、和解、鉴定和应诉，为医疗护理质量管理提供反馈信息。同时要建立医疗机构内部报告制度。在发生医疗损害不良事件后，临床科室和医护人员在上报相关信息的同时，要采取有效措施，防止损害结果扩大，减少病人的损失。最后，要对有争议的不良事件进行调查并分析原因，提出处理意见和改进措施，防止类似事件发生。

2. 不良事件报告　不良事件的报告工作非常重要，《医疗事故处理条例》专门进行了详细规定，卫生部于 2002 年 8 月 16 日还专门发布了《重大医疗过失行为和医疗事故报告制度的规定》。

（1）医疗机构内部报告：主要以个人为报告单位，由医院护理主管部门自行管理。《医疗事故处理条例》第 13 条规定："医务人员在医疗活动中发生或者发现医疗事故、可能引起医疗事故的医疗过失行为或者发生医疗事故争议的，应当立即向所在科室负责人报告，科室负责人应当及时向本医疗机构负责医疗服务质量监控的部门或者专职人员报告；负责医疗服务质量监控的部门或者专职人员接到报告后，应当立即进行调查、核实，将有关情况如实向本医疗机构的负责人报告，并向病人通报、解释。"

（2）向卫生行政部门报告：主要以医院护理主管部门为报告单位，由卫生行政部门或行业组织管理。《医疗事故处理条例》第 14 条规定："发生医疗事故的，医疗机构应当按照规定向所在地卫生行政部门报告。发生下列重大医疗过失行为的，医疗机构应当在 12 小时内向所在地卫生行政部门报告：①导致病人死亡或者可能为二级以上的医疗事故。②导致 3 人以上人身损害后果。③国务院卫生行政部门和省、自治区、直辖市人民政府卫生行政部门规定的其他情形。"

《三级综合医院评审标准》（2011 年版）明确倡导和鼓励主动上报医疗安全（不良）事件，卫生部建立《医疗安全（不良）事件报告系统》，要求医务人员对不良事件报告制度知晓率要达到 100%，不良事件呈报实行非惩罚制度。护理不良事件报告的范围主要包括：①可疑即报，只要不能排除事件的发生和护理行为无关就报。②隐患（濒临事件）上报，有些事件虽然当时并未构成伤害，但根据护理人员的经验认为，再次发生同类事件的时候，可能会造成病人伤害，也需要上报。③伤害事件上报，必须报告加重病人病情或造成死亡的医疗差错。

3. 证据保全　证据保全包括证据的固定和保管，是指为了防止特定的自然泯灭、人为毁灭或者以后难以取得，因而在收集证据时、诉讼前或诉讼中用一定的形式将证据固定下来，加以妥善保管，以便诉讼中司法人员或者律师在分析、认定案件事实时使用。

《民事诉讼法》第 74 条规定："在证据可能灭失或者以后难以取得的情况下，诉讼参加人可以向人民法院申请保全证据，人民法院也可以主动采取保全措施。"不过这是指在诉讼程序启动之后，而医疗护理纠纷从发生到诉讼往往有一段漫长的过程，因此，医（护）患双方不可能申请人民法院进行诉讼保全。《医疗事故处理条例》第 16 条、第 17 条分别对病历和可疑医疗物品的保全进行了规定，要求医患双方当事人自行实施证据保全。

证据保全的方法，在最高人民法院《关于民事诉讼证据的若干规定》第 24 条中规定：

"人民法院进行证据保全,可以根据具体情况,采取查封、扣押、拍照、录音、录像、复制、鉴定、勘验、制作笔录等方法。"《医疗事故处理条例》第 16 条、第 17 条主要规定了封存的方法。

(1)病历封存:病历封存是指发生医疗护理纠纷之后,应患者方的要求,在医(护)患双方参与之下对病历资料或其复印件予以封存的过程。病历封存的目的是为了保全病历的证据价值,防止病历失真,减少今后鉴定或者诉讼时患者方对病历内容真实性提出质疑的可能性。

(2)可疑医疗用品封存:关于可疑医疗物品的封存,在《医疗事故处理条例》第 17 条规定:"①疑似输液、输血、注射、药物等引起不良后果的,医患双方应当共同对现场实物进行封存和启封,封存的现场实物由医疗机构保管;需要检验的,应当由双方共同指定的、依法具有检验资格的检验机构进行检验;双方无法共同指定时,由卫生行政部门指定。②疑似输血引起不良后果,需要对血液进行封存保留的,医疗机构应当通知提供该血液的采供血机构派人员到场。"

可疑医疗物品是指在输液、输血、注射、药物治疗过程中,发生了疑似输液、输血、注射、药物引起的不良后果,输液、输血、注射、药物治疗所使用的医疗物品,包括输液瓶及剩余的瓶装物、输液管、剩余药瓶及包装、输血设备、剩余的输入血液及包装、注射器、注射用药及包装等,都属于可疑医疗物品。医疗物品封存的目的与病历封存有根本不同,后者在于防止病历失真,不用担心病历的变质或毁损;前者虽然也是要保证可疑医疗药品的真实性,更重要的还是要及时送检,通过权威检测鉴定单位的鉴定,明确医疗机构给病人使用的医疗物品是否存在质量或者其他问题,从而有助于法律问题的处理。

(3)尸体解剖:在医疗过程中病人最终死亡的,经常会引发法律纠纷。护士需要具备相关法律意识和伦理道德,要进行妥善处理。是否对尸体进行系统的病理学解剖,查明病因,明确病因,直接关系到医疗事故技术鉴定甚至司法审判。因此,告知病人家属尸体解剖的必要性以及是否申请做尸体解剖就显得非常重要。

根据《医疗事故处理条例》第 18 条的规定,医疗机构在病人死亡后,病人家属对医院的死因诊断有异议的,应当告知家属进行尸体解剖检验(以下简称尸检),具体告知的内容包括:①尸体解剖的法律规定。根据《尸体解剖规则》的规定,尸体解剖决定权在病人家属,医疗机构仅有建议权;应当在病人死亡后 48 小时内进行尸检;具备尸体冻存条件的,可以延长至 7 日。②尸体解剖对于查明死因、查清医疗过失事件具有非常重要的意义,对日后医疗事故技术鉴定和医疗纠纷案件的诉讼处理具有决定性作用。③不进行尸体解剖,病人家属在将来的医疗事故技术鉴定和诉讼中将面临承担不利后果的可能。

(三)学习法律在处理护理不良事件中的意义

1. 护理管理法制化 为预防护理不良事件的发生,护士需要具备相应的法律知识,管理者应提供相应的、系统化的培训,强化护理队伍的法律意识。此外,为减少护理不良事件发生,管理者需要制订预防不良事件发生的相关制度,护理相关的法律可提供法制化的规范和标准,促进护理管理的法制化建设。

2. 保障护理安全 法律意识有助于护理人员自觉遵守医疗卫生管理法律、行政法规、部门规章和诊疗护理规范、常规,遵守护理服务职业道德,规范护理行为,从而减少护理不良事件的发生。

3. 职责范围有法可依 护理人员在履行自己的法定职责等方面有法可依，同时病人的权益也受到法律保护。

4. 承担法律责任 护理工作质量直接关系病人的生命安全和健康，影响病人及其家属的人身利益、医疗机构的利益以及与其相关的医生、护士、医技人员的利益。护理工作中出现的任何过失，如果侵害他人的合法权益，都需要承担相应的法律责任。

（徐中芹）

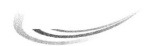

附　录

附录 1　护士条例

护士条例

中华人民共和国国务院令

第 517 号

《护士条例》已经 2008 年 1 月 23 日国务院第 206 次常务会议通过，现予公布，自 2008 年 5 月 12 日起施行。

总　理　温家宝

二零零八年一月三十一日

第一章　总则

第一条　为了维护护士的合法权益，规范护理行为，促进护理事业发展，保障医疗安全和人体健康，制定本条例。

第二条　本条例所称护士，是指经执业注册取得护士执业证书，依照本条例规定从事护理活动，履行保护生命、减轻痛苦、增进健康职责的卫生技术人员。

第三条　护士人格尊严、人身安全不受侵犯。护士依法履行职责，受法律保护。

全社会应当尊重护士。

第四条　国务院有关部门、县级以上地方人民政府及其有关部门以及乡（镇）人民政府应当采取措施，改善护士的工作条件，保障护士待遇，加强护士队伍建设，促进护理事业健康发展。

国务院有关部门和县级以上地方人民政府应当采取措施，鼓励护士到农村、基层医疗卫生机构工作。

第五条　国务院卫生主管部门负责全国的护士监督管理工作。

县级以上地方人民政府卫生主管部门负责本行政区域的护士监督管理工作。

第六条　国务院有关部门对在护理工作中做出杰出贡献的护士，应当授予全国卫生系统先进工作者荣誉称号或者颁发白求恩奖章，受到表彰、奖励的护士享受省部级劳动模范、先进工作者待遇；对长期从事护理工作的护士应当颁发荣誉证书。具体办法由国务院有关部门制定。

县级以上地方人民政府及其有关部门对本行政区域内做出突出贡献的护士，按照省、自治区、直辖市人民政府的有关规定给予表彰、奖励。

第二章　执业注册

第七条　护士执业，应当经执业注册取得护士执业证书。

申请护士执业注册，应当具备下列条件：

（一）具有完全民事行为能力；

（二）在中等职业学校、高等学校完成国务院教育主管部门和国务院卫生主管部门规定的普通全日制3年以上的护理、助产专业课程学习，包括在教学、综合医院完成8个月以上护理临床实习，并取得相应学历证书；

（三）通过国务院卫生主管部门组织的护士执业资格考试；

（四）符合国务院卫生主管部门规定的健康标准。

护士执业注册申请，应当自通过护士执业资格考试之日起3年内提出；逾期提出申请的，除应当具备前款第（一）项、第（二）项和第（四）项规定条件外，还应当在符合国务院卫生主管部门规定条件的医疗卫生机构接受3个月临床护理培训并考核合格。

护士执业资格考试办法由国务院卫生主管部门会同国务院人事部门制定。

第八条　申请护士执业注册的，应当向拟执业地省、自治区、直辖市人民政府卫生主管部门提出申请。收到申请的卫生主管部门应当自收到申请之日起20个工作日内做出决定，对具备本条例规定条件的，准予注册，并发给护士执业证书；对不具备本条例规定条件的，不予注册，并书面说明理由。

护士执业注册有效期为5年。

第九条　护士在其执业注册有效期内变更执业地点的，应当向拟执业地省、自治区、直辖市人民政府卫生主管部门报告。收到报告的卫生主管部门应当自收到报告之日起7个工作日内为其办理变更手续。护士跨省、自治区、直辖市变更执业地点的，收到报告的卫生主管部门还应当向其原执业地省、自治区、直辖市人民政府卫生主管部门通报。

第十条　护士执业注册有效期届满需要继续执业的，应当在护士执业注册有效期届满前30日向执业地省、自治区、直辖市人民政府卫生主管部门申请延续注册。收到申请的卫生主管部门对具备本条例规定条件的，准予延续，延续执业注册有效期为5年；对不具备本条例规定条件的，不予延续，并书面说明理由。

护士有行政许可法规定的应当予以注销执业注册情形的，原注册部门应当依照行政许可法的规定注销其执业注册。

第十一条　县级以上地方人民政府卫生主管部门应当建立本行政区域的护士执业良好记录和不良记录,并将该记录记入护士执业信息系统。

护士执业良好记录包括护士受到的表彰、奖励以及完成政府指令性任务的情况等内容。护士执业不良记录包括护士因违反本条例以及其他卫生管理法律、法规、规章或者诊疗技术规范的规定受到行政处罚、处分的情况等内容。

第三章　权利和义务

第十二条　护士执业有按照国家有关规定获取工资报酬、享受福利待遇、参加社会保险的权利。任何单位或者个人不得克扣护士工资,降低或者取消护士福利等待遇。

第十三条　护士执业,有获得与其所从事的护理工作相适应的卫生防护、医疗保健服务的权利。从事直接接触有毒和有害物质、有感染传染病危险工作的护士,有依照有关法律、行政法规的规定接受职业健康监护的权利;患职业病的,有依照有关法律、行政法规的规定获得赔偿的权利。

第十四条　护士有按照国家有关规定获得与本人业务能力和学术水平相应的专业技术职务、职称的权利;有参加专业培训、从事学术研究和交流、参加行业协会和专业学术团体的权利。

第十五条　护士有获得疾病诊疗、护理相关信息的权利和其他与履行护理职责相关的权利,可以对医疗卫生机构和卫生主管部门的工作提出意见和建议。

第十六条　护士执业应当遵守法律、法规、规章和诊疗技术规范的规定。

第十七条　护士在执业活动中,发现患者病情危急,应当立即通知医师;在紧急情况下为抢救垂危患者生命,应当先行实施必要的紧急救护。

护士发现医嘱违反法律、法规、规章或者诊疗技术规范规定的,应当及时向开具医嘱的医师提出;必要时,应当向该医师所在科室的负责人或者医疗卫生机构负责医疗服务管理的人员报告。

第十八条　护士应当尊重、关心、爱护患者,保护患者的隐私。

第十九条　护士有义务参与公共卫生和疾病预防控制工作。发生自然灾害、公共卫生事件等严重威胁公众生命健康的突发事件,护士应当服从县级以上人民政府卫生主管部门或者所在医疗卫生机构的安排,参加医疗救护。

第四章　医疗卫生机构的职责

第二十条　医疗卫生机构配备护士的数量不得低于国务院卫生主管部门规定的护士配备标准。

第二十一条　医疗卫生机构不得允许下列人员在本机构从事诊疗技术规范规定的护理活动:

(一)未取得护士执业证书的人员;

(二)未依照本条例第九条的规定办理执业地点变更手续的护士;

(三)护士执业注册有效期届满未延续执业注册的护士。

在教学、综合医院进行护理临床实习的人员应当在护士指导下开展有关工作。

第二十二条　医疗卫生机构应当为护士提供卫生防护用品,并采取有效的卫生防护措施和医疗保健措施。

第二十三条　医疗卫生机构应当执行国家有关工资、福利待遇等规定,按照国家有关规定为在本机构从事护理工作的护士足额缴纳社会保险费用,保障护士的合法权益。

对在艰苦边远地区工作,或者从事直接接触有毒和有害物质、有感染传染病危险工作的护士,所在医疗卫生机构应当按照国家有关规定给予津贴。

第二十四条 医疗卫生机构应当制定、实施本机构护士在职培训计划,并保证护士接受培训。

护士培训应当注重新知识、新技术的应用;根据临床专科护理发展和专科护理岗位的需要,开展对护士的专科护理培训。

第二十五条 医疗卫生机构应当按照国务院卫生主管部门的规定,设置专门机构或者配备专(兼)职人员负责护理管理工作。

第二十六条 医疗卫生机构应当建立护士岗位责任制并进行监督检查。

护士因不履行职责或者违反职业道德受到投诉的,其所在医疗卫生机构应当进行调查。经查证属实的,医疗卫生机构应当对护士做出处理,并将调查处理情况告知投诉人。

第五章 法律责任

第二十七条 卫生主管部门的工作人员未依照本条例规定履行职责,在护士监督管理工作中滥用职权、徇私舞弊,或者有其他失职、渎职行为的,依法给予处分;构成犯罪的,依法追究刑事责任。

第二十八条 医疗卫生机构有下列情形之一的,由县级以上地方人民政府卫生主管部门依据职责分工责令限期改正,给予警告;逾期不改正的,根据国务院卫生主管部门规定的护士配备标准和在医疗卫生机构合法执业的护士数量核减其诊疗科目,或者暂停其6个月以上1年以下执业活动;国家举办的医疗卫生机构有下列情形之一、情节严重的,还应当对负有责任的主管人员和其他直接责任人员依法给予处分:

(一)违反本条例规定,护士的配备数量低于国务院卫生主管部门规定的护士配备标准的;

(二)允许未取得护士执业证书的人员或者允许未依照本条例规定办理执业地点变更手续、延续执业注册有效期的护士在本机构从事诊疗技术规范规定的护理活动的。

第二十九条 医疗卫生机构有下列情形之一的,依照有关法律、行政法规的规定给予处罚;国家举办的医疗卫生机构有下列情形之一、情节严重的,还应当对负有责任的主管人员和其他直接责任人员依法给予处分:

(一)未执行国家有关工资、福利待遇等规定的;

(二)对在本机构从事护理工作的护士,未按照国家有关规定足额缴纳社会保险费用的;

(三)未为护士提供卫生防护用品,或者未采取有效的卫生防护措施、医疗保健措施的;

(四)对在艰苦边远地区工作,或者从事直接接触有毒和有害物质、有感染传染病危险工作的护士,未按照国家有关规定给予津贴的。

第三十条 医疗卫生机构有下列情形之一的,由县级以上地方人民政府卫生主管部门依据职责分工责令限期改正,给予警告:

(一)未制定、实施本机构护士在职培训计划或者未保证护士接受培训的;

(二)未依照本条例规定履行护士管理职责的。

第三十一条 护士在执业活动中有下列情形之一的,由县级以上地方人民政府卫生主管部门依据职责分工责令改正,给予警告;情节严重的,暂停其 6 个月以上 1 年以下执业活动,直至由原发证部门吊销其护士执业证书:

(一)发现患者病情危急未立即通知医师的;

(二)发现医嘱违反法律、法规、规章或者诊疗技术规范的规定,未依照本条例第十七条的规定提出或者报告的;

(三)泄露患者隐私的;

(四)发生自然灾害、公共卫生事件等严重威胁公众生命健康的突发事件,不服从安排参加医疗救护的。

护士在执业活动中造成医疗事故的,依照医疗事故处理的有关规定承担法律责任。

第三十二条 护士被吊销执业证书的,自执业证书被吊销之日起 2 年内不得申请执业注册。

第三十三条 扰乱医疗秩序,阻碍护士依法开展执业活动,侮辱、威胁、殴打护士,或者有其他侵犯护士合法权益行为的,由公安机关依照治安管理处罚法的规定给予处罚;构成犯罪的,依法追究刑事责任。

第六章 附则

第三十四条 本条例施行前按照国家有关规定已经取得护士执业证书或者护理专业技术职称、从事护理活动的人员,经执业地省、自治区、直辖市人民政府卫生主管部门审核合格,换领护士执业证书。

本条例施行前,尚未达到护士配备标准的医疗卫生机构,应当按照国务院卫生主管部门规定的实施步骤,自本条例施行之日起 3 年内达到护士配备标准。

第三十五条 本条例自 2008 年 5 月 12 日起施行。

附录 2 护士执业注册管理办法

护士执业注册管理办法
(卫生部令第 59 号)

《护士执业注册管理办法》已于 2008 年 5 月 4 日经卫生部部务会议讨论通过,现予以发布,自 2008 年 5 月 12 日起施行。

部长 陈竺
二零零八年五月六日

第一条 为了规范护士执业注册管理,根据《护士条例》,制定本办法。

第二条 护士经执业注册取得《护士执业证书》后,方可按照注册的执业地点从事护理工作。

未经执业注册取得《护士执业证书》者,不得从事诊疗技术规范规定的护理活动。

第三条 卫生部负责全国护士执业注册监督管理工作。

省、自治区、直辖市人民政府卫生行政部门是护士执业注册的主管部门,负责本行政区域的护士执业注册管理工作。

第四条 省、自治区、直辖市人民政府卫生行政部门结合本行政区域的实际情况,制定护士执业注册工作的具体办法,并报卫生部备案。

第五条 申请护士执业注册,应当具备下列条件:

(一) 具有完全民事行为能力;

(二) 在中等职业学校、高等学校完成教育部和卫生部规定的普通全日制 3 年以上的护理、助产专业课程学习,包括在教学、综合医院完成 8 个月以上护理临床实习,并取得相应学历证书;

(三) 通过卫生部组织的护士执业资格考试;

(四) 符合本办法第六条规定的健康标准。

第六条 申请护士执业注册,应当符合下列健康标准:

(一) 无精神病史;

(二) 无色盲、色弱、双耳听力障碍;

(三) 无影响履行护理职责的疾病、残疾或者功能障碍。

第七条 申请护士执业注册,应当提交下列材料:

(一) 护士执业注册申请审核表;

(二) 申请人身份证明;

(三) 申请人学历证书及专业学习中的临床实习证明;

(四) 护士执业资格考试成绩合格证明;

(五) 省、自治区、直辖市人民政府卫生行政部门指定的医疗机构出具的申请人 6 个月内健康体检证明;

(六) 医疗卫生机构拟聘用的相关材料。

第八条 卫生行政部门应当自受理申请之日起 20 个工作日内,对申请人提交的材料进行审核。审核合格的,准予注册,发给《护士执业证书》;对不符合规定条件的,不予注册,并书面说明理由。

《护士执业证书》上应当注明护士的姓名、性别、出生日期等个人信息及证书编号、注册日期和执业地点。

《护士执业证书》由卫生部统一印制。

第九条 护士执业注册申请,应当自通过护士执业资格考试之日起 3 年内提出;逾期提出申请的,除本办法第七条规定的材料外,还应当提交在省、自治区、直辖市人民政府卫生行政部门规定的教学、综合医院接受 3 个月临床护理培训并考核合格的证明。

第十条 护士执业注册有效期为 5 年。护士执业注册有效期届满需要继续执业的,应当在有效期届满前 30 日,向原注册部门申请延续注册。

第十一条 护士申请延续注册,应当提交下列材料:

(一) 护士延续注册申请审核表;

(二) 申请人的《护士执业证书》;

(三) 省、自治区、直辖市人民政府卫生行政部门指定的医疗机构出具的申请人 6 个月内健康体检证明。

第十二条 注册部门自受理延续注册申请之日起 20 日内进行审核。审核合格的,予以延续注册。

第十三条 有下列情形之一的,不予延续注册:

(一) 不符合本办法第六条规定的健康标准的;

（二）被处暂停执业活动处罚期限未满的。

第十四条 医疗卫生机构可以为本机构聘用的护士集体申请办理护士执业注册和延续注册。

第十五条 有下列情形之一的，拟在医疗卫生机构执业时，应当重新申请注册：

（一）注册有效期届满未延续注册的；

（二）受吊销《护士执业证书》处罚，自吊销之日起满 2 年的。

重新申请注册的，按照本办法第七条的规定提交材料；中断护理执业活动超过 3 年的，还应当提交在省、自治区、直辖市人民政府卫生行政部门规定的教学、综合医院接受 3 个月临床护理培训并考核合格的证明。

第十六条 护士在其执业注册有效期内变更执业地点等注册项目，应当办理变更注册。

但承担卫生行政部门交办或者批准的任务以及履行医疗卫生机构职责的护理活动，包括经医疗卫生机构批准的进修、学术交流等除外。

第十七条 护士在其执业注册有效期内变更执业地点的，应当向拟执业地注册主管部门报告，并提交下列材料：

（一）护士变更注册申请审核表；

（二）申请人的《护士执业证书》。

注册部门应当自受理之日起 7 个工作日内为其办理变更手续。

护士跨省、自治区、直辖市变更执业地点的，收到报告的注册部门还应当向其原执业地注册部门通报。

省、自治区、直辖市人民政府卫生行政部门应当通过护士执业注册信息系统，为护士变更注册提供便利。

第十八条 护士执业注册后有下列情形之一的，原注册部门办理注销执业注册：

（一）注册有效期届满未延续注册；

（二）受吊销《护士执业证书》处罚；

（三）护士死亡或者丧失民事行为能力。

第十九条 卫生行政部门实施护士执业注册，有下列情形之一的，由其上级卫生行政部门或者监察机关责令改正，对直接负责的主管人员或者其他直接责任人员依法给予行政处分：

（一）对不符合护士执业注册条件者准予护士执业注册的；

（二）对符合护士执业注册条件者不予护士执业注册的。

第二十条 护士执业注册申请人隐瞒有关情况或者提供虚假材料申请护士执业注册的，卫生行政部门不予受理或者不予护士执业注册，并给予警告；已经注册的，应当撤销注册。

第二十一条 在内地完成护理、助产专业学习的中国香港、澳门特别行政区及台湾地区人员，符合本办法第五条、第六条、第七条规定的，可以申请护士执业注册。

第二十二条 计划生育技术服务机构护士的执业注册管理适用本办法的规定。

第二十三条 本办法下列用语的含义：

教学医院，是指与中等职业学校、高等学校有承担护理临床实习任务的合同关系，并能够按照护理临床实习教学计划完成教学任务的医院。

综合医院，是指依照《医疗机构管理条例》《医疗机构基本标准》的规定，符合综合医院基本标准的医院。

第二十四条 本办法自 2008 年 5 月 12 日起施行。

附录 3 《侵权责任法》（节选）

《侵权责任法》（节选）

第七章 医疗损害责任

第五十四条 患者在诊疗活动中受到损害，医疗机构及其医务人员有过错的，由医疗机构承担赔偿责任。

第五十五条 医务人员在诊疗活动中应当向患者说明病情和医疗措施。需要实施手术、特殊检查、特殊治疗的，医务人员应当及时向患者说明医疗风险、替代医疗方案等情况，并取得其书面同意；不宜向患者说明的，应当向患者的近亲属说明，并取得其书面同意。

医务人员未尽到前款义务，造成患者损害的，医疗机构应当承担赔偿责任。

第五十六条 因抢救生命垂危的患者等紧急情况，不能取得患者或者其近亲属意见的，经医疗机构负责人或者授权的负责人批准，可以立即实施相应的医疗措施。

第五十七条 医务人员在诊疗活动中未尽到与当时的医疗水平相应的诊疗义务，造成患者损害的，医疗机构应当承担赔偿责任。

第五十八条 患者有损害，因下列情形之一的，推定医疗机构有过错：

（一）违反法律、行政法规、规章以及其他有关诊疗规范的规定；

（二）隐匿或者拒绝提供与纠纷有关的病历资料；

（三）伪造、篡改或者销毁病历资料。

第五十九条 因药品、消毒药剂、医疗器械的缺陷，或者输入不合格的血液造成患者损害的，患者可以向生产者或者血液提供机构请求赔偿，也可以向医疗机构请求赔偿。患者向医疗机构请求赔偿的，医疗机构赔偿后，有权向负有责任的生产者或者血液提供机构追偿。

第六十条 患者有损害，因下列情形之一的，医疗机构不承担赔偿责任：

（一）患者或者其近亲属不配合医疗机构进行符合诊疗规范的诊疗；

（二）医务人员在抢救生命垂危的患者等紧急情况下已经尽到合理诊疗义务；

（三）限于当时的医疗水平难以诊疗。

前款第一项情形中，医疗机构及其医务人员也有过错的，应当承担相应的赔偿责任。

第六十一条 医疗机构及其医务人员应当按照规定填写并妥善保管住院志、医嘱单、检验报告、手术及麻醉记录、病理资料、护理记录、医疗费用等病历资料。

患者要求查阅、复制前款规定的病历资料的，医疗机构应当提供。

第六十二条 医疗机构及其医务人员应当对患者的隐私保密。泄露患者隐私或者未经患者同意公开其病历资料，造成患者损害的，应当承担侵权责任。

第六十三条 医疗机构及其医务人员不得违反诊疗规范实施不必要的检查。

第六十四条 医疗机构及其医务人员的合法权益受法律保护。干扰医疗秩序，妨害医务人员工作、生活的，应当依法承担法律责任。

附录 4　医疗事故处理条例

医疗事故处理条例

中华人民共和国国务院令
第 351 号

《医疗事故处理条例》已经 2002 年 2 月 20 日国务院第 55 次常务会议通过,现予公布,自 2002 年 9 月 1 日起施行。

总　理　朱镕基
二零零二年四月四日

第一章　总则

第一条　为了正确处理医疗事故,保护患者和医疗机构及其医务人员的合法权益,维护医疗秩序,保障医疗安全,促进医学科学的发展,制定本条例。

第二条　本条例所称医疗事故是指医疗机构及其医务人员在医疗活动中,违反医疗卫生管理法律、行政法规、部门规章和诊疗护理规范、常规,过失造成患者人身损害的事故。

第三条　处理医疗事故,应当遵循公开、公平、公正、及时、便民的原则,坚持实事求是的科学态度,做到事实清楚,定性准确,责任明确,处理恰当。

第四条　根据对患者人身造成的损害程度,医疗事故分为四级:

一级医疗事故:造成患者死亡、重度残疾的;

二级医疗事故:造成患者中度残疾、器官组织损伤导致严重功能障碍的;

三级医疗事故:造成患者轻度残疾、器官组织损伤导致一般功能障碍的;

四级医疗事故:造成患者明显人身损害的其他后果的。

具体分级标准由国务院卫生行政部门制定。

第二章　医疗事故的预防与处置

第五条　医疗机构及其医务人员在医疗活动中,必须严格遵守医疗卫生管理法律、行政法规、部门规章和诊疗护理规范、常规,恪守医疗服务职业道德。

第六条　医疗机构应当对其医务人员进行医疗卫生管理法律、行政法规、部门规章和诊疗护理规范、常规的培训和医疗服务职业道德教育。

第七条　医疗机构应当设置医疗服务质量监控部门或者配备专(兼)职人员,具体负责监督本医疗机构的医务人员的医疗服务工作,检查医务人员执业情况,接受患者对医疗服务的投诉,向其提供咨询服务。

第八条　医疗机构应当按照国务院卫生行政部门规定的要求,书写并妥善保管病历资料。

因抢救急危患者,未能及时书写病历的,有关医务人员应当在抢救结束后 6 小时内据实补记,并加以注明。

第九条　严禁涂改、伪造、隐匿、销毁或者抢夺病历资料。

第十条　患者有权复印或者复制其门诊病历、住院志、体温单、医嘱单、化验单(检验报告）、医学影像检查资料、特殊检查同意书、手术同意书、手术及麻醉记录单、病理资料、护理记录以及国务院卫生行政部门规定的其他病历资料。

患者依照前款规定要求复印或者复制病历资料的，医疗机构应当提供复印或者复制服务并在复印或者复制的病历资料上加盖证明印记。复印或者复制病历资料时，应当有患者在场。

医疗机构应患者的要求，为其复印或者复制病历资料，可以按照规定收取工本费。具体收费标准由省、自治区、直辖市人民政府价格主管部门会同同级卫生行政部门规定。

第十一条 在医疗活动中，医疗机构及其医务人员应当将患者的病情、医疗措施、医疗风险等如实告知患者，及时解答其咨询；但是，应当避免对患者产生不利后果。

第十二条 医疗机构应当制定防范、处理医疗事故的预案，预防医疗事故的发生，减轻医疗事故的损害。

第十三条 医务人员在医疗活动中发生或者发现医疗事故，可能引起医疗事故的医疗过失行为或者发生医疗事故争议的，应当立即向所在科室负责人报告，科室负责人应当及时向本医疗机构负责医疗服务质量监控的部门或者专（兼）职人员报告；负责医疗服务质量监控的部门或者专（兼）职人员接到报告后，应当立即进行调查、核实，将有关情况如实向本医疗机构的负责人报告，并向患者通报、解释。

第十四条 发生医疗事故的，医疗机构应当按照规定向所在地卫生行政部门报告。

发生下列重大医疗过失行为的，医疗机构应当在 12 小时内向所在地卫生行政部门报告：

（一）导致患者死亡或者可能为二级以上的医疗事故；

（二）导致 3 人以上人身损害后果；

（三）国务院卫生行政部门和省、自治区、直辖市人民政府卫生行政部门规定的其他情形。

第十五条 发生或者发现医疗过失行为，医疗机构及其医务人员应当立即采取有效措施，避免或者减轻对患者身体健康的损害，防止损害扩大。

第十六条 发生医疗事故争议时，死亡病例讨论记录、疑难病例讨论记录、上级医师查房记录、会诊意见、病程记录应当在医患双方在场的情况下封存和启封。封存的病历资料可以是复印件，由医疗机构保管。

第十七条 疑似输液、输血、注射、药物等引起不良后果的，医患双方应当共同对现场实物进行封存和启封，封存的现场实物由医疗机构保管；需要检验的，应当由双方共同指定的、依法具有检验资格的检验机构进行检验；双方无法共同指定时，由卫生行政部门指定。

疑似输血引起不良后果，需要对血液进行封存保留的，医疗机构应当通知提供该血液的采供血机构派员到场。

第十八条 患者死亡，医患双方当事人不能确定死因或者对死因有异议的，应当在患者死亡后 48 小时内进行尸检；具备尸体冻存条件的，可以延长至 7 日。尸检应当经死者近亲属同意并签字。

尸检应当由按照国家有关规定取得相应资格的机构和病理解剖专业技术人员进行。承担尸检任务的机构和病理解剖专业技术人员有进行尸检的义务。

医疗事故争议双方当事人可以请法医病理学人员参加尸检，也可以委派代表观察尸检过程。拒绝或者拖延尸检,超过规定时间,影响对死因判定的,由拒绝或者拖延的一方承担责任。

第十九条 患者在医疗机构内死亡的,尸体应当立即移放太平间。死者尸体存放时间一般不得超过 2 周。逾期不处理的尸体,经医疗机构所在地卫生行政部门批准,并报经同级公安部门备案后,由医疗机构按照规定进行处理。

第三章 医疗事故的技术鉴定

第二十条 卫生行政部门接到医疗机构关于重大医疗过失行为的报告或者医疗事故争议当事人要求处理医疗事故争议的申请后,对需要进行医疗事故技术鉴定的,应当交由负责医疗事故技术鉴定工作的医学会组织鉴定;医患双方协商解决医疗事故争议,需要进行医疗事故技术鉴定的,由双方当事人共同委托负责医疗事故技术鉴定工作的医学会组织鉴定。

第二十一条 设区的市级地方医学会和省、自治区、直辖市直接管辖的县(市)地方医学会负责组织首次医疗事故技术鉴定工作。省、自治区、直辖市地方医学会负责组织再次鉴定工作。

必要时,中华医学会可以组织疑难、复杂并在全国有重大影响的医疗事故的技术鉴定工作。

第二十二条 当事人对首次医疗事故技术鉴定结论不服的,可以自收到首次鉴定结论之日起 15 日内向医疗机构所在地卫生行政部门提出再次鉴定的申请。

第二十三条 负责组织医疗事故技术鉴定工作的医学会应当建立专家库。

专家库由具备下列条件的医疗卫生专业技术人员组成:

(一)有良好的业务素质和执业品德;

(二)受聘于医疗卫生机构或者医学教学、科研机构并担任相应专业高级技术职务 3 年以上。

符合前款第(一)项规定条件并具备高级技术任职资格的法医可以受聘进入专家库。

负责组织医疗事故技术鉴定工作的医学会依照本条例规定聘请医疗卫生专业技术人员和法医进入专家库,可以不受行政区域的限制。

第二十四条 医疗事故技术鉴定由负责组织医疗事故技术鉴定工作的医学会组织专家鉴定组进行。

参加医疗事故技术鉴定的相关专业的专家,由医患双方在医学会主持下从专家库中随机抽取。在特殊情况下,医学会根据医疗事故技术鉴定工作的需要,可以组织医患双方在其他医学会建立的专家库中随机抽取相关专业的专家参加鉴定或者函件咨询。

符合本条例第二十三条规定条件的医疗卫生专业技术人员和法医有义务受聘进入专家库,并承担医疗事故技术鉴定工作。

第二十五条 专家鉴定组进行医疗事故技术鉴定,实行合议制。专家鉴定组人数为单数,涉及的主要学科的专家一般不得少于鉴定组成员的二分之一;涉及死因、伤残等级鉴定的,应当从专家库中随机抽取法医参加专家鉴定组。

第二十六条 专家鉴定组成员有下列情形之一的,应当回避,当事人也可以以口头或者书面的方式申请其回避:

(一)是医疗事故争议当事人或者当事人的近亲属的;

(二)与医疗事故争议有利害关系的;

（三）与医疗事故争议当事人有其他关系，可能影响公正鉴定的。

第二十七条 专家鉴定组依照医疗卫生管理法律、行政法规、部门规章和诊疗护理规范、常规，运用医学科学原理和专业知识，独立进行医疗事故技术鉴定，对医疗事故进行鉴别和判定，为处理医疗事故争议提供医学依据。

任何单位或者个人不得干扰医疗事故技术鉴定工作，不得威胁、利诱、辱骂、殴打专家鉴定组成员。

专家鉴定组成员不得接受双方当事人的财物或者其他利益。

第二十八条 负责组织医疗事故技术鉴定工作的医学会应当自受理医疗事故技术鉴定之日起5日内通知医疗事故争议双方当事人提交进行医疗事故技术鉴定所需的材料。

当事人应当自收到医学会的通知之日起10日内提交有关医疗事故技术鉴定的材料、书面陈述及答辩。医疗机构提交的有关医疗事故技术鉴定的材料应当包括下列内容：

（一）住院患者的病程记录、死亡病例讨论记录、疑难病例讨论记录、会诊意见、上级医师查房记录等病历资料原件；

（二）住院患者的住院志、体温单、医嘱单、化验单（检验报告）、医学影像检查资料、特殊检查同意书、手术同意书、手术及麻醉记录单、病理资料、护理记录等病历资料原件；

（三）抢救急危患者，在规定时间内补记的病历资料原件；

（四）封存保留的输液、注射用物品和血液、药物等实物，或者依法具有检验资格的检验机构对这些物品、实物做出的检验报告；

（五）与医疗事故技术鉴定有关的其他材料。

在医疗机构建有病历档案的门诊、急诊患者，其病历资料由医疗机构提供；没有在医疗机构建立病历档案的，由患者提供。

医患双方应当依照本条例的规定提交相关材料。医疗机构无正当理由未依照本条例的规定如实提供相关材料，导致医疗事故技术鉴定不能进行的，应当承担责任。

第二十九条 负责组织医疗事故技术鉴定工作的医学会应当自接到当事人提交的有关医疗事故技术鉴定的材料、书面陈述及答辩之日起45日内组织鉴定并出具医疗事故技术鉴定书。

负责组织医疗事故技术鉴定工作的医学会可以向双方当事人调查取证。

第三十条 专家鉴定组应当认真审查双方当事人提交的材料，听取双方当事人的陈述及答辩并进行核实。

双方当事人应当按照本条例的规定如实提交进行医疗事故技术鉴定所需要的材料，并积极配合调查。当事人任何一方不予配合，影响医疗事故技术鉴定的，由不予配合的一方承担责任。

第三十一条 专家鉴定组应当在事实清楚、证据确凿的基础上，综合分析患者的病情和个体差异，做出鉴定结论，并制作医疗事故技术鉴定书。鉴定结论以专家鉴定组成员的过半数通过。鉴定过程应当如实记载。

医疗事故技术鉴定书应当包括下列主要内容：

（一）双方当事人的基本情况及要求；

（二）当事人提交的材料和负责组织医疗事故技术鉴定工作的医学会的调查材料；

（三）对鉴定过程的说明；

（四）医疗行为是否违反医疗卫生管理法律、行政法规、部门规章和诊疗护理规范、常规；

（五）医疗过失行为与人身损害后果之间是否存在因果关系；

（六）医疗过失行为在医疗事故损害后果中的责任程度；

（七）医疗事故等级；

（八）为医疗事故患者的医疗护理提供医学建议。

第三十二条 医疗事故技术鉴定办法由国务院卫生行政部门制定。

第三十三条 有下列情形之一的，不属于医疗事故：

（一）在紧急情况下为抢救垂危患者生命而采取紧急医学措施造成不良后果的；

（二）在医疗活动中由于患者病情异常或者患者体质特殊而发生医疗意外的；

（三）在现有医学科学技术条件下，发生无法预料或者不能防范的不良后果的；

（四）无过错输血感染造成不良后果的；

（五）因患方原因延误诊疗导致不良后果的；

（六）因不可抗力造成不良后果的。

第三十四条 医疗事故技术鉴定可以收取鉴定费用。经鉴定，属于医疗事故的，鉴定费用由医疗机构支付；不属于医疗事故的，鉴定费用由提出医疗事故处理申请的一方支付。鉴定费用标准由省、自治区、直辖市人民政府价格主管部门会同同级财政部门、卫生行政部门规定。

第四章　医疗事故的行政处理与监督

第三十五条 卫生行政部门应当依照本条例和有关法律、行政法规、部门规章的规定，对发生医疗事故的医疗机构和医务人员做出行政处理。

第三十六条 卫生行政部门接到医疗机构关于重大医疗过失行为的报告后，除责令医疗机构及时采取必要的医疗救治措施，防止损害后果扩大外，应当组织调查，判定是否属于医疗事故；对不能判定是否属于医疗事故的，应当依照本条例的有关规定交由负责医疗事故技术鉴定工作的医学会组织鉴定。

第三十七条 发生医疗事故争议，当事人申请卫生行政部门处理的，应当提出书面申请。申请书应当载明申请人的基本情况、有关事实、具体请求及理由等。

当事人自知道或者应当知道其身体健康受到损害之日起 1 年内，可以向卫生行政部门提出医疗事故争议处理申请。

第三十八条 发生医疗事故争议，当事人申请卫生行政部门处理的，由医疗机构所在地的县级人民政府卫生行政部门受理。医疗机构所在地是直辖市的，由医疗机构所在地的区、县人民政府卫生行政部门受理。

有下列情形之一的，县级人民政府卫生行政部门应当自接到医疗机构的报告或者当事人提出医疗事故争议处理申请之日起 7 日内移送上一级人民政府卫生行政部门处理：

（一）患者死亡；

（二）可能为二级以上的医疗事故；

（三）国务院卫生行政部门和省、自治区、直辖市人民政府卫生行政部门规定的其他情形。

第三十九条 卫生行政部门应当自收到医疗事故争议处理申请之日起 10 日内进行审

查,做出是否受理的决定。对符合本条例规定的,予以受理,需要进行医疗事故技术鉴定的,应当自做出受理决定之日起5日内将有关材料交由负责医疗事故技术鉴定工作的医学会组织鉴定并书面通知申请人;对不符合本条例规定的,不予受理,应当书面通知申请人并说明理由。

当事人对首次医疗事故技术鉴定结论有异议,申请再次鉴定的,卫生行政部门应当自收到申请之日起7日内交由省、自治区、直辖市地方医学会组织再次鉴定。

第四十条 当事人既向卫生行政部门提出医疗事故争议处理申请,又向人民法院提起诉讼的,卫生行政部门不予受理;卫生行政部门已经受理的,应当终止处理。

第四十一条 卫生行政部门收到负责组织医疗事故技术鉴定工作的医学会出具的医疗事故技术鉴定书后,应当对参加鉴定的人员资格和专业类别、鉴定程序进行审核;必要时,可以组织调查,听取医疗事故争议双方当事人的意见。

第四十二条 卫生行政部门经审核,对符合本条例规定做出的医疗事故技术鉴定结论,应当作为对发生医疗事故的医疗机构和医务人员做出行政处理以及进行医疗事故赔偿调解的依据;经审核,发现医疗事故技术鉴定不符合本条例规定的,应当要求重新鉴定。

第四十三条 医疗事故争议由双方当事人自行协商解决的,医疗机构应当自协商解决之日起7日内向所在地卫生行政部门做出书面报告,并附具协议书。

第四十四条 医疗事故争议经人民法院调解或者判决解决的,医疗机构应当自收到生效的人民法院的调解书或者判决书之日起7日内向所在地卫生行政部门做出书面报告,并附具调解书或者判决书。

第四十五条 县级以上地方人民政府卫生行政部门应当按照规定逐级将当地发生的医疗事故以及依法对发生医疗事故的医疗机构和医务人员做出行政处理的情况,上报国务院卫生行政部门。

第五章 医疗事故的赔偿

第四十六条 发生医疗事故的赔偿等民事责任争议,医患双方可以协商解决;不愿意协商或者协商不成的,当事人可以向卫生行政部门提出调解申请,也可以直接向人民法院提起民事诉讼。

第四十七条 双方当事人协商解决医疗事故的赔偿等民事责任争议的,应当制作协议书。协议书应当载明双方当事人的基本情况和医疗事故的原因、双方当事人共同认定的医疗事故等级以及协商确定的赔偿数额等,并由双方当事人在协议书上签名。

第四十八条 已确定为医疗事故的,卫生行政部门应医疗事故争议双方当事人请求,可以进行医疗事故赔偿调解。调解时,应当遵循当事人双方自愿原则,并应当依据本条例的规定计算赔偿数额。

经调解,双方当事人就赔偿数额达成协议的,制作调解书,双方当事人应当履行;调解不成或者经调解达成协议后一方反悔的,卫生行政部门不再调解。

第四十九条 医疗事故赔偿,应当考虑下列因素,确定具体赔偿数额:

（一）医疗事故等级;

（二）医疗过失行为在医疗事故损害后果中的责任程度;

（三）医疗事故损害后果与患者原有疾病状况之间的关系。

不属于医疗事故的,医疗机构不承担赔偿责任。

第五十条 医疗事故赔偿,按照下列项目和标准计算:

(一)医疗费:按照医疗事故对患者造成的人身损害进行治疗所发生的医疗费用计算,凭据支付,但不包括原发病医疗费用。结案后确实需要继续治疗的,按照基本医疗费用支付。

(二)误工费:患者有固定收入的,按照本人因误工减少的固定收入计算,对收入高于医疗事故发生地上一年度职工年平均工资3倍以上的,按照3倍计算;无固定收入的,按照医疗事故发生地上一年度职工年平均工资计算。

(三)住院伙食补助费:按照医疗事故发生地国家机关一般工作人员的出差伙食补助标准计算。

(四)陪护费:患者住院期间需要专人陪护的,按照医疗事故发生地上一年度职工年平均工资计算。

(五)残疾生活补助费:根据伤残等级,按照医疗事故发生地居民年平均生活费计算,自定残之月起最长赔偿30年;但是,60周岁以上的,不超过15年;70周岁以上的,不超过5年。

(六)残疾用具费:因残疾需要配置补偿功能器具的,凭医疗机构证明,按照普及型器具的费用计算。

(七)丧葬费:按照医疗事故发生地规定的丧葬费补助标准计算。

(八)被扶养人生活费:以死者生前或者残疾者丧失劳动能力前实际扶养且没有劳动能力的人为限,按照其户籍所在地或者居所地居民最低生活保障标准计算。对不满16周岁的,扶养到16周岁。对年满16周岁但无劳动能力的,扶养20年;但是,60周岁以上的,不超过15年;70周岁以上的,不超过5年。

(九)交通费:按照患者实际必需的交通费用计算,凭据支付。

(十)住宿费:按照医疗事故发生地国家机关一般工作人员的出差住宿补助标准计算,凭据支付。

(十一)精神损害抚慰金:按照医疗事故发生地居民年平均生活费计算。造成患者死亡的,赔偿年限最长不超过6年;造成患者残疾的,赔偿年限最长不超过3年。

第五十一条 参加医疗事故处理的患者近亲属所需交通费、误工费、住宿费,参照本条例第五十条的有关规定计算,计算费用的人数不超过2人。

医疗事故造成患者死亡的,参加丧葬活动的患者的配偶和直系亲属所需交通费、误工费、住宿费,参照本条例第五十条的有关规定计算,计算费用的人数不超过2人。

第五十二条 医疗事故赔偿费用,实行一次性结算,由承担医疗事故责任的医疗机构支付。

第六章 罚则

第五十三条 卫生行政部门的工作人员在处理医疗事故过程中违反本条例的规定,利用职务上的便利收受他人财物或者其他利益,滥用职权,玩忽职守,或者发现违法行为不予查处,造成严重后果的,依照刑法关于受贿罪、滥用职权罪、玩忽职守罪或者其他有关罪的规定,依法追究刑事责任;尚不够刑事处罚的,依法给予降级或者撤职的行政处分。

第五十四条 卫生行政部门违反本条例的规定,有下列情形之一的,由上级卫生行政部门给予警告并责令限期改正;情节严重的,对负有责任的主管人员和其他直接责任人员依法给予行政处分：

（一）接到医疗机构关于重大医疗过失行为的报告后，未及时组织调查的；

（二）接到医疗事故争议处理申请后，未在规定时间内审查或者移送上一级人民政府卫生行政部门处理的；

（三）未将应当进行医疗事故技术鉴定的重大医疗过失行为或者医疗事故争议移交医学会组织鉴定的；

（四）未按照规定逐级将当地发生的医疗事故以及依法对发生医疗事故的医疗机构和医务人员的行政处理情况上报的；

（五）未依照本条例规定审核医疗事故技术鉴定书的。

第五十五条　医疗机构发生医疗事故的，由卫生行政部门根据医疗事故等级和情节，给予警告；情节严重的，责令限期停业整顿直至由原发证部门吊销执业许可证，对负有责任的医务人员依照刑法中医疗事故罪的有关规定，依法追究刑事责任；尚不够刑事处罚的，依法给予行政处分或者纪律处分。

对发生医疗事故的有关医务人员，除依照前款处罚外，卫生行政部门并可以责令其暂停6个月以上1年以下执业活动；情节严重的，吊销其执业证书。

第五十六条　医疗机构违反本条例的规定，有下列情形之一的，由卫生行政部门责令改正；情节严重的，对负有责任的主管人员和其他直接责任人员依法给予行政处分或者纪律处分：

（一）未如实告知患者病情、医疗措施和医疗风险的；

（二）没有正当理由，拒绝为患者提供复印或者复制病历资料服务的；

（三）未按照国务院卫生行政部门规定的要求书写和妥善保管病历资料的；

（四）未在规定时间内补记抢救工作病历内容的；

（五）未按照本条例的规定封存、保管和启封病历资料和实物的；

（六）未设置医疗服务质量监控部门或者配备专（兼）职人员的；

（七）未制定有关医疗事故防范和处理预案的；

（八）未在规定时间内向卫生行政部门报告重大医疗过失行为的；

（九）未按照本条例的规定向卫生行政部门报告医疗事故的；

（十）未按照规定进行尸检和保存、处理尸体的。

第五十七条　参加医疗事故技术鉴定工作的人员违反本条例的规定，接受申请鉴定双方或者一方当事人的财物或者其他利益，出具虚假医疗事故技术鉴定书，造成严重后果的，依照刑法中受贿罪的有关规定，依法追究刑事责任；尚不够刑事处罚的，由原发证部门吊销其执业证书或者资格证书。

第五十八条　医疗机构或者其他有关机构违反本条例的规定，有下列情形之一的，由卫生行政部门责令改正，给予警告；对负有责任的主管人员和其他直接责任人员依法给予行政处分或者纪律处分；情节严重的，由原发证部门吊销其执业证书或者资格证书：

（一）承担尸体检验任务的机构没有正当理由，拒绝进行尸检的；

（二）涂改、伪造、隐匿、销毁病历资料的。

第五十九条　以医疗事故为由，寻衅滋事，抢夺病历资料，扰乱医疗机构正常医疗秩序和医疗事故技术鉴定工作，依照刑法中扰乱社会秩序罪的有关规定，依法追究刑事责任；尚不够刑事处罚的,依法给予治安管理处罚。

<h3 style="text-align:center">第七章 附则</h3>

第六十条 本条例所称医疗机构是指依照《医疗机构管理条例》的规定取得《医疗机构执业许可证》的机构。

县级以上城市从事计划生育技术服务的机构依照《计划生育技术服务管理条例》的规定开展与计划生育有关的临床医疗服务,发生的计划生育技术服务事故,依照本条例的有关规定处理;但是,其中不属于医疗机构的县级以上城市从事计划生育技术服务的机构发生的计划生育技术服务事故,由计划生育行政部门行使依照本条例有关规定由卫生行政部门受理并交由负责医疗事故技术鉴定工作的医学会组织鉴定和赔偿调解的职能;对发生计划生育技术服务事故的机构及其有关责任人员,依法进行处理。

第六十一条 非法行医,造成患者人身损害,不属于医疗事故,触犯刑律的,依法追究刑事责任;有关赔偿,由受害人直接向人民法院提起诉讼。

第六十二条 军队医疗机构的医疗事故处理办法,由中国人民解放军卫生主管部门会同国务院卫生行政部门依据本条例制定。

第六十三条 本条例自 2002 年 9 月 1 日起施行。1987 年 6 月 29 日国务院发布的《医疗事故处理办法》同时废止。本条例施行前已经处理结案的医疗事故争议,不再重新处理。

附录 5 中国医院协会患者安全目标(2017 版)

目标一 正确识别患者身份

目标二 强化手术安全核查

目标三 确保用药安全

目标四 减少医院相关性感染

目标五 落实临床"危急值"管理制度

目标六 加强医务人员有效沟通

目标七 防范与减少意外伤害

目标八 鼓励患者参与患者安全

目标九 主动报告患者安全事件

目标十 加强医学装备及信息系统安全管理

<h3 style="text-align:center">目标一 正确识别患者身份</h3>

(一)严格执行查对制度,确保对正确的患者实施正确的操作和治疗。患者由至少两种标识认定,如姓名、病案号、出生日期等,但不包括患者的床号或房间号。不得将条码扫描等信息识别技术作为唯一识别方法。

(二)在输血时采用双人核对来识别患者的身份。

(三)手术、传染病、药物过敏、精神病人、意识障碍、语言障碍等特殊患者应有身份识别标识(如腕带、床头卡、指纹等)。

<h3 style="text-align:center">目标二 强化手术安全核查</h3>

(一)择期手术须在完成各项术前检查与评估工作后,方可下达手术医嘱。

(二)由实施手术的医生标记手术部位,标记应在患者清醒和知晓的情况下进行。规范手术部位识别制度与工作流程。

（三）建立手术安全核查及手术风险评估的制度和流程，切实落实世界卫生组织手术安全核对表，并提供必需的保障与有效的监管措施。

（四）围术期预防性抗菌药物选择与使用应符合规范。

目标三　确保用药安全

（一）规范药品管理程序，对高浓度电解质、易混淆（听似、看似）药品有严格的贮存、识别与使用的要求。

（二）严格执行麻醉药品、精神药品、放射性药品、肿瘤化疗药品、医疗用毒性药品及药品类易制毒化学品等特殊药品的使用与管理规范。

（三）规范临床用药医嘱的开具、审核、查对、执行制度及流程。

（四）制定并执行药物重整制度及流程。

目标四　减少医院相关性感染

（一）落实手卫生规范，为执行手卫生提供必需的保障和有效的监管措施。

（二）医护人员在无菌临床操作过程中应严格遵循无菌操作规范，确保临床操作的安全性。

（三）有预防多重耐药菌感染的措施和抗菌药物合理应用规范，尽可能降低医院相关感染的风险。

（四）使用合格的无菌医疗器械。有创操作的环境消毒应遵循医院感染控制的基本要求。

（五）落实医院感染监测指标体系并持续改进。

（六）严格执行各种废弃物的处理流程。

目标五　落实临床"危急值"管理制度

（一）明确临床"危急值"报告制度，规范并落实操作流程。

（二）根据医院实际情况，明确"危急值"报告项目与范围，如临床检验至少应包括血钙、血钾、血糖、血气、白细胞计数、血小板计数、凝血酶原时间等及其他涉及患者生命指证变化需要即刻干预的指标。

（三）定期监测、评估"危急值"报告执行情况。

目标六　加强医务人员有效沟通

（一）合理配置人力资源，关注医务人员的劳动强度，确保诊疗安全。

（二）建立规范化信息沟通交接程序，并建立相关监管制度，确保交接程序的正确执行。

（三）确保沟通过程中信息的正确、完整与及时。

（四）规范并严格执行重要检查（验）结果和诊断过程的口头、电话和书面交接流程。

（五）强调跨专业协作，为医务人员提供多种沟通方式和渠道，提升团队合作能力，倡导多学科诊疗模式。

目标七　防范与减少意外伤害

（一）加强高风险人群管理，制订重大医疗风险应急预案。

（二）评估有跌倒、坠床、压力性损伤（压疮）等风险的高危患者，采取有效措施防止意外伤害的发生。

（三）落实跌倒、坠床、压力性损伤等意外事件报告制度、处理预案与工作流程。

（四）对患者及家属加强有关跌倒、坠床、压力性损伤的健康教育。

目标八　鼓励患者参与患者安全

（一）加强医务人员与患者及家属的有效沟通。

（二）为患者提供多种参与医疗照护过程的方式与途径。

（三）为医务人员和患者提供相关培训，鼓励患者参与医疗过程。

（四）注重保护患者隐私。

目标九　主动报告患者安全事件

（一）领导班子重视，定期听取患者安全工作汇报，采取有效措施，着力改善患者安全。

（二）建立医院安全事件报告平台，提供有效、便捷的报告途径，鼓励医务人员全员参与，自愿、主动报告患者安全事件、近似错误和安全隐患，同时医院应制定强制性报告事项。

（三）对报告的安全事件进行收集、归类、分析、反馈。对严重事件有根本原因分析和改进措施，落实改进措施并反馈结果。

（四）建立医疗风险评估体系，采用系统脆弱性分析工具，针对医院存在的薄弱环节，主动采取积极的防范措施。

（五）加强患者安全教育与培训，倡导从错误中学习，构建患者安全文化。

（六）加强对医务人员暴力伤害的防范。

目标十　加强医学装备及信息系统安全管理

（一）建立医学装备安全管理与监管制度，遵从安全操作使用流程，加强对装备警报的管理。完善医学装备维护和故障的及时上报、维修流程。

（二）建立医学装备安全使用的培训制度，为医务人员提供相关培训，确保设备仪器操作的正确性和安全性。

（三）规范临床实验室的安全管理制度，完善标本采集、检测、报告的安全操作流程，建立相关监管制度，确保临床实验室及标本的安全。

（四）落实医院信息系统安全管理与监管制度。

参考文献

[1] 本书编写组.护士条例解读[M].北京:中国法制出版社,2008.

[2] 暴丽艳,林冬辉.管理学原理[M].2版.北京:清华大学出版社,2010.

[3] 岑咏霆.质量管理教程[M].2版.上海:复旦大学出版社,2010.

[4] 陈爱祖.管理学[M].北京:清华大学出版社,2013.

[5] 陈晓红,王吉善.医院评审评价准备指南[M].北京:科学技术文献出版社,2015.

[6] 程燕,李晓红,蔡世刚.管理学概论[M].大连:大连理工大学出版社,2015.

[7] 达庆东,徐青松.护理法导论[M].上海:复旦大学出版社,2009.

[8] 董军.知道做到——从JCI认证到医院评审[M].北京:光明日报出版社,2012.

[9] 邓桑,王福胜,李艳君.现代管理学[M].上海:上海交通大学出版社,2010.

[10] 丁淑贞,姜平.护士长手册[M].2版.北京:人民卫生出版社,2013.

[11] 杜淑英,张秋红,王全虹,等.护理证据相关问题引发的法律思考[J].中华护理杂志,2009,44(12):1119-1121.

[12] 段圣贤.管理学基础[M].北京:北京理工大学出版社,2013.

[13] 冯灵,陈红,杨蓉,等.我国护理人力资源配置现状分析[J].中国医院管理,2013,33(8):69-71.

[14] 冯占春,吕军.管理学基础[M].2版.北京:人民卫生出版社,2013.

[15] 高亚.临床护理路径:内科[M].西安:西安交通大学出版社,2013.

[16] 龚丽娜,谢建飞,夏妙娟,等.学习型组织文化在优质护理服务中的应用[J].护理学杂志,2013,28(8):8-11.

[17] 郭晓阳,苏醒,王迎涛.管理学[M].天津:南开大学出版社,2015.

[18] 胡建宏,刘雪梅.管理学原理与实务[M].2版.北京:清华大学出版社,2015.

[19] 胡宁,韦丽丽.管理学教程[M].北京:中国社会科学出版社,2015.

[20] 胡艳宁.护理管理学[M].北京:人民卫生出版社,2012.

[21] 黄红玉,易霞.护理学导论[M].长沙:中南大学出版社,2011.

[22] 姜安丽.新编护理学基础[M].北京:人民卫生出版社,2006.

[23] 姜丽萍.护理管理学[M].北京:清华大学出版社,2006.

[24] 姜丽萍.护理管理学[M].杭州:浙江大学出版社,2012.

[25] 金学勤,华亚芳,刘琴,等.系统追踪法查房在提高护理管理质量中的应用实践[J].中国护理管理,2015,8(15):959-961.

[26] 李继平.护理管理学[M].3版.北京:人民卫生出版社,2012.

[27] 李琳凤.我国护理人员分层次使用的实施现状[J].护理管理杂志,2010,10(3):196-197.

[28] 李敏,张培莉,李月美.基于丹尼森组织文化理论分析医院护理文化建设[J].护理学杂志,2013,28(12):59-61.

[29] 李朋.管理学[M].2版.北京:北京理工大学出版社,2014.

[30] 李荣.护理管理学[M].郑州:郑州大学出版社,2012.

[31] 李淑迦.护理与法[M].北京:北京大学医学出版社,2008.

[32] 李晓惠.医院护理风险管理理论与实践[M].北京:科学出版社,2010.

[33] 梁铭会.医院病人安全目标手册[M].北京:科学技术文献出版社,2013.

[34] 刘建军.领导学原理:科学与艺术[M].4版.上海:复旦大学出版社,2013.

[35] 刘华平,李红.护理管理安全精粹[M].北京:人民卫生出版社,2015.

[36] 刘化侠,辛霞.护理管理学[M].南京:江苏科学技术出版社,2013.

[37] 刘化侠,殷翠.护理管理学[M].北京:人民卫生出版社,2006.

[38]　刘梅,廖少玲,文若兰.护士排班的研究现状[J].广东医学院学报,2011,29(2):210-212.

[39]　刘太华.护理与法[M].北京:化学工业出版社,2013.

[40]　刘鑫,张宝珠.护理执业风险防范指南[M].北京:人民军医出版社,2008.

[41]　刘义兰,赵光红.护理法律与病人安全[M].北京:人民卫生出版社,2009.

[42]　卢润德,严宗光,袁泉,等.管理学[M].2版.北京:机械工业出版社,2014.

[43]　马建会,陈又星,王爱林.管理学[M].2版.北京:高等教育出版社,2015.

[44]　牛三平.管理学基础[M].2版.北京:人民邮电出版社,2015.

[45]　钱湘云.目标管理理论在临床护理管理中的应用及分析[J].护士进修杂志,2010,25(18):1642-1645.

[46]　邱伟年,张兴贵,王斌.绩效考核方法的介绍、评价及选择[J].现代管理科学,2008(3):81-82.

[47]　芮明杰.管理学:现代的观点[M].3版.上海:格致出版社,上海人民出版社,2013.

[48]　唐烨,张世宝,涂森.管理学概论[M].2版.上海:上海财经大学出版社,2015.

[49]　提文萍,张艳霞,段修玲.实用执业护士必读[M].北京:军事医学科学出版社,2009.

[50]　王凤彬,李东.管理学[M].4版.北京:中国人民大学出版社,2011.

[51]　王惠珍.护理管理学[M].北京:中国协和医科大学出版社,2013.

[52]　汪洁.管理学基础[M].北京:清华大学出版社,2009.

[53]　王吉善,陈晓红.从经验管理走向科学管理:医院管理工具应用案例集[M].北京:科学技术文献出版社,2014.

[54]　汪建荣.卫生法[M].4版.北京:人民卫生出版社,2015.

[55]　王荣科,吴元其,马仁杰,等.现代管理学教程[M].合肥:安徽大学出版社,2009.

[56]　王仙园,王惠珍.护理管理学[M].北京:人民卫生出版社,2008.

[57]　王晓波.护理工作模式的发展[J].现代临床医学,2013,39(4):310-312.

[58]　温德成.质量管理学[M].北京:机械工业出版社,2014.

[59]　吴崇其.中国卫生法学[M].3版.北京:中国协和医科大学出版社,2011.

[60]　吴惠平,宋晨.临床护理异常事件案例分析与预防[M].北京:人民卫生出版社,2014.

[61]　吴欣娟.护理管理工具与方法实用手册[M].北京:人民卫生出版社,2015.

[62]　魏畅.决策支持系统在护理管理中的应用[J].中国护理管理,2012,12(10):9-10.

[63]　沃中东.卫生法学[M].杭州:浙江教育出版社,2009.

[64]　谢福星.管理学基础[M].北京:清华大学出版社,2013.

[65]　徐碧琳,陈颉.管理学原理[M].2版.北京:机械工业出版社,2015.

[66]　徐国华,张德,赵平.管理学[M].北京:清华大学出版社,1998.

[67]　徐凌丽,叶志弘,潘红英,等.引入员工参与机制的护理质量管理实践[J].中华护理杂志,2014,49(10):1226-1228.

[68]　薛梅,李庆印.我国护士分层次使用现状及发展趋势[J].护理管理杂志,2010,10(9):652-654.

[69]　颜明健.管理学原理[M].厦门:厦门大学出版社,2014.

[70]　杨春玲,张瑞敏.临床护理路径[M].北京:军事医学出版社,2009.

[71]　杨光宇.护理事故防范与处理[M].合肥:合肥工业大学出版社,2013.

[72]　杨英华.护理管理学[M].北京:人民卫生出版社,1999.

[73]　叶文琴.护理管理[M].上海:复旦大学出版社,2015.

[74]　叶文琴,张文琴,张伟英.实用医院护理——人力资源管理学[M].北京:科学出版社,2014.

[75]　叶向红.群体决策法在制定护理管理计划中的应用[J].中华护理杂志,2005,40(8):612-613.

[76]　叶志弘.完善护理管理机制促进专科护士发展[J].中国护理管理,2011,11(9):8-9.

[77]　殷翠.护理管理学[M].北京:人民出版社,2011.

[78]　尤利群.管理学[M].2版.杭州:浙江大学出版社,2014.

[79]　于洪生.解析领导力"道""学""技"[M].北京:中国法制出版社,2013.

[80] 张才明.现代管理学理论与实践[M].北京：清华大学出版社，2014.

[81] 张根保.现代质量工程[M].3 版.北京：机械工业出版社，2015.

[82] 张景，杨光芹.时间管理法在护理管理中的应用[J].中国护理管理，2010，10(11)：91-92.

[83] 张静，赵敏.卫生法学[M].北京：清华大学出版社，2014.

[84] 张玉芳.护理管理学[M].北京：北京理工大学出版社，2009.

[85] 张月兰，罗莎.护理继续教育的规范化管理[J].河南医学高等专科学校学报，2015，27(5)：653-655.

[86] 张鹭鹭，王羽.医院管理学[M].2 版.北京：人民卫生出版社，2014.

[87] 张振香，罗艳华.护理管理学[M].2 版.北京：人民卫生出版社，2013.

[88] 张卓，程勇，王凌云，等.管理学：原理与实践[M].北京：电子工业出版社，2015.

[89] 赵德伟.护理管理学[M].2 版.上海：同济大学出版社，2014.

[90] 周三多.管理学原理与方法[M].3 版.上海：复旦大学出版社，1999.

[91] 周文坤.管理学[M].上海：上海人民出版社，2013.

[92] 周瑜霞，于丽莎，于燕波，等.临床护理程序信息化助推护理的专业化发展[J].解放军医院管理杂志，2011，18(3)：240-242.